"十四五"时期国家重点出版物出版专项规划项目
湖北省公益学术著作出版专项资金资助项目

神经外科亚专科学丛书

名誉主编　赵继宗
总 主 编　赵洪洋　王 硕 毛 颖

神经内镜技术临床应用

SHENJING NEIJING JISHU LINCHUANG YINGYONG

主　编◆张亚卓　洪　涛　姜晓兵

华中科技大学出版社
http://press.hust.edu.cn
中国·武汉

内 容 简 介

本书是"神经外科亚专科学丛书"之一。

本书分为总论、内镜脑室外科、内镜经鼻颅底外科、内镜经颅神经外科四篇,共九章。本书讲述了中国神经内镜发展历史及最新进展,脑积水、颅内蛛网膜囊肿、脑室内囊虫病的内镜手术治疗,内镜经鼻颅底肿瘤手术,内镜经颅脑室内病变、颅底疾病、颅内血肿手术等内容。

本书适用于神经内镜临床医生,可作为神经内镜医生临床参考书。

图书在版编目(CIP)数据

神经内镜技术临床应用/张亚卓,洪涛,姜晓兵主编.—武汉:华中科技大学出版社,2023.6
(神经外科亚专科学丛书)
ISBN 978-7-5680-9560-0

Ⅰ.①神… Ⅱ.①张… ②洪… ③姜… Ⅲ.①内窥镜检-神经外科学 Ⅳ.①R651

中国国家版本馆 CIP 数据核字(2023)第 108799 号

神经内镜技术临床应用　　　　　　　　　　　　　张亚卓　洪　涛　姜晓兵　主　编
Shenjing Neijing Jishu Linchuang Yingyong

总 策 划:车　巍
策划编辑:陈　鹏
责任编辑:余　琼
封面设计:原色设计
责任校对:张会军
责任监印:周治超
出版发行:华中科技大学出版社(中国·武汉)　　电话:(027)81321913
　　　　　武汉市东湖新技术开发区华工科技园　　邮编:430223
录　排:华中科技大学惠友文印中心
印　刷:湖北新华印务有限公司
开　本:889mm×1194mm　1/16
印　张:16.5
字　数:505 千字
版　次:2023 年 6 月第 1 版第 1 次印刷
定　价:168.00 元

丛书编委会

丛书序

神经外科发展至今，随着科学技术的进步，人们对中枢神经系统疾病的治疗效果和减少并发症发生的要求越来越高，精准化和精细化治疗是满足这一要求的必经之路。神经外科亚专科学的建立和发展正是顺应了这一要求，采用了精准化和精细化的组织形式，以利于对精准化和精细化治疗研究的不断深入进行。

在这一大背景下，我们组织了全国神经外科亚专科学的领军人物，分别主编"神经外科亚专科学丛书"的十一个分册。本丛书介绍了相关亚专科学的理论知识和临床实践经验，除了强调规范化的传统治疗外，重点阐述了近年来在神经外科亚专科学领域出现的新技术、新业务，并指导性地提出了这些新技术、新业务的应用要点和注意事项。本丛书是神经外科医生、护士和相关领域工作人员临床诊疗必备的重要参考书。术业专精，才能术业精进，博而不精已不能满足当前科学技术迅速发展的需求，我们需要培养在神经外科亚专科学领域深入钻研、熟练掌握先进设备操作技术等的专家。将时间和精力集中于焦点，突破的机会就会大大增加，这也是早出人才、快出人才的路径，同时可为患者带来先进的治疗手段和更好的治疗效果。

我国的神经外科事业在一代又一代奋斗者的努力下，已跻身世界先进行列。这套"神经外科亚专科学丛书"反映了当今中国神经外科的亚专科学水平。本丛书为"十四五"时期国家重点出版物出版专项规划项目、湖北省公益学术著作出版专项资金资助项目。本丛书的出版必将极大地推动我国神经外科学及其亚专科学的发展进步，为神经外科从业人员带来一部系统的集神经外科学及其亚专科学之大全的鸿篇巨制。

华中科技大学同济医学院附属协和医院原神经外科主任
湖北省医学会神经外科分会原主任委员
湖北省医师协会神经外科医师分会原主任委员
二级教授，博士研究生导师

首都医科大学神经外科学院副院长
中华医学会神经外科学分会主任委员
教授，博士研究生导师

复旦大学附属华山医院院长
中华医学会神经外科学分会候任主任委员
教授，博士研究生导师

2023年5月

前　言

　　我国内镜神经外科技术近年来获得快速发展,一些大型神经外科中心的神经内镜设备和手术技术已达国际先进水平。神经内镜技术已经成为微创神经外科中不可或缺的成熟技术体系,内镜技术的应用范围越来越广。内镜颅底外科方面,内镜技术解决了一些传统颅底外科手术中无法解决的临床难题,如侵袭性垂体瘤、复杂颅底脊索瘤的手术等;也使部分已成熟的手术更加完善,如颅咽管瘤、颅底脑膜瘤手术等。目前内镜经鼻颅底手术日趋完善,侧颅底手术技术也在逐渐发展。脑室、脑池内镜方面,脑室镜检查、脑积水和蛛网膜囊肿手术技术取得了新的进展。经颅内镜方面,内镜下各种经颅手术入路的探索为内镜技术的应用开辟了新的领域,内镜治疗脑出血已日益成为脑出血治疗的标准。脊柱、脊髓内镜方面,脊柱退行性疾病手术技术逐渐成熟的同时,脊髓及椎管内肿瘤的内镜手术也在不断完善。

　　在神经内镜技术研发、应用和推广的过程中,一些传统技术无法解决的技术瓶颈被解决,传统技术的诸多不足也在持续改进,现代神经外科发展的理念发生了重大改变,其技术内容得以不断扩展,疾病治疗的质量也在不断提高。重视神经内镜技术的基础研发、科技攻关和新技术的推广应用,将进一步推动现代神经外科的跨越式发展。

　　本书根据神经外科亚专科分类,对颅底内镜、脑室内镜、脑池内镜等手术技术进行全面、系统的阐述,着重于临床实践,具有明确的临床指导意义。本书内容新颖,条理清晰,图文并茂。相信本书对于我国神经内镜亚专科工作的开展和推广,具有一定的指导意义和推动作用。

　　在本书编写过程中,我们得到了丛书总主编和顾问们的倾心指导,得到了全国神经内镜专家的鼎力相助,得到了华中科技大学出版社的大力支持与指导;黄星、陈忠、陈佳伊也做了大量卓有成效的工作。在此由衷感谢所有给予我们无私帮助和支持的朋友。

　　由于内镜神经外科发展日新月异,且本书编写时间仓促,内容可能存在疏漏或不足之处,敬请广大同仁不吝指正。

张亚卓

目　录

第四篇　内镜经颅神经外科

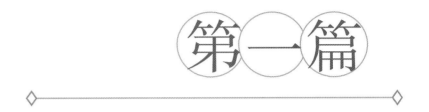

第一篇

总论

第一章　中国神经内镜发展历史及最新进展

目前,神经内镜的历史已有 100 余年。最早是由美国泌尿外科医生 Victor Darwin Lespinasse 利用硬质膀胱镜对 2 例脑积水患儿实施了侧脑室脉络丛烧灼术来治疗交通性脑积水。然而,在发展初期,神经内镜技术并没有被神经外科医生认可。神经内镜技术真正被神经外科广泛接受的时间仅有 20 余年。20 世纪 90 年代,随着神经内镜手术设备的快速发展,神经内镜技术进入了新的发展时期。1992 年 Jankowski 等首次报道了内镜经鼻垂体瘤切除术,1994 年 Bauer 和 Hellwig 提出"微侵袭内镜神经外科学"的概念,标志着内镜神经外科发展进入新阶段。

我国神经内镜技术起步较晚,尽管 1964 年王忠诚院士和杨炯达教授就发表了《治疗婴儿脑积水的新手术——胼胝体切开-脉络丛烧灼术》,但直到 1996 年王象昌、杨新建和李良教授在《微侵袭神经外科杂志》发表了《神经内窥镜临床应用的初步经验》,介绍自发性颅内血肿(16 例)、室管膜囊肿(2 例)以及蛛网膜囊肿(2 例)的内镜下处理,才标志着我国神经内镜技术真正开始发展。总体而言,我国神经内镜技术的发展大致分成三个阶段:初创期(标志性事件,1964 年王忠诚院士和杨炯达教授发表了《治疗婴儿脑积水的新手术——胼胝体切开-脉络丛烧灼术》)、成熟期(标志性事件,1996 年王象昌在《微侵袭神经外科杂志》发表了《神经内窥镜临床应用的初步经验》和 1998 年在王忠诚院士的指导下张亚卓教授成立神经内镜专业组)以及快速发展和推广期(标志性事件,2005 年中国医师协会成立神经内镜专家委员会以及从 2006 年开始在各地举办学术研讨会及学习班)。在进入 21 世纪后的 20 余年里,首都医科大学附属北京天坛医院神经外科学中心肿瘤 3 病区作为我国神经内镜的领头科室,其创始人张亚卓教授在自身完成数千例手术的同时,为推动我国的神经内镜事业做出了巨大的贡献。

初创期:在这一阶段,我国有少数医生尝试应用脑室镜。但整体而言,这一阶段主要通过翻译国外文献初步了解相关的知识。在这一阶段,比较重要的文献包括 1964 年王忠诚院士和杨炯达教授发表的《治疗婴儿脑积水的新手术——胼胝体切开-脉络丛烧灼术》、1979 年发表的《小儿神经外科的脑室镜检查》、1980 年发表的《用内窥镜方法治疗非肿瘤闭塞性脑积水》。进入 20 世纪 80 年代后,涂通今教授首次系统地介绍了内镜技术在神经外科疾病中的应用《中华神经外科杂志》——《关于颅内内窥镜综述(文摘)》,后续类似文献包括《内镜神经外科学与有关的脑室解剖》《神经内窥镜手术治疗进展》以及《内窥镜神经外科学》。

成熟期:进入 20 世纪 90 年代中期后,北京医科大学第一医院王象昌教授、中国人民解放军海军总医院刘宗惠教授和山东第一医科大学第一附属医院焦立群教授、周茂德教授等团队相继开展内镜神经外科的临床研究,将相应手段用于颅内囊性病变或颅底肿瘤的诊断与治疗。1998 年,在王忠诚院士的指导与关怀下,抱着让中国神经内镜技术迅速发展起来,在世界上拥有一席之地的想法,首都医科大学附属北京天坛医院神经外科学中心成立了国内建制性的、病房性质的神经内镜专业组(现首都医科大学附属北京天坛医院神经外科学中心肿瘤 3 病区)。在神经内镜专业组成立 20 余年的时间里,张亚卓教授带领团队克服了传统观念的巨大阻力,学习引进国外先进的技术,从传统技术改进、新技术研发到内镜相关器械和仪器的改造更新,最终把神经内镜技术推广到全国。在这一阶段,我国神经外科的发展速度较快,发表的文献数量超过 600 篇。1996 年,刘承基教授等创办了《中国微侵袭神经外科杂志》,2001 年中华医学会首次在广西壮族自治区北海市召开了内镜专题研讨会,2003 年詹升全教授编写的《脑内窥镜技术》以及 2004 年张亚卓教授编写的《神经内镜手术技术》等专著面世。在此期间,詹升全教授于 2001 年报道了利用神经内镜治疗 111 例脑积水病例的结果,张亚卓教授于 2003 年报道了 500 例神经内镜手术结果,赵继宗院士于 2004 年报道了 78 例神经内镜辅助治疗动脉瘤的结果,所有这些报道在病例数和手术效果上都不逊色于当时的国外研究。不难看出，经过 20 世纪末的充分准备，我国神经内镜技术在这一阶段取得了长足的发展，这一发展也与高清摄像系统、高清内镜系统以及神经电生理技术的发展有关。

快速发展和推广期：2005 年随着中国医师协会内镜医师分会神经内镜专家委员会的成立并由张亚卓教授担任主任委员，我国的神经内镜技术进入了快速发展和推广期。在这个阶段，高清以及超高清设备相继应用于临床，我国的神经内镜仪器和设备基本达到世界先进水平。目前，神经内镜技术的应用范围日益广泛，经颅内镜、脊柱内镜以及软性内镜的应用范围在逐渐扩展，内镜经鼻不断推出新术式，手术效果逐渐达到世界先进水平。2017 年，中国医师协会神经内镜医师培训学院正式成立，经过严格的遴选，目前在全国包括首都医科大学附属北京天坛医院等 40 余个单位成立培训基地，推广神经内镜技术。目前，神经内镜在国内形成了多个区域中心，具体包括北京（首都医科大学附属北京天坛医院和中国人民解放军总医院）、华东（复旦大学附属华山医院、复旦大学附属中山医院、南京医科大学第二附属医院、山东大学齐鲁医院、南昌大学第一附属医院）、东北（中国医科大学附属第一医院）、西北（空军军医大学西京医院）以及西南（重庆医科大学附属第一医院、四川大学华西医院）等。在此阶段，我国神经内镜技术逐渐规范，制定了多部专家共识，比如 2016 年《神经内镜手术技术治疗脑室脑池系统疾病中国专家共识》、2020 年《2020 神经内镜下高血压性脑出血手术治疗中国专家共识》、2020 年《神经内镜经鼻颅底手术中颅底重建技术专家共识》、2020 年《神经内镜经鼻颅咽管瘤切除技术专家共识》以及 2021 年《神经内镜手术治疗鞍上蛛网膜囊肿专家共识》等，对规范和普及神经内镜技术大有帮助。

在这一阶段，我国神经内镜技术的对外交流也十分活跃，世界知名神经外科培训中心以及学术会议中均活跃着中国医生的身影，同时我国多次成功举办了世界级的神经内镜学术会议，发表了多篇高质量论文。张亚卓教授以及吴哲褒教授等均在 *Nature* 子刊等高水平期刊上发表了关于鞍区疾病的基础类研究论文。在 2007 年 5 月法国巴黎召开的国际神经内镜学术大会暨第 4 届国际神经内镜学组会议上，张亚卓教授主持专场讨论会并介绍内镜经鼻入路切除垂体瘤的经验，获得国际同行的一致好评。2019 年 9 月，以"荣耀神经外科"为主题的世界神经外科联合会（WFNS）2019 年度全球特别大会在我国首都国家会议中心圆满落幕，张亚卓教授与世界神经外科联合会颅底手术委员会主席 Sebastien Froelich 教授共同出席大会，这是 WFNS 成立 60 多年来首次在中国举行世界大会，标志着我国神经外科技术特别是神经内镜技术得到国际同行的广泛认可。

目前，神经内镜技术被广泛应用于包括微血管减压，以及颅内血肿、颅底病损、颅内深部病损、脑积水和蛛网膜囊肿的治疗中，具体进展如下。

1. 神经内镜在微血管减压中的应用　经枕下乙状窦后入路微血管减压术（MVD）是治疗原发性三叉神经痛、特发性面肌痉挛和原发性舌咽神经痛的首选外科方法。传统 MVD 经常通过神经外科显微镜进行，现在随着神经内镜技术的发展，越来越多的神经外科医生将内镜技术用于 MVD 中。内镜在 MVD 中的优势包括提供更加广阔和清晰的手术视野、减少相应责任血管的遗漏、减少组织损伤、减少术后的并发症发生以及可评估减压效果等。神经内镜在 MVD 中的局限性包括内镜图像缺乏立体感、只能看镜头前方的图像、占据空间大、成像质量容易受到干扰、相关负责器械仍需要完善、可能造成热力和机械损伤以及学习曲线陡峭等。一项纳入 12 项研究 1122 例患者的荟萃分析表明，内镜治疗面肌痉挛的有效率以及发现责任血管的概率要高于显微镜治疗，而并发症发生率和复发率要低于显微镜治疗。一项纳入 13 项研究 6749 例患者的荟萃分析表明，内镜治疗三叉神经痛的效果要优于显微镜治疗。

2. 神经内镜在颅内血肿中的应用　手术是治疗高血压脑出血最重要的治疗方法，手术方法包括去骨瓣开颅血肿清除术、置管引流术以及神经内镜下血肿清除术等。目前，神经内镜技术越来越受到临床的重视。虽然目前缺乏大样本的前瞻性研究，但是从理论上讲神经内镜手术的疗效和安全性优于其他手术。神经内镜的优点在于：①头皮切口及骨窗较小，开颅时间短，术中失血少；②术中可实时观察血肿清除情况，还可避免过度牵拉对脑组织的损伤；③可从多角度直视下观察及清除血肿，止血更充分。一项纳入 20 项随机对照试验（RCT）研究 3603 例患者的荟萃分析表明，内镜以及微创穿刺治疗对于脑出血的功能保护要优于开颅手术，并且可以显著降低死亡率。这项研究同时指出，与开颅手术相比，内镜治疗脑出血并不会增加再出血的风险。在 2020 年,我国发布了《2020 神经内镜下高血压性脑出血手术治疗中国专家共识》。慢性硬脑膜下血肿好发于中老年人,钻孔引流术因为操作简便、创伤小,成为慢性硬脑膜下血肿的主要治疗方法。然而,钻孔引流术存在着术后并发症多、复发率高以及治疗有分隔的血肿效果不好的特点。荟萃分析表明,神经内镜治疗慢性硬脑膜下血肿总体治愈率较高、能够降低复发率和并发症的发生率,特别是对于有分隔的血肿清除效果较好,但是神经内镜下治疗慢性硬脑膜下血肿的手术时间延长。不过,将神经内镜技术引入慢性硬脑膜下血肿的治疗是微创神经外科发展的必然。

3. 神经内镜在颅底病损中的应用　神经内镜在颅底病损中的应用始于经鼻蝶入路垂体瘤手术。神经内镜在颅底病损的应用中有如下优势:①避免脑组织牵拉;②宽广角视野;③易于早期阻断肿瘤血供;④外部皮肤无瘢痕遗留。神经内镜在颅底的应用主要包括如下部位:①筛板区病变(包括嗅沟脑膜瘤、嗅神经母细胞瘤、腺癌、鳞癌以及未分化癌等);②鞍区(旁)病变(包括垂体瘤、脑膜瘤、颅咽管瘤、表皮样囊肿以及海绵状血管瘤等);③斜坡病变(包括脊索瘤和软骨肉瘤等);④颈枕交界区病变(包括齿状突风湿性血管翳、齿状突骨折、硬脑膜外肿瘤以及颅底陷入症等);⑤岩尖病变(一般为胆固醇肉芽肿);⑥其他,对于翼腭窝、颞下窝以及眶内侧壁的部分病变可以采用神经内镜切除。我国在颅底病损中的专家共识发布情况如下:《神经内镜经鼻颅咽管瘤切除技术专家共识》(2020 年)、《神经内镜经鼻颅底手术中颅底重建技术专家共识》(2020 年)、《神经内镜手术治疗鞍上蛛网膜囊肿专家共识》(2021 年)。作为我国神经内镜的领军单位,目前首都医科大学附属北京天坛医院神经外科学中心肿瘤 3 病区在张亚卓教授的领导下,通过新的技术、新的路径的建立,对几千例病例的反复摸索,在建立了术中危险因素的预警方法、术中重要结构的保护手段和术后维护方法后,已经把颅底内镜手术的范围从颅底中央扩展到了侧颅底的全部方位。

4. 神经内镜在颅内深部病损中的应用　传统的显微手术是切除颅内深部肿瘤的常见治疗技术。近年来,随着神经内镜技术的逐渐成熟,神经内镜技术联合影像导航手术逐渐成为临床治疗常见手段。与传统的显微手术相比,神经内镜联合导航技术拥有以下优势:①手术时间短;②术中出血少;③对大血管和功能区的定位准,损伤少,术后并发症的发生率低。一项研究表明,神经内镜联合导航技术在切除深部胶质瘤时,患者手术时间、术后住院时间、术中出血量以及手术切除等指标均优于显微手术组。作为我国神经内镜的领军单位,张亚卓教授带领的首都医科大学附属北京天坛医院神经外科学中心肿瘤 3 病区已经可以利用神经内镜经前、中、后路完成颅内深部肿瘤的切除。

5. 神经内镜在脑积水中的应用　外科手段是治疗脑积水的主要方法,神经内镜技术在脑积水的治疗过程中发挥着重要的作用。神经内镜适用于治疗脑积水的原因如下:①脑室属于自然腔隙且有脑脊液填充,因此是相关器械操作的理想场所;②脑脊液是内镜观察局部病变的理想介质;③脑积水患者脑室扩大,为内镜操作提供了更大的空间。神经内镜手术的优势如下:①神经内镜可以精确定位病灶、明确病因,避免盲目操作,提高有效性和安全性;②神经内镜的照明系统、多角度切换功能和摄像功能能够为患者提供深部的放大视野;③相比于分流手术,神经内镜能够有效避免外来植入物所产生的并发症。经典的神经内镜术式是第三脑室底造瘘术。对于幕上脑室内大型囊肿、肿瘤的患者则行内镜下囊肿部分切除术＋第三脑室底造瘘术;对于小脑扁桃体下疝合并脑积水的患者则可行颅后窝减压术＋第三脑室底造瘘术;对于第四脑室疾病、颅后窝囊肿可利用内镜对中脑导水管和第四脑室进行扩张,同时行第三脑室底造瘘术。早在 2016 年,我国就发布了《神经内镜手术技术治疗脑室脑池系统疾病中国专家共识》。

6. 神经内镜在蛛网膜囊肿中的应用　蛛网膜囊肿是先天发育异常所形成的良性病变,约占颅内病变的 1％。蛛网膜囊肿在颅内任何部位都可能发生,最多见于颞部,也可见于鞍上池及颅后窝。蛛网膜囊肿的治疗方式有多种,各有利弊。对于颞部的蛛网膜囊肿,可以在颞部做小弧形切口,根据术前的 CT 及 MRI 选择无重要血管、神经和功能区的手术路径进行治疗;对于颅后窝的蛛网膜囊肿,可以采用后枕部旁正中切口入路进行治疗;2021 年发表的《神经内镜手术治疗鞍上蛛网膜囊肿专家共识》提示,鞍上蛛网膜囊肿首选手术方式是神经内镜下经侧脑室额角入路囊壁部分切除＋囊肿-脑室或脑池造瘘术,其他的手术方式目前由于并发症发生率高、创伤大或者有效率低等已经不再使用。

综上所述,我国神经内镜技术经过20余年的发展,逐渐走向世界的前列,开始为世界神经外科的发展贡献中国力量。

参 考 文 献

[1] Jankowski R,Auque J,Simon C,et al. Endoscopic pituitary tumor surgery[J]. Laryngoscope,1992,102(2):198-202.

[2] Bauer B L,Hellwig D. Minimally invasive endoscopic neurosurgery—a survey[J]. Acta Neurochir Suppl,1994,61:1-12.

[3] 王忠诚,杨炯达.治疗婴儿脑积水的新手术——胼胝体切开-脉络丛烧灼术[J].天津医药,1964,6(8):636-638.

[4] 王象昌,杨新建,李良.神经内窥镜临床应用的初步经验[J].微侵袭神经外科杂志,1996,1(2):113-116,161.

[5] 李储忠,朱海波,宗绪毅,等.我国内镜神经外科发展史[J].中国现代神经疾病杂志,2019,19(4):232-236.

[6] 付国枢.小儿神经外科的脑室镜检查[J].国际神经病学神经外科学杂志,1979(4):227-228.

[7] 付国枢.用内窥镜方法治疗非肿瘤闭塞性脑积水[J].国外医学神经病学神经外科学分册,1980(3):165-166.

[8] 涂通今.关于颅内内窥镜综述(文摘)[J].中华神经外科杂志,1987,3(3):191-192.

[9] 周劲松,刘守勋.内镜神经外科学与有关的脑室解剖[J].陕西医学杂志,1992,21(11):679-680.

[10] 海舰.神经内窥镜手术治疗进展[J].国外医学:神经病学·神经外科学分册,1998(6):301-303.

[11] 周劲松,刘守勋,戈治理.内窥镜神经外科学[J].国外医学:神经病学·神经外科学分册,1993(2):86-89.

[12] 詹升全,李昭杰,林志俊.脑内窥镜技术[M].天津:天津科学技术出版社,2003.

[13] 张亚卓.神经内镜手术技术[M].北京:北京大学医学出版社,2004.

[14] 詹升全,李昭杰,林志俊,等.神经内镜治疗脑积水[J].中华神经外科杂志,2001,17(4):205-207.

[15] 张亚卓,王忠诚,高鲜红,等.神经内镜手术并发症及防治[J].中华神经外科杂志,2003,19(6):405-407.

[16] 赵继宗,王硕,王永刚,等.神经内镜在颅内动脉瘤的外科手术中的应用[J].中华医学杂志,2004,84(10):799-802.

[17] 神经内镜技术临床应用专家共识编写组.神经内镜手术技术治疗脑室脑池系统疾病中国专家共识[J].中华神经外科杂志,2016,32(8):757-766.

[18] 无,胡志强,关峰.2020神经内镜下高血压性脑出血手术治疗中国专家共识[J].中华医学杂志,2020,100(33):2579-2585.

[19] 中国医师协会内镜医师分会神经内镜专业委员会,中国医师协会神经外科医师分会神经内镜专业委员会,中国医师协会神经修复学专业委员会下丘脑垂体修复与重建学组.神经内镜经鼻颅咽管瘤切除技术专家共识[J].中华神经外科杂志,2020,36(11):1088-1095.

[20] 中国医师协会内镜医师分会神经内镜专业委员会,中国医师协会神经外科医师分会神经内镜专业委员会,中国医师协会神经修复学专业委员会,等.神经内镜手术治疗鞍上蛛网膜囊肿专家共识[J].中华神经外科杂志,2021,37(2):109-112.

[21] Bai J W,Shi J X,Li C Z,et al. Whole genome sequencing of skull-base chordoma reveals genomic alterations associated with recurrence and chordoma-specific survival[J]. Nat Commun,2021,12(1):757.

[22] Li C Z,Xie W Y,Rosenblum J S,et al. Somatic SF3B1 hotspot mutation in prolactinomas[J]. Nat

Commun,2020,11(1):2506.

[23] Wu Z R,Yan L C,Liu Y T,et al. Inhibition of mTORC1 by lncRNA H19 via disrupting 4E-BP1/Raptor interaction in pituitary tumours[J]. Nat Commun,2018,9(1):4624.

[24] Hitotsumatsu T, Matsushima T, Inoue T. Microvascular decompression for treatment of trigeminal neuralgia,hemifacial spasm,and glossopharyngeal neuralgia:three surgical approach variations:technical note[J]. Neurosurgery,2003,53(6):1436-1443.

[25] Zhao Z,Chai S S,Xiao D D,et al. Microscopic versus endoscopic microvascular decompression for the treatment of hemifacial spasm in China:a meta-analysis and systematic review[J]. J Clin Neurosci,2021,91:23-31.

[26] Guo G, Pan C, Guo W, et al. Efficacy and safety of four interventions for spontaneous supratentorial intracerebral hemorrhage:a network meta-analysis[J]. J Neurointerv Surg,2020, 12(6):598-604.

[27] 叶新运,赖文焘,冯开明,等. 神经内镜联合影像导航手术切除深部胶质瘤的临床效果[J]. 中国医学创新,2020,17(2):34-37.

[28] B Gyerde P,Schmid M,Hammar A,et al. Intracranial arachnoid cysts:impairment of higher cognitive functions and postoperative improvement[J]. J Neurodev Disord,2013,5(1):21.

（吴安华）

第二篇

内镜脑室外科

第二章　脑积水的内镜手术治疗

第一节　概　述

脑积水是由脑脊液循环障碍和(或)脑组织顺应性改变导致的疾病。前者因脑脊液循环受阻、吸收障碍或分泌过多,导致脑室系统和(或)蛛网膜下腔进行性扩张,产生脑积水;后者因蛛网膜下腔粘连、大动脉扩张受限等引起颅内顺应性下降,导致脑室进行性扩张,产生脑积水。

脑积水的分类方法很多,按压力可分为高颅内压性脑积水和正常压力性脑积水。前者颅内压力增高,临床表现为头痛、恶心、呕吐等颅内高压症状,后者表现为步态不稳、尿失禁、痴呆等症状。

根据脑脊液循环通路变化可将脑积水分为梗阻性脑积水和交通性脑积水。梗阻性脑积水是指由脑室内脑脊液循环通路阻塞,导致脑室系统内局部脑脊液增多引起的脑积水;交通性脑积水是指由脑室外脑脊液循环通路受阻、脑脊液吸收障碍或脑组织顺应性下降导致整个脑室系统和(或)蛛网膜下腔的扩张引起的脑积水。

按脑积水病因可将脑积水分为先天性脑积水、继发性脑积水和特发性脑积水。先天性脑积水也称为婴儿脑积水,多由先天畸形、围产期颅内炎症、出血等原因引起;继发性脑积水是指继发于蛛网膜下腔出血、脑外伤、脑膜炎、颅内占位压迫等的脑积水;特发性脑积水是指原因不明的脑积水。

脑积水的病理生理机制非常复杂,脑脊液的分泌、血流及呼吸的影响、循环通道的顺畅与否、吸收部位的代偿功能、脑功能的变化等都直接或间接地影响脑脊液的循环,脑积水可以是由脑脊液循环自身异常如分泌增多、吸收障碍、循环梗阻所致,也可能是血管动力异常、代谢障碍等的结果,其间的关系非常复杂,有待进一步的研究明确。

(李储忠)

第二节　神经内镜第三脑室底造瘘术

一、概述

脑积水是指各种因素引起的脑脊液在脑室或蛛网膜下腔过度聚集导致的脑室扩大,是神经外科的常见疾病和多发病,病因、病理复杂多样;病因通常如下:①脑脊液过度分泌;②脑脊液通路受阻;③脑脊液吸收障碍。迄今为止,脑积水分类方法众多,临床上最常用的是根据脑脊液的循环通路变化分为梗阻性脑积水和交通性脑积水。国际脑积水研究小组针对脑脊液循环通路上的梗阻,将梗阻性脑积水分为室间孔梗阻、中脑导水管梗阻、第四脑室流出道梗阻、基底池梗阻、蛛网膜下腔梗阻及静脉回流障碍等多种亚型。Greitz认为交通性脑积水是血管性疾病,限制性动脉搏动阻碍了脑脊液吸收是造成交通性脑积水的主要原因。

脑积水传统治疗方法是分流手术,包括脑室-腹腔分流、腰大池腹腔分流、脑室心房分流、脑室矢状窦分流等,其中脑室-腹腔分流是最常用的分流方式。美国Mixter于1923年首次报道了经尿道镜第三脑室底造瘘术(endoscopic third ventriculostomy,ETV)治疗梗阻性脑积水,直到1959年内镜柱状棱镜系统的优化,显著提高了内镜的照明强度和图像分辨率,内镜第三脑室底造瘘术才得以发展。20世纪90

年代后,随着内镜技术的进步与发展,ETV 才逐渐发展成为梗阻性脑积水的首选治疗方法。然而,目前脑积水脑室-腹腔分流术(ventriculo-peritoneal shunt,VPS)和内镜下第三脑室底造瘘术的指征以及相关问题的处理,尚未达成统一的标准。对于传统交通性脑积水,VPS 仍是最主要的手术方式,分流术因其简单、直接、高效等优势得到广泛应用,但缺点在于建立的脑脊液循环通路与生理循环不符,分流系统阻塞、感染、过度分流或分流不足也是其常见并发症,还可能体内终生留置异物,甚至发生排斥反应等,此外幼儿还要面临多次换管问题。直至目前,ETV 是否用于交通性脑积水尚存在争议,ETV 治疗梗阻性脑积水可重新建立脑脊液循环通路,使其由第三脑室进入脚间池,并流入蛛网膜下腔吸收,从而保护脑脊液正常生理功能及颅内压平衡,其可作为梗阻性脑积水的主要治疗方式。对于部分颅内感染继发脑积水,神经内镜的优势主要表现在高清视野脑室镜下可以行第三脑室底造瘘术、透明隔造瘘术、中脑导水管再通术、脑室内脓苔清除术、脑室内灌洗等。但神经内镜手术技术设备条件要求高,存在脑室内出血、颅内积气、颅内感染、硬脑膜下血肿、硬脑膜下积液、术后发热、下丘脑损伤及血管损伤等并发症。

1. 脑积水临床表现　脑积水的临床表现多样,可表现为头痛、呕吐及视力减退等颅内压增高症状,也可表现为认知功能减退、步态不稳及尿失禁等正常压力性脑积水症状。梗阻性脑积水主要表现为幼儿头大、呕吐、喉鸣音、"落日征"等,成人多出现头痛、头晕、视力下降、乏力等。然而,只有症状性脑积水的患者才需考虑外科干预,对于无症状性、静止性脑积水患者可仅严密随访。

2. 脑积水影像学表现　无论有无明确的病因,脑积水患者均应行头颅 MRI 检查,必要时需增强扫描明确病因及了解脑积水类型,影像学上除了可能的原发疾病表现外,通常可见多处或局部脑室系统的扩大(Evans 指数>0.30),双侧颞角宽度≥2 mm,外侧裂、大脑纵裂和脑沟消失,室旁水肿等相关征象(图2-1)。

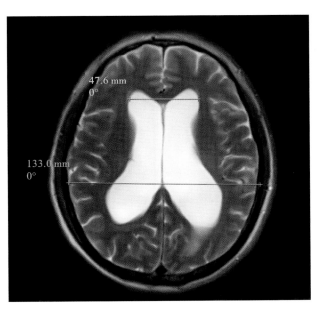

图 2-1　头颅 MRI 显示双侧脑室明显扩张,Evans 指数>0.30

特殊 MRI 序列扫描:主要有 3D-FIESTA 和脑脊液电影/脑脊液测速。3D-FIESTA 是一种经特殊处理的重 T2 水成像序列,突显脑脊液信号,从而可以明确脑脊液循环通路是否有梗阻、梗阻的部位以及了解第三脑室底的解剖结构。脑脊液电影/脑脊液测速是将磁共振相位对比技术与门控技术相结合,使脑脊液的相位位移与时间结合,从而获得脑脊液的即时流速进行动力学分析,通常选择中脑导水管作为测速点,也可选择造瘘口作为测速点,可有效地评估 ETV 后脑脊液动力学恢复情况(图2-2)。

二、内镜手术技术方法及难点

1. 手术入路及相关解剖　脑室内主要的定位标志包括穹窿、室间孔、丘纹静脉和隔静脉(图2-3(a)),

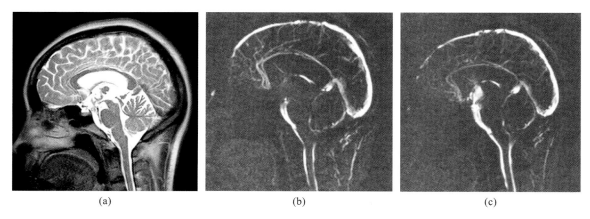

(a)   (b)   (c)

图 2-2　3D-FIESTA 和脑脊液电影/脑脊液测速

（a）3D-FIESTA 序列显示中脑导水管粘连（红色箭头）；（b）术前脑脊液电影显示中脑导水管未见脑脊液信号；（c）术后脑脊液电影显示第三脑室底造瘘口可见脑脊液信号（红色箭头）

脉络丛向前延伸到室间孔，然后向后延伸到第三脑室顶部，进入第三脑室后，可见丘脑前结节和下丘脑的侧壁，两侧丘脑通过中间块连接（图 2-3（b）），继续往下可见终板、视交叉、漏斗隐窝、灰结节、薄层第三脑室底、乳头体和后穿质。向后面可见松果体、缰连合、后连合和中脑导水管等解剖结构。

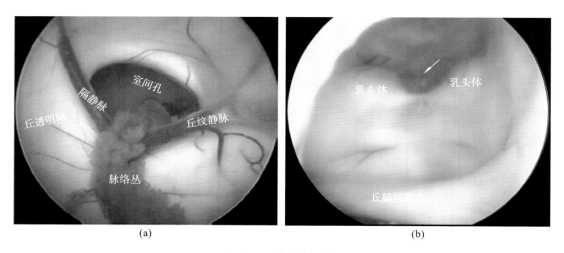

(a)   (b)

图 2-3　脑室内结构

（a）侧脑室内可见丘透明隔、隔静脉、丘纹静脉、脉络丛、室间孔等解剖结构；（b）第三脑室内可见双侧乳头体、丘脑间黏合，后方可见中脑导水管，第三脑室底明显下陷，可见下方基底动脉（红色箭头）

2. 手术指征及禁忌证

（1）ETV 手术指征：①脑室系统内梗阻性脑积水（MRI 显示梗阻部位位于第三脑室后部以下）；②部分交通性脑积水。

（2）ETV 的相对禁忌证包括：①年龄小于 6 个月；②第三脑室过小；③第三脑室底明显增厚；④影像学上第三脑室解剖异常。

3. 手术步骤

（1）体位：仰卧位，头部抬高 20°～30°，颈部屈曲有利于术者穿刺，同时穿刺点位于最高点可减少脑脊液流失和减轻气颅症状，有条件者可行神经导航下定位穿刺。

（2）钻孔点：取冠状缝前 1 cm，中线旁 2～3 cm（非优势半球）处纵行直切口，颅骨钻孔，直径约 1 cm，以便于内镜在脑内有适当的活动度。

（3）切开硬脑膜，选择皮质表面无血管区进行双极电凝烧灼，然后沿着两侧外耳孔假想连线中点，稍偏向中线方向，以内镜穿刺导鞘进行侧脑室穿刺，穿刺成功后拔除鞘芯置入内镜，观察额角及室间孔，通过透明隔静脉、脉络膜上静脉及丘纹静脉形成的"Y"形结构确定室间孔的位置。通过室间孔进入第三脑室，辨认漏斗隐窝和乳头体之间最薄弱的无血管三角区。

（4）首先采用低功率双极电凝造瘘，形成一个小造瘘口后，继续用球囊导管置入穿刺孔，扩张球囊以扩大造瘘口；也可使用造瘘钳或剪刀扩大造瘘口，使其直径在 6 mm 以上。

（5）内镜直视下经造瘘口进入脚尖池打开 Liliequist 膜，辨别基底动脉、动眼神经、脑干等结构，第三脑室底造瘘术必须打开 Liliequist 膜，否则 Liliequist 膜的阻挡可导致造瘘口不通畅。

（6）37 ℃生理盐水仔细冲洗后，撤出内镜和工作鞘；明胶海绵填塞皮质隧道，严密缝合硬脑膜，复位骨瓣，缝合头皮。

4. 手术技术要点

（1）手术设备：包括带鞘内镜、光源、内镜工作站和带有林格液的冲洗系统，以及内镜特定器械，包括双极电凝、造瘘及活检器械和球囊导管，内镜通常选择 0°镜，必要时可使用 30°镜或 70°镜。

（2）脑室穿刺时可先使用脑穿针穿刺脑室，避免迷失方向造成脑组织损伤，有条件者可行神经导航引导下穿刺，穿刺动作轻柔，避免损伤血管增加出血风险。

（3）内镜导入后需保持术野清晰，若少量出血导致视野不清，需持续用温生理盐水冲洗，避免盲目操作，直至术野清晰为止。

（4）进入第三脑室后应避免内镜过度前后移动，避免损伤室间孔壁、穹窿、脉络丛、丘纹静脉和隔静脉。

（5）造瘘位置的选择：应选择在漏斗隐窝与乳头体之间，该部位菲薄且无血管。部分第三脑室底变薄下陷者，可看到基底动脉复合体，造瘘口尽量远离该复合体，术中避免使用激光、单极电凝、剪刀等，减少血管损伤风险。

（6）造瘘口直径应在 6 mm 以上，同时必须打开 Liliequist 膜。

（7）密切监测心率变化和保持冲洗对 ETV 的成功实施至关重要，冲洗不仅能维持脑室压力的平衡，还能控制微小出血并保持术野清晰。冲洗时应选择 36～37 ℃的林格液或生理盐水。由内镜堵塞室间孔导致的颅内压升高可导致心动过缓和心脏停搏，因此在第三脑室内行内镜操作时尤其要重视冲洗系统的出口通畅情况。流量应小于 15 mL/min，避免颅内压升高。

（8）对于第三脑室或第三脑室后部肿瘤患者，单一通道下完成 ETV 并行术中活检需谨慎，术中活检出血率达 10%～29%。

（9）术者和助手的密切配合至关重要，双人四手操作可增加稳定性，术者移动内镜，助手操作造瘘器械。

三、内镜手术后管理

术后需常规进行 CT 检查，排除颅内出血；术后需常规使用抗生素预防感染及预防癫痫发作。除常规治疗外应早期（术后第 1～3 天）行腰椎穿刺术释放脑脊液，促进脑脊液新循环的建立，避免造瘘口早期闭塞，且可判断颅内压的改变情况，适量脑脊液的释放为脑脊液的吸收提供了缓冲期，有利于神经功能损伤的恢复。由于脑脊液循环的建立需要几周时间，因此在术后早期可出现脑室的进行性增大。术后 3 个月内进行 MRI 检查（脑脊液电影及脑脊液测速），随访脑积水的改善情况。

四、并发症及处理

ETV 的并发症发生率为 6%～21%，失败率为 0.4%～26%。

1. 术后发热　ETV 后常见的并发症，一般在 38 ℃ 左右，经对症处理后可好转。少数患者体温高达 39～40 ℃，持续时间较长。一般为吸收热，系由灼烧坏死的组织和脑室、蛛网膜下腔的血液成分刺激，或者脑脊液吸收能力差，坏死物质释放的致热原滞留于脑室内的时间较长所致。也可能为中枢热，由于术中冲洗液刺激下丘脑或在造瘘时双极电凝导致了下丘脑的热损伤，刺激了体温调节中枢。少数为感染性发热。

2. 颅内感染 ETV 严重的并发症之一,患者持续性高热伴意识改变,或脑脊液白细胞数异常增高、糖含量进行性下降、蛋白质水平升高时应考虑颅内感染,脑脊液细菌培养阳性是诊断的"金指标",一旦怀疑颅内感染,应早期使用抗生素,并行腰椎穿刺释放脑脊液或持续腰大池引流,促进脑脊液循环。

3. 术中出血 术中因并发症导致死亡的发生率较低,但亦为 ETV 严重的并发症之一,死亡患者通常与基底动脉复合体损伤导致的蛛网膜下腔出血或手术失败有关。一旦有动脉性损伤,患者死亡率极高。第三脑室底不透明、造瘘口位置太靠后,或过度扩大造瘘口都可能导致血管损伤的风险增加。其他出血原因有丘纹静脉、隔静脉、脉络丛被损伤。少量出血可使用温生理盐水加压持续冲洗,有明确的出血点时可使用双极电凝止血。若无法止血时,可释放脑脊液,在空气环境下进行观察。

4. 周围结构的损伤 下丘脑过度牵拉会导致严重的并发症发生,包括尿崩症、嗜食症、无渴感、闭经、高钾血症、低钠血症,严重者可导致死亡,穹窿损伤是 ETV 较常见的并发症之一。通常是内镜由侧脑室进入第三脑室或在从第三脑室移出内镜过程中过度移动导致的损伤,穹窿损伤可导致记忆力障碍。避免穹窿损伤的方法包括准确定位钻孔位置和穿刺点,内镜进入脑室前先用脑穿针穿刺,室间孔过小时选用小孔径内镜等。

5. 造瘘口闭塞 导致手术失败的重要原因之一,发生率为 41%～90%。蛛网膜的再生和瘢痕增生是造瘘口闭塞主要的原因,因此足够大的造瘘口有利于改善通道循环流量;另外打开 Liliequist 膜是造瘘口通畅的基础;若术后出现造瘘口闭塞,不建议再次行造瘘手术,建议行分流手术。

6. 颅神经损伤 ETV 操作的少见并发症。多数患者表现为动眼神经和外展神经受损害。第三脑室底受压向下移位时可以压迫颅神经导致颅神经损伤,但颅神经损伤主要还是见于器械操作偏离中线区域时。术中应避免第三脑室底过度牵拉和内镜置入过深。

7. 脑脊液漏 可能与颅内压增高或造瘘失败有关。通过分层缝合头皮切口,应用明胶海绵填塞皮质穿刺隧道可减少脑脊液漏的发生。

8. 颅内压增高 极少数患者可能在 ETV 后短期出现颅内压增高,甚至发生脑疝。术后注意观察患者意识状态和瞳孔变化情况,若出现意识障碍或瞳孔改变,需尽快经原手术皮质造瘘口置管外引流。

五、典型病例

1. 病例一 患者,女性,40 岁,因"发现松果体区占位 2 年,头痛伴恶心 2 周"入院。患者 2 年前发现松果体区占位,未予特殊治疗,反复头痛发作,2 周前头痛加重伴恶心,复查头颅 MRI 提示松果体区占位性病变较前增大,伴梗阻性脑积水。头颅 MRI 提示松果体区占位性病变(图 2-4),大小约 2.3 cm×1.8 cm,增强可见均匀明显强化,考虑松果体细胞瘤可能,中脑导水管开口闭塞,幕上脑室明显扩张,行神经内镜下第三脑室底造瘘术(ETV)(图 2-5)。

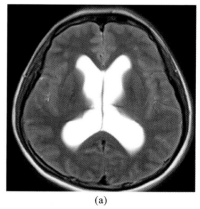
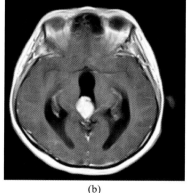
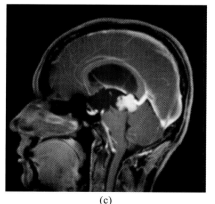

(a)　　　　　　　　　　(b)　　　　　　　　　　(c)

图 2-4　术前头颅 MRI

显示松果体区占位性病变,增强扫描可见明显均匀强化,中脑导水管开口闭塞,幕上脑室明显扩张

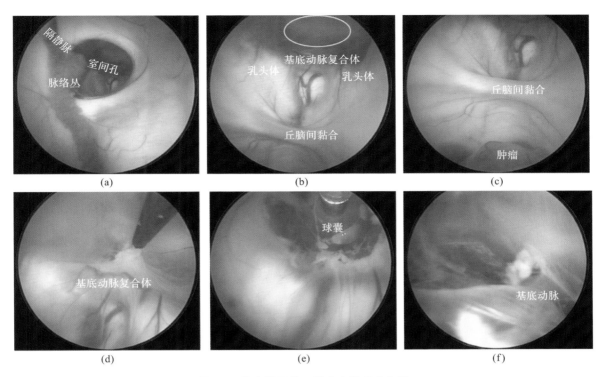

图 2-5 脑室镜下第三脑室底造瘘术步骤

(a)侧脑室内解剖结构;(b)第三脑室底明显变薄下陷,可见下方基底动脉复合体(黄色圆圈为造瘘安全区域);(c)向后方可见肿瘤堵塞中脑导水管开口;(d)首先使用双极电凝选择基底动脉复合体前方薄弱区造瘘;(e)造瘘球囊扩大造瘘口;(f)打开桥前池 Liliequist 膜

2. 病例二 患者,男性,33 岁,因"反复头痛头晕 3 年余,加重伴呕吐 1 个月"入院。患者 3 年前出现反复发作性头痛头晕,尚能仍受,近 1 个月头痛头晕症状较前加重,伴反复呕吐,行头颅 MRI 检查提示幕上脑室明显扩张,脑脊液测速提示中脑导水管受压狭窄,部分未见脑脊液信号,考虑梗阻性脑积水,行神经内镜下第三脑室底造瘘术(ETV)(图 2-6 至图 2-8)。

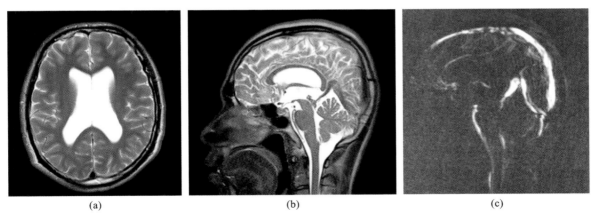

图 2-6 术前头颅 MRI

(a)头颅 MRI 显示双侧侧脑室明显扩张;(b)3D-FIESTA 序列显示中脑导水管粘连(箭头所示);(c)脑脊液电影显示中脑导水管未见脑脊液信号

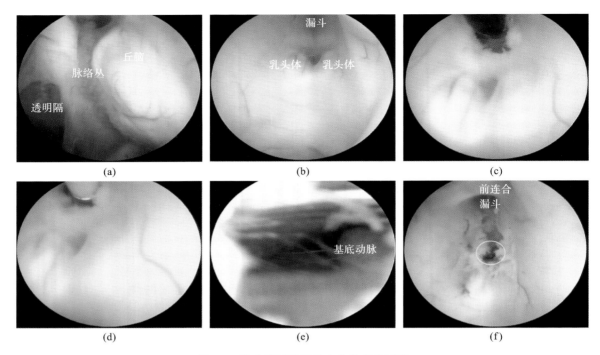

图 2-7　脑室镜下第三脑室底造瘘术过程

(a)进入侧脑室可见透明隔变薄,部分吸收缺损;(b)第三脑室内可见第三脑室底变薄;(c)首先采用双极电凝造瘘;(d)球囊导管扩大造瘘口;(e)脑室镜直视下打开桥前池 Liliequist 膜;(f)造瘘结束后见造瘘口(圆圈内为造瘘口)

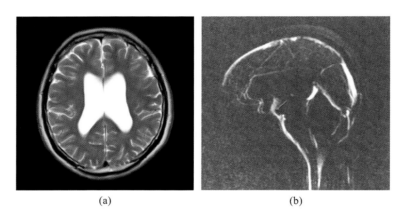

图 2-8　术后复查头颅 MRI

(a)术后 MRI 显示双侧侧脑室较前缩小;(b)脑脊液电影显示造瘘口通畅,可见脑脊液信号

参 考 文 献

[1]　Hoffman H J，Harwood-Nash D，Gilday D L. Percutaneous third ventriculostomy in the management of noncommunicating hydrocephalus[J]. Neurosurgery,1980,7(4):313-321.

[2]　黄国栋,李维平,黄贤键,等.神经内镜下和传统分流术治疗脑积水的疗效评价[J].中华神经医学杂志,2010,9(3):308-311,315.

[3]　孟辉,冯华,王宪荣,等.第三脑室底造瘘术治疗梗阻性脑积水与分流术的疗效比较[J].中华神经外科杂志,2003,19(6):411-413.

[4]　郭见,黄国栋,纪涛,等.神经内镜在严重脑室感染并脑积水中的应用(附 27 例报道)[J].中华神经医学杂志,2016,15(7):727-732.

[5]　Samadian M，Maloumeh E N，Shiravand S，et al. Pineal region tumors：long-term results of

endoscopic third ventriculostomy and concurrent tumor biopsy with a single entry approach in a series of 64 cases[J]. Clin Neurol Neurosurg,2019,184:105418.

[6]　Attri G,Gosal J S,Khatri D,et al. Endoscopic third ventriculostomy and simultaneous tumor biopsy in pineal region tumors using the "single burr hole" technique:an analysis of 34 cases[J]. Asian J Neurosurg,2020,15(4):976-982.

[7]　漆松涛,刘华,彭玉平,等.南方医院脑积水临床诊疗路径[J].中国临床神经外科杂志,2017,22(11):795-798.

[8]　Iantosca M R,Hader W J,Drake J M. Results of endoscopic third ventriculostomy[J]. Neurosurg Clin N Am,2004,15(1):67-75.

[9]　Hader W J,Walker R L,Myles S T,et al. Complications of endoscopic third ventriculostomy in previously shunted patients[J]. Neurosurgery,2008,63(1 Suppl 1):ONS168-ONS174;discussion ONS174-ONS175.

[10]　Anandh B,Madhusudan Reddy K R,Mohanty A,et al. Intraoperative bradycardia and postoperative hyperkalemia in patients undergoing endoscopic third ventriculostomy[J]. Minim Invasive Neurosurg,2002,45(3):154-157.

[11]　Waqar M,Ellenbogen J R,Stovell M G,et al. Long-term outcomes of endoscopic third ventriculostomy in adults[J]. World Neurosurg,2016,94:386-393.

[12]　Stovell M G,Zakaria R,Ellenbogen J R,et al. Long-term follow-up of endoscopic third ventriculostomy performed in the pediatric population[J]. J Neurosurg Pediatr,2016,17(6):734-738.

[13]　Schroeder H W,Niendorf W R,Gaab M R. Complications of endoscopic third ventriculostomy[J]. J Neurosurg,2002,96(6):1032-1040.

（阳吉虎　黄国栋）

第三节　中脑导水管成形术

一、概述

中脑导水管位于中脑背侧,向上、下分别与第三、第四脑室相延续,中脑导水管狭窄为梗阻性脑积水常见的致病原因之一。先天性中脑导水管狭窄往往合并脊髓脊膜膨出等发育异常,较为少见;后天性中脑导水管狭窄多继发于颅内感染、出血或肿瘤压迫,导致中脑导水管狭窄或闭塞。中脑导水管结构精细,长约 15 mm,平均横截面积约为 0.8 mm²（0.2～1.8 mm²）,发生梗阻时可形成分叉、膜性梗阻、偏心压迫、增生狭窄等多种类型。ETV 是治疗伴有中脑导水管梗阻性脑积水的首选,但对于伴有孤立第四脑室的梗阻性脑积水患者,中脑导水管成形可以沟通第四脑室,平衡幕上、下压力,尤其是对于膜性梗阻的中脑导水管狭窄,中脑导水管成形术具有创伤小、效果好的优势,必要时可以在中脑导水管放置支架,防止再狭窄的发生。

二、手术入路及相关解剖

中脑导水管上口位于第三脑室的后壁,多呈三角形,底边为后连合,两侧边为中脑灰质。正常的中脑导水管较狭窄,内径在 1 mm 左右,难以安全地通过内镜,脑积水患者常伴有中脑导水管不同程度扩张或畸形,内镜可以通过。根据形态可以将中脑导水管分为 5 段:第一段通过中脑导水管上口接第三脑室;第二段为第一狭窄,与上丘相对应;第三段为壶腹部,横断面上呈圆形或椭圆形;第四段为第二狭窄,与下丘相对应;第五段为后部,横断面上呈三角形,连接第四脑室。

手术多选择软性内镜下经侧脑室额角-室间孔-第三脑室-中脑导水管成形术,幕上脑室扩大不明显时,也可以选择经扩大的第四脑室逆向行中脑导水管成形术。

三、内镜手术技术方法及难点

1. 体位与麻醉、切口等步骤 同 ETV。

2. ETV 内镜下通过室间孔,到达第三脑室,可先行第三脑室底造瘘术,尤其是对于第四脑室出口难以打通的梗阻性脑积水患者,行 ETV 能使脑脊液重新循环。

3. 中脑导水管成形 软性内镜下沿第三脑室底向后方探查,判断丘脑间黏合位置,多数经过其下方后可观察第三脑室后壁,自下而上依次为中脑导水管上口、后连合、松果体隐窝。经中脑导水管上口探查中脑导水管梗阻情况,根据手术需要取肿瘤活检,并判断中脑导水管梗阻情况。Fogarty 导管或专用的脑积水造瘘球囊导管经软性内镜工作通道进入狭窄的中脑导水管,球囊缓慢注水扩张狭窄的中脑导水管。然后软性内镜探查中脑导水管全程,并经中脑导水管下口进入第四脑室探查。

4. 关颅 仔细冲洗脑室后撤出内镜和工作通道,明胶海绵填塞皮质隧道,人工硬脑膜封闭骨孔,如行骨瓣开颅,则需缝合硬脑膜,行骨瓣复位。缝合切口。

四、并发症及处理

1. 眼球运动障碍 两眼垂直性协同运动的下级中枢位于四叠体和中脑导水管周围灰质,损伤后可表现为双眼不能同时向上和(或)向下凝视,可伴瞳孔调节障碍和会聚障碍(Parinaud 综合征)。术中中脑导水管扩张过度或病变粘连严重,中脑导水管周围灰质损伤可导致不同程度的眼球活动障碍。

2. 其他并发症 同 ETV。

五、典型病例

(一)病例摘要

患者,女性,21 岁,因"左侧脑室蛛网膜囊肿切除术后 4 年,头痛伴步态不稳 1 周"入院,患者 4 年前因头痛行头颅 MRI 检查发现左侧脑室蛛网膜囊肿、脑积水,行"左额顶开颅蛛网膜囊肿切除术＋透明隔造瘘术"。术后患者恢复良好,复查头颅 CT 提示脑积水缓解,脉络丛囊肿消失。入院前 1 周患者无明显诱因出现头痛伴步态不稳,无恶心、呕吐,无抽搐。至当地医院行头颅 CT 检查提示"脑积水",为进一步治疗来我院。行头颅 MRI 检查示"幕上脑室扩大,中脑导水管膜性梗阻,孤立第四脑室,小脑扁桃体下疝"(图 2-9(a))。入院查体:神志清,精神弱,对答正确,双瞳等大同圆、直径 2.5 mm、对光反射(＋＋),眼动充分。站立不稳,醉酒步态,龙贝格(Romberg)征阳性。四肢肌力、肌张力正常,深、浅反射正常,双侧病理征(一)。

(二)术前评估

1. 临床表现 患者既往曾行脑室内手术,术后恢复良好。1 周前出现头痛、步态不稳症状,复查示孤立第四脑室、脑积水。考虑因脑积水和孤立第四脑室压迫小脑导致患者出现这些临床症状。

2. 影像学表现 MRI 示中脑导水管膜性梗阻,小脑扁桃体下疝堵塞第四脑室出口(图 2-9(a)),考虑因中脑导水管和第四脑室出口梗阻导致孤立第四脑室,并引起脑积水。

3. 手术计划 综合患者临床表现和影像学资料,考虑患者因脑室内手术术后中脑导水管粘连,逐渐发生膜性梗阻引起脑积水,导致小脑扁桃体下疝阻塞第四脑室出口形成孤立第四脑室,进一步加重脑积水。拟行右额开颅硬性内镜下侧脑室额角入路第三脑室底造瘘术,同时行软性内镜下中脑导水管成形术打通第四脑室脑脊液循环。

(三)手术步骤与技巧

患者全身麻醉后取仰卧位,头部抬高 20°,取右额直切口切开,以冠状缝前 2.5 cm、中线旁开 2.5 cm

为中心钻孔,十字剪开硬脑膜,在皮质表面选择无血管区用双极电凝烧灼皮质,然后用脑穿针穿刺侧脑室,穿刺成功后拔出脑穿针,置入镜鞘,导入内镜,经室间孔进入第三脑室,见第三脑室底壁下疝菲薄(图2-9(c)),桥前池狭窄,于双侧乳头体前方、漏斗后方第三脑室底壁最薄处用造瘘钳造瘘,扩大造瘘口,使其大小约 8 mm。软性内镜沿第三脑室底向后方探查,经扩大的中脑导水管上口可见中脑导水管膜性梗阻,中央有一小孔(图 2-9(e)(f)),导入球囊钝性扩张中脑导水管(图 2-9(g)),经扩张的中脑导水管探查第四脑室(图 2-9(h))。脑室内冲洗干净后拔除内镜,常规关颅。

（四）预后

术后患者恢复良好,无并发症发生,头痛、步态不稳症状明显好转,1 周后患者顺利出院。复查头颅MRI 示第三、第四脑室体积明显缩小,中脑导水管通畅(图 2-9(b))。

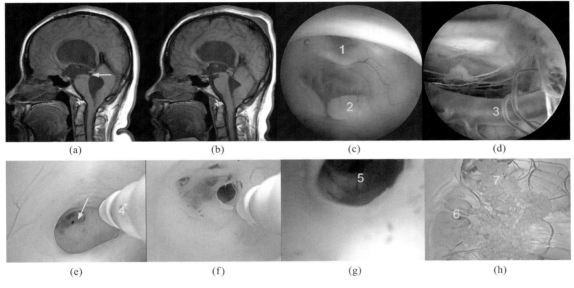

图 2-9　内镜下中脑导水管成形术

(a)术前 MRI 矢状位影像,可见第三、第四脑室扩张,第三脑室底下疝,中脑导水管膜性梗阻,小脑扁桃体下疝;(b)术后MRI 矢状位影像,可见第三、第四脑室体积缩小,第三脑室底恢复正常形态,可见底部的造瘘口,中脑导水管通畅,小脑和脑干受压缓解;(c)(d)硬性内镜下第三脑室底造瘘术术中所见;(e)～(h)软性内镜下中脑导水管成形术术中所见;(e)经扩张的中脑导水管上口可见中脑导水管膜性梗阻;(f)球囊导管穿刺梗阻膜性结构形成造瘘口;(g)球囊扩张后的造瘘口;(h)探查第四脑室。箭头所示为中脑导水管膜性梗阻。1.漏斗;2.乳头体;3.右侧大脑后动脉;4.球囊;5.扩张后的中脑导水管;6.第四脑室正中孔;7.第四脑室脉络丛

（五）点评

本例患者因中脑导水管膜性梗阻导致脑积水,导致小脑扁桃体下疝阻塞第四脑室出口形成孤立第四脑室。中脑导水管成形术后第四脑室脑脊液与第三脑室逆向沟通,经第三脑室底造瘘口与脑池相沟通,重建脑脊液循环通路。对于中脑导水管膜性梗阻的脑积水或孤立第四脑室,中脑导水管成形术安全、有效,并发症发生率低,临床效果良好。

参 考 文 献

[1] Erşahin Y. Endoscopic aqueductoplasty[J]. Childs Nerv Syst,2007,23(2):143-150.

[2] Imperato A,Almaguer Ascencio L M,Ruggiero C,et al. Endoscopic aqueductoplasty and stenting in the treatment of isolated fourth ventricle in children:20-year institutional experience[J]. Childs Nerv Syst,2021,37(5):1587-1596.

［3］　陈韶青,刘跃亭.神经内镜下导水管成形术治疗中脑导水管梗阻性脑积水［J］.中国现代医生,2015,
53(6):26-28.

［4］　陈国强,肖庆,郑佳平,等.神经内镜下导水管成形术治疗导水管梗阻性脑积水［J］.中华神经外科杂
志,2009,25(2):155-157.

（李储忠）

第三章　颅内蛛网膜囊肿的内镜手术治疗

第一节　侧裂蛛网膜囊肿

一、概述

侧裂蛛网膜囊肿(Sylvian fissure arachnoid cyst,SAC)是最常见的颅内蛛网膜囊肿,占颅内蛛网膜囊肿的 66%～88%,其大小差异较大,多无临床症状。侧裂蛛网膜囊肿的症状和体征取决于囊肿的大小和毗邻结构的受压情况,包括局灶性神经功能缺失症状、颅内高压症状、头围增大或局部的颞骨膨隆、癫痫、发育延迟及其他症状。大多数学者认为蛛网膜囊肿源于蛛网膜胚胎发育异常,形成局限性囊泡,潴留脑脊液,与周围蛛网膜下腔互不交通。也有学者认为由于脑发育不良,局部形成了脑脊液潴留。Galassi 根据侧裂蛛网膜囊肿的影像学特点将其分为 3 型:Ⅰ型囊肿体积小,呈梭形,局限于颅中窝前面;Ⅱ型囊肿体积中等,呈三角形或四边形,占据颅中窝前中部,范围不超过外侧裂,对颞叶有占位效应;Ⅲ型囊肿体积大,呈圆形或类圆形,占据几乎整个颅中窝,颞叶严重萎缩,额叶和顶叶受推挤移位,占位效应显著。有明确的囊肿相关临床症状的侧裂蛛网膜囊肿须行手术治疗,手术目的在于建立囊肿与脑脊液循环的再平衡,手术方式首选脑室镜下侧裂蛛网膜囊肿-脑池造瘘术,脑室镜治疗无效时可考虑行侧裂蛛网膜囊肿-腹腔分流术。

二、手术入路及相关解剖

侧裂蛛网膜囊肿-脑池造瘘术及经颞部入路脑室镜手术的造瘘口选择在动眼神经和小脑幕缘之间、动眼神经和颈内动脉之间或颈内动脉和视神经之间。小脑幕切迹游离缘与脑干上部之间的区域分为切迹前、中和后间隙,切迹前间隙位于脑干前方。动眼神经在大脑脚内侧面起自中脑,于大脑后动脉和后交通动脉之间经过切迹前间隙,经沿脚间池外侧壁走行,于小脑幕游离缘的前端同岩骨尖、前床突和后床突附着形成的动眼神经三角中央穿入硬脑膜。视神经穿经切迹前间隙,在前床突游离缘附着点的内侧出视神经管,并向后、上和内侧至视交叉,视神经和视交叉周围存在视交叉池。颈内动脉沿前床突的内侧缘穿出海绵窦至切迹前间隙,并向后、上、外行至前穿支的下方分叉处,从最初的视神经下方,到达视神经和视交叉的外侧,颈动脉池位于视交叉外缘的内侧面,颈动脉池内侧与视交叉池共用一壁,外侧位于颞叶内侧面和小脑幕游离缘处,在颈动脉池、脚间池和脚池之间无蛛网膜分隔,脑脊液通过颈动脉池的后部在脑池之间自由流动。通过囊肿和基底池的造瘘,达到了新的脑脊液循环再平衡。

三、内镜手术技术方法及难点

1. 体位与麻醉　采用平卧位,头偏向健侧,使切口位于最高点,气管插管全身麻醉。

2. 手术切口　手术切口的选择应综合考虑患者年龄和头皮情况,成人采用颞部 3～4 cm 直切口或弧形切口;小儿头皮和颅骨较薄,容易发生脑脊液漏,宜采用弧形切口。

3. 开颅　成人颅骨钻孔,小儿采用小骨瓣开颅,剪开硬脑膜并牵开,硬脑膜外止血应彻底。

4. 置入脑室镜,囊腔探查   脑室镜下可显露囊肿壁、小脑幕缘、动眼神经、视神经、颈内动脉及其分叉和基底动脉等重要结构。

5. 囊肿-脑池造瘘术   根据囊肿内的解剖结构选择合适的造瘘位置,造瘘口选择在动眼神经和小脑幕缘之间、动眼神经和颈内动脉之间或颈内动脉和视神经之间,应多处造瘘。先进行钝性造瘘,如果囊壁较韧,可使用剪刀锐性造瘘,再用活检钳扩大造瘘口,也可应用激光多处打孔后剪刀剪开扩大造瘘口,通常造瘘口直径>5 mm,以避免术后造瘘口粘连闭塞。造瘘口边缘少量渗血,可用双极电凝烧灼止血。再电凝囊壁,可使部分囊壁收缩,囊腔变小,剪刀切除部分囊壁,以 37 ℃温生理盐水或林格液冲洗囊腔,确认造瘘口通畅、与基底池充分沟通。

6. 关颅   仔细冲洗囊腔后撤出脑室镜,人工硬脑膜封闭骨孔,如行骨瓣开颅,则须严密缝合硬脑膜,行骨瓣复位。逐层缝合切口。

四、并发症及处理

(一)硬脑膜下积液

硬脑膜下积液为常见并发症,大部分硬脑膜下积液无明显症状,定期随访观察,硬脑膜下积液多可逐渐消失。硬脑膜下积液可能与以下因素有关:囊肿造瘘后,大量脑脊液短期内不能吸收而积聚于硬脑膜下腔;囊肿塌陷后囊肿外侧壁与硬脑膜剥离,出现硬脑膜下积液。有学者认为术中经皮质造瘘进入囊肿而非经囊肿壁直接进入囊肿可减少术后硬脑膜下积液的发生。

(二)头痛

头痛经对症处理,短时间内可缓解。头痛可能与以下因素有关:囊液或血性脑脊液的刺激;囊肿减压缩小后,脑组织发生移位造成的不均匀牵拉。

(三)发热

术后发热常为一过性,经对症处理,短时间内可逐渐缓解,持续时间较长者可间断腰椎穿刺释放脑脊液。术后发热可能与血性脑脊液刺激有关。造瘘结束退出脑室镜前,应缓慢用温林格液持续冲洗囊腔,将血性脑脊液及组织碎屑冲洗干净。

(四)动眼神经麻痹

动眼神经麻痹可能与术中电凝烧灼热刺激或动眼神经受到牵拉刺激有关,术中减少动眼神经周围电凝烧灼,选择合适的造瘘位置,操作轻柔,可避免术后动眼神经麻痹的发生。

(五)颅内感染

术后长时间发热,脑脊液白细胞数升高、葡萄糖含量降低,脑膜刺激征阳性,提示颅内感染存在,经静脉应用抗菌药物、腰大池引流及鞘内注射抗菌药物后,多可治愈。颅内感染可能与内镜及手术器械消毒、局部污染等因素有关。

(六)脑脊液漏与皮下积液

少数患者,尤其是婴幼儿,术后可出现脑脊液漏或皮下积液,主要与术后早期颅内压仍较高,硬脑膜未严密缝合,脑脊液漏出有关。采用弧形手术切口,术中硬脑膜避免电凝并严密缝合,术区加压包扎,一般可避免脑脊液漏与皮下积液。

(七)血管并发症

术中出血是造瘘术中最严重的并发症,术中损伤颈内动脉、基底动脉及其分支,会造成严重的神经功能障碍,甚至导致患者死亡。术中应仔细评估造瘘口的位置,轻柔精准操作可避免严重并发症的发生。

（八）迟发性脑积水

迟发性脑积水可归因于蛛网膜下腔扩大和术前蛛网膜囊肿的扩大，脑室空间和蛛网膜下腔之间的压差紊乱引起了大脑跨膜压的改变。深入了解颅内脑脊液循环动力学可能会有助于了解这种并发症发生的根本原因。

五、典型病例

（一）病例摘要

患儿，男性，3 个月，因"发育迟缓 3 个月"入院。患儿出生 3 个月后无抬头运动，伴头围增大，以左侧颞部显著，无呕吐、肢体抽搐症状，门诊查头颅 MRI 提示"左侧侧裂蛛网膜囊肿"，以"左侧侧裂蛛网膜囊肿"收入病房。入院查体：神志清楚，反应灵敏，头围 41 cm，双瞳等大同圆、直径 2.5 mm、对光反射（＋＋），眼动充分，四肢肌力、肌张力正常，深、浅反射正常，双侧病理征（－）。

（二）术前评估

1. 临床表现　患儿出生 3 个月后无抬头运动，伴头围增大，以左侧颞部显著，无呕吐、肢体抽搐症状，门诊查头颅 MRI 提示"左侧侧裂蛛网膜囊肿"。

2. 影像学表现　MRI 示左侧颅中窝囊性脑脊液信号影，占位效应明显，颞叶发育不全，考虑左侧侧裂蛛网膜囊肿（图 3-1（a）～（c））。

3. 手术计划　为消除蛛网膜囊肿的占位效应，促进脑组织发育，重建颅内脑脊液循环的再平衡，行左颞开颅脑室镜下侧裂蛛网膜囊肿-脑池造瘘术。

（三）手术步骤与技巧

患儿全身麻醉后取仰卧位，头部右偏，取左颞部长约 3 cm 的弧形切口，逐层切开头皮，电凝出血点，推开骨膜，牵开器牵开头皮，术区磨钻磨一直径约 1 cm 大小骨瓣翻向下备用。先于硬脑膜做一小切口，可见脑脊液喷出，压力高，缓慢释放脑脊液待颅内压降低后弧形剪开硬脑膜，钳夹出血点，悬吊硬脑膜于骨窗缘，置入脑室镜进入囊腔。脑室镜下见大部分囊壁与脑组织无粘连而游离（图 3-1（d）），探查小脑幕缘、动眼神经及大脑中动脉（图 3-1（e）），囊壁较厚、有微血管，于靠近小脑幕缘处电灼血管（图 3-1（f）），先于小脑幕缘和动眼神经之间用剪刀锐性剪开囊壁（图 3-1（g）），打开蛛网膜，并应用造瘘钳钝性扩大造瘘口，使其直径约 8 mm（图 3-1（h）），建立囊肿和基底池之间的沟通，再于动眼神经和大脑中动脉之间用剪刀和造瘘钳形成直径约为 6 mm 的造瘘口（图 3-1（i）），游离囊壁电灼收缩后予以部分切除（图 3-1（j）（k）），动眼神经、大脑中动脉、大脑后动脉、后交通动脉结构保护完好（图 3-1（l）），反复用温林格液冲洗至冲洗液清亮，无出血。拔除脑室镜，缝合硬脑膜，取颞肌条固定于硬脑膜切开处，并用人工硬脑膜封闭，还纳小骨瓣，用缝线固定，依层缝合头皮。

（四）预后

术后患儿恢复良好，无并发症发生，5 天后患儿顺利出院。复查头颅 MRI 示囊肿较术前缩小（图 3-1（m）～（o））。

（五）点评

本例患儿因出生 3 个月后无抬头运动，伴头围增大，以左侧颞部显著，行左颞开颅脑室镜下侧裂蛛网膜囊肿-脑池造瘘术。脑室镜手术创伤较小，术后恢复快。脑室镜下侧裂蛛网膜囊肿-脑池造瘘术与侧裂蛛网膜囊肿-腹腔分流术相比，疗效相当，但脑室镜下侧裂蛛网膜囊肿-脑池造瘘术可有效避免分流管置入体内带来的堵管、感染、分流管依赖等风险，是治疗侧裂蛛网膜囊肿的首选。

总之，脑室镜下侧裂蛛网膜囊肿-脑池造瘘术治疗侧裂蛛网膜囊肿创伤小，效果确切，并发症发生率低，临床效果良好。

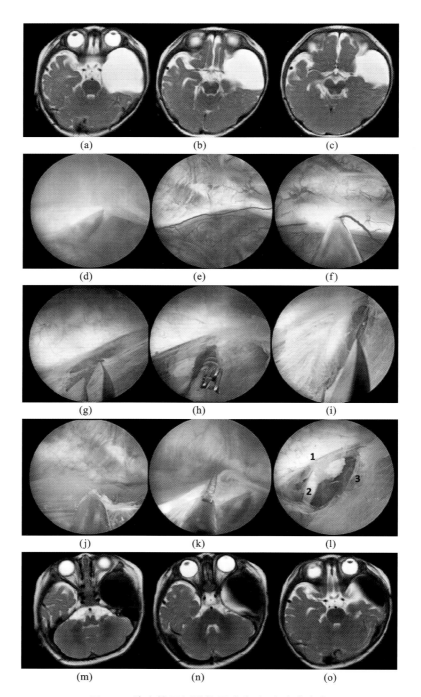

图 3-1　脑室镜下侧裂蛛网膜囊肿-脑池造瘘术

（a）～（c）术前 MRI 影像；（d）～（l）脑室镜下侧裂蛛网膜囊肿-脑池造瘘术术中所见；（m）～（o）术后 MRI 影像。1.小脑幕缘；2.动眼神经；3.大脑中动脉

参 考 文 献

［1］　Wu X X,Li G C,Zhao J C,et al. Arachnoid cyst-associated chronic subdural hematoma：report of 14 cases and a systematic literature review[J]. World Neurosurg,2018,109：e118-e130.

［2］　Carbone J,Sadasivan A P. Intracranial arachnoid cysts：review of natural history and proposed treatment algorithm[J]. Surg Neurol Int,2021,12：621.

［3］ Zhu G T，Li C Z，Gui S B，et al. Endoscopic fenestration for treating Galassi type ⅲ middle cranial fossa arachnoid cysts：single-and multiple-stoma have the same curative effect［J］. J Neurol Surg A Cent Eur Neurosurg，2023，84(3)：261-268.

［4］ El Refaee E，Elbaroody M. Endoscopic fenestration of arachnoid cysts through lateral pontomesencephalic membranotomy：technical note and case series［J］. World Neurosurg，2021，148：54-64.

［5］ Sufianov R A，Abdumazhitova M M，Rustamov R R，et al. Endoscopic treatment of middle cranial fossa arachnoid cysts in children：surgical results of 65 cases［J］. World Neurosurg，2021，158：e681-e688.

［6］ Benton J A，Dominguez J，Ng C，et al. Acute communicating hydrocephalus after intracranial arachnoid cyst decompression：a report of two cases［J］. Surg Neurol Int，2021，12：533.

（应建有）

第二节　鞍上池蛛网膜囊肿

一、概述

蛛网膜囊肿约占颅内占位性病变的1％，1831 年由 Bright 第一次描述。90％的蛛网膜囊肿位于小脑幕上。鞍上池蛛网膜囊肿占蛛网膜囊肿的 5％～12.5％。1935 年，Barlow 第一次描述鞍上池蛛网膜囊肿。

鞍上池蛛网膜囊肿是 Liliequist 膜的延伸，Liliequist 膜是位于脚间池的蛛网膜，分隔鞍上池和脚间池、基底池，由间脑膜和中脑膜组成。间脑膜也可以分为鞍部和间脑部。Liliequist 膜向前附着于鞍背，向后附着于乳头体前方和中脑，两侧到动眼神经鞘膜，10％～30％是完整的，在 MRI 3D-CISS 序列上清晰可见。鞍上池蛛网膜囊肿形成原因主要是基底动脉附近附着的蛛网膜形成裂隙活瓣（图 3-2(a)），导致脑脊液不断聚集。

鞍上池蛛网膜囊肿分为先天性和继发性。大部分为先天性囊肿，婴幼儿居多，小部分继发于炎症、出血、外伤等原因。大部分患者均发现室间孔堵塞。临床表现以颅内高压症状和头围增大为主，其他临床表现有发育迟缓、内分泌失常、视力视野障碍、癫痫发作、点头娃娃征等。

影像学表现上，CT 和 MRI 轴位平扫可见球形扩张的第三脑室和双侧侧脑室额角构成"米老鼠"样卡通图像。MRI 上囊肿信号与脑脊液信号一致，增强扫描囊壁无强化，正中矢状位可见第三脑室底上抬，囊肿向前向上挤压漏斗、视交叉等结构，向后上挤压中脑，"鸟嘴"样结构明显上仰，3D-CISS 序列可清晰显示上述结构（图 3-2(b)～(d)）。

治疗以手术治疗为主。随着神经外科技术的发展，其治疗手段主要有囊肿分流术、显微镜下囊肿开窗术、内镜下脑室囊肿造瘘术（EVC）和内镜下脑室囊肿脑池造瘘术（EVCC）。EVC 术后复发率高，EVCC 是现今公认的有效治疗手段。目前 EVCC 是鞍上池蛛网膜囊肿首选的治疗方式。

内镜下第三脑室底造瘘术（ETV）是神经内镜技术的经典代表，随着内镜技术的不断发展和神经外科医生对脑积水认识的加深，ETV 已逐渐被神经外科医生及患者家属所认可和推崇。在 ETV 的基础上，EVCC 用于治疗鞍上池蛛网膜囊肿可以解除梗阻原因、打通脑脊液循环，达到治愈的目的。以下以 EVCC 为主介绍鞍上池蛛网膜囊肿的内镜手术治疗。

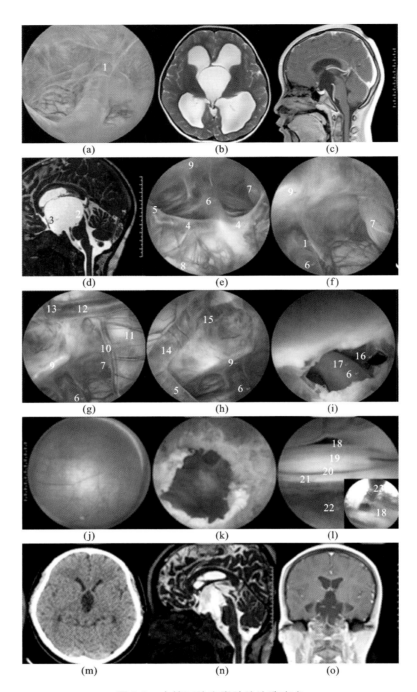

图 3-2　内镜下脑室囊肿脑池造瘘术

（a）基底动脉附近单活瓣样结构；（b）MRI平扫第三脑室和双侧侧脑室额角呈"米老鼠"征；（c）增强扫描囊壁无强化；（d）3D-CISS序列显示病变；（e）～（j）内镜下囊肿下层所见；（k）囊肿膨隆突入扩大的右侧室间孔；（l）挛缩囊肿后可见中脑导水管开口，右下角显示的为另一例患者中脑导水管开口；（m）术前CT可见第三脑室圆钝；（n）矢状位囊肿；（o）增强扫描囊壁无强化；（p）～（r）术后MRI影像。1.单活瓣样结构；2.中脑"鸟嘴"样结构向后上抬起；3.漏斗、视交叉向前上方抬起；4.双侧大脑后动脉P1段；5.左侧后交通动脉；6.基底动脉；7.右侧三叉神经根脑池段；8.左侧动眼神经；9.鞍背；10.右侧后交通动脉；11.右侧动眼神经；12.右侧颈内动脉；13.右侧眼动脉；14.左侧颈内动脉；15.垂体柄；16.右侧外展神经；17.囊肿基底池造瘘口；18.中脑导水管开口；19.后连合；20.松果体隐窝；21.缰连合；22.脉络膜下层以及上方的双侧大脑内静脉；23.柱状双极电凝；24.脑室囊肿造瘘口；25.囊肿脑池造瘘口

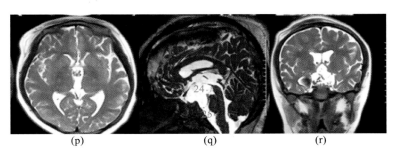

(p) (q) (r)

续图 3-2

二、手术入路及相关解剖

鞍上池蛛网膜囊肿的手术治疗是在 ETV 的基础上进一步的手术,手术入路与 ETV 相同,经侧脑室-室间孔,可见囊壁顶端。囊壁顶端在组织学结构上分为三层:室管膜组织、第三脑室底脑组织、蛛网膜组织,打开顶壁,再探查至第三脑室后及中脑导水管位置,打通脑脊液循环。再经囊肿内部至囊肿底部,打开 Liliequist 膜(该膜一般下疝至基底池),后可见基底池内相关神经、血管组织结构(图 3-2(e)~(i))。其手术要点可总结为"三步曲":开放中脑导水管、囊肿壁造瘘、基底池造瘘。

三、内镜手术技术方法及难点

(一)体位与麻醉

采用仰卧位,头部抬高 20°~30°,使皮质造瘘口位于最高点,气管插管全身麻醉。

(二)手术切口

由于术中内镜下操作时间较长,内镜在术中活动幅度较大,且鞍上池蛛网膜囊肿患者几乎均为小儿,故手术采用马蹄形切口,小骨瓣开颅。穿刺点选择侧脑室额角,即中线旁开 2.5 cm、冠状缝前 1 cm。

(三)脑室穿刺

弧形剪开硬脑膜,翻向中线侧,在皮质表面选择无血管区用双极电凝切开后以脑穿针行侧脑室穿刺,穿刺方向为两外耳孔假想连线中点,稍偏向中线。穿刺成功后,置换内镜镜鞘导子。

(四)置入内镜,脑室探查

固定镜鞘,撤出导子,置入内镜,内镜下可显露额角和室间孔,辨认脉络丛、丘纹静脉、室间孔、隔静脉等重要解剖结构。一般鞍上池蛛网膜囊肿向上膨隆,堵塞室间孔,应行室间孔扩张(图 3-2(j))。

(五)脑室囊肿造瘘,切除部分囊壁

间断电凝囊壁,使囊壁挛缩,如果囊壁与第三脑室壁和室间孔周围结构无粘连,可待囊壁挛缩后探查至第三脑室后和中脑导水管开口,率先打通脑脊液循环;如果囊壁与室间孔或第三脑室壁粘连紧密,视挛缩情况而定,不宜过分牵拉正常结构;间断剪开囊肿壁,在有张力情况下更容易操作,获取囊壁组织后送病理检查。囊壁造瘘口直径建议大于 1 cm(图 3-2(k)(l))。

(六)囊肿脑池造瘘

进入囊肿内部,可见鞍背、威利斯环(Willis 环)、动眼神经等结构,继续向下至基底池,可见附着于基底动脉处蛛网膜囊壁的活瓣样结构,囊壁向基底池下方扩张。由于基底池空间狭小,囊壁结构有坚韧感,为尽量减少灾难性动脉出血,应避免牵拉,可适当电凝挛缩,增加张力后锐性打开,再用扩张球囊扩大造瘘口,或者再次电凝挛缩后锐性打开,可观察到外展神经、基底动脉、小脑前下动脉(AICA)甚至椎动脉等结构,确保囊肿脑池造瘘的通畅(图 3-2(e)~(i))。

(七)冲洗、关颅

用生理盐水冲洗脑室,冲吸可能的组织碎屑及出血,至脑脊液清亮无悬浮物,撤出内镜及镜鞘,明胶海绵卷填塞皮质穿刺道,严密缝合硬脑膜,行骨瓣复位,缝合切口,一般不放置皮瓣下引流管。

四、并发症及处理

(一)发热

发热一般分为以下两种。①吸收热:致热原多由术中烧灼的坏死组织和残余血性成分组成。②中枢性发热:可由术中用生理盐水冲洗对第三脑室底形成刺激,术中电凝引起下丘脑可逆性热损伤,术后脑脊液动力学和术后代谢变化所致。术中应尽量减少出血,充分冲洗引流,减少致热原残留;若无渗血可减少冲洗,尽量间断冲洗;应尽量减少使用电凝,降低电凝输出功率;撤出内镜后可用地塞米松盐水冲洗脑室。术后物理降温、药物对症治疗、腰椎穿刺释放脑脊液等措施可有效缓解发热。

(二)硬脑膜下积液

婴儿的蛛网膜下腔对脑脊液的吸收功能尚不完善、脑组织长期受压变薄、失去顺应性、皮质脑组织窦道短时间内不能愈合等原因导致硬脑膜下积液。一般无须特殊处理,术后半年内大多消失。

(三)癫痫发作

术中局部皮质刺激,术后颅内积气,术后电解质紊乱等可导致患者术后癫痫发作。术中避免过多烧灼刺激,术后监测尿量和电解质等指标,及时纠正电解质紊乱,预防性应用抗癫痫药物等措施可有效预防癫痫发作。

(四)间脑发作

婴幼儿间脑功能不成熟,术中双极电凝烧灼过多等可造成间脑发作,临床表现为意识障碍、呼吸极快、心率极快、血压极高,严重者可出现神经源性肺水肿,危及生命。一旦发现间脑发作,应立即给予镇静并气管插管和呼吸机辅助呼吸。其发生机制尚不肯定。

五、典型病例

(一)病例摘要

患者,女性,8岁,因"持续头部隐痛25天,加重伴头晕5天"入院,25天前患者无明显诱因出现头部隐痛,不伴头晕、呕吐、视物不清、四肢抽搐等症状。至当地医院检查提示桥前池、脚间池及鞍上池内囊肿,给予对症治疗,可缓解数小时,未手术治疗。5天前患者头痛加重伴头晕症状,至当地县医院检查提示鞍上池及第三脑室占位,遂转诊前来我院。门诊以"鞍上池蛛网膜囊肿"收住院。行头颅MRI检查示"基底池、脚间池、鞍上池长T1长T2信号,第三脑室圆钝,中脑及第三脑室底被挤压向后上,幕上脑室扩大,增强扫描囊壁无强化"。入院查体:神志清,双侧瞳孔等大等圆、直径约2.5 mm、对光反射灵敏,眼球各方活动不受限。气管居中,心、肺、腹未见明显异常,四肢肌力、肌张力正常,深、浅反射正常,双侧病理征阴性。

(二)术前评估

1.临床表现　患者25天前无明显诱因出现头部隐痛,5天前患者头痛加重伴头晕症状,当地医院检查提示鞍上池及第三脑室占位。

2.影像学表现　MRI示幕上脑室扩大,第三脑室圆钝,中脑及第三脑室底被挤压向后上,漏斗及视交叉被挤压向前上,增强扫描囊壁无强化。CT示:第三脑室圆钝,幕上脑积水(图3-2(m)～(o))。

3.手术计划　为缓解脑积水症状,行右额开颅内镜下侧脑室额角入路脑室囊肿脑池造瘘术(EVCC),同时术中获取囊壁明确病变性质,然后探查显露中脑导水管,打通脑脊液循环。

(三)手术步骤与技巧

在气管插管全身麻醉成功后,取仰卧位,头稍抬高,右侧额部跨中线做马蹄形切口,常规消毒铺巾。依次切开皮肤及皮下各层,分离皮瓣翻向额部,暴露右侧额部及冠状缝,磨钻形成骨孔,铣刀形成约3 cm×3 cm游离骨瓣,骨窗内侧达中线,后缘达冠状缝,硬脑膜完整,张力尚可,硬脑膜外止血可靠,U形剪开硬脑膜并翻向矢状窦侧,电灼皮质后脑穿针穿刺右侧脑室额角,深约 4 cm 达侧脑室,脑脊液流出通畅,压力较高,连接脑室镜后缓慢沿穿刺道置入脑室内,辨认室间孔后可见其下方囊性病变,脑室镜下电灼囊壁使其皱缩,然后锐性剪开囊壁,形成大小约 1 cm×1 cm 开口,囊壁常规送检。缓慢由室间孔进入囊肿内,可见基底动脉、脑干等重要结构组织,于基底动脉左侧覆盖蛛网膜处可见一微小瓣膜结构,考虑单向活瓣结构,用剪刀及在球囊导管辅助下于基底动脉两侧形成直径约 1 cm 造瘘口,下方脑脊液循环通畅,观察术区无活动性出血,向后方探查中脑导水管开口通畅,故缓慢撤出内镜,用明胶海绵卷封堵皮质窦道,硬脑膜予以严密缝合,复位游离骨瓣,妥善固定,皮下未置引流管,分层缝合头皮各层,伤口妥善包扎。

(四)预后

术后患者恢复良好,无并发症发生,头痛、头晕症状明显好转,1 周后患者顺利出院。病理检查显示纤维组织构成的囊壁样结构,考虑蛛网膜囊肿,复查头颅 MRI 示造瘘口、中脑导水管通畅(图 3-2(p)~(r))。

(五)点评

本例患者因鞍上池蛛网膜囊肿堵塞室间孔及第三脑室,导致脑积水,临床症状出现并开始加重,内镜下行脑室囊肿造瘘、获取囊壁组织、探查中脑导水管开口、囊肿脑池造瘘,术后患者恢复良好,术前症状消失。内镜手术创伤较小,术后恢复快,并发症发生率低。

总之,EVCC 治疗鞍上池蛛网膜囊肿创伤小,效果明确,并发症发生率低,临床效果良好。

参 考 文 献

[1] Daggubati L C,Boukerche F,Rizk E. A neuronavigation-assisted endoscopic ventriculocystocisternostomy of a suprasellar arachnoid cyst:a 2D video case presentation[J]. Cureus,2021,13(5):e14957.

[2] Gentry L R,Smoker W R,Turski P A,et al. Suprasellar arachnoid cysts:1. CT recognition[J]. AJNR Am J Neuroradiol,1986,7(1):79-86.

[3] Fox J L,Al-Mefty O. Suprasellar arachnoid cyst:an extension of the membrane of Liliequist[J]. Neurosurgery,1980,7(6):615-618.

[4] Binitie O,Williams B,Case C P. A suprasellar subarachnoid pouch:aetiological considerations[J]. J Neurol Neurosurg Psychiatry,1984,47(10):1066-1074.

[5] Fujio S,Bunyamin J,Hirano H,et al. A novel bilateral approach for suprasellar arachnoid cysts:a case report[J]. Pediatr Neurosurg,2016,51(1):30-34.

[6] Dias D A,Castro F L,Yared J H,et al. Liliequist membrane:radiological evaluation,clinical and therapeutic implications[J]. Radiol Bras,2014,47(3):182-185.

[7] Mustansir F,Bashir S,Darbar A. Management of arachnoid cysts:a comprehensive review[J]. Cureus,2018,10(4):e2458.

[8] Özek M M,Urgun K. Neuroendoscopic management of suprasellar arachnoid cysts[J]. World Neurosurg,2013,79(2Suppl):S19. e13-e18.

[9] Mattox A,Choi J D,Leith-Gray L,et al. Guidelines for the management of obstructive hydrocephalus from suprasellar-prepontine arachnoid cysts using endoscopic third ventriculocystocisternostomy[J]. Surg Innov,2010,17(3):206-216.

(闫东明)

第三节 脉络丛囊肿

一、概述

脉络丛囊肿,又称神经上皮囊肿,起源于脑室系统脉络丛,属良性病变,可单发,也可双侧发生或多发,为脉络丛基质形成反折时组织发生异常所致,多见于侧脑室三角区。产前超声检查发现,约2.3%的正常胎儿有脉络丛囊肿,至孕24周时,多数脉络丛囊肿会自行消失。34%的胎儿或婴儿可发现直径1~9 mm的无症状性脉络丛囊肿,多位于侧脑室三角区,偶可位于室间孔附近、第三脑室和第四脑室。婴幼儿多见,也可见于成人。在尸检中,脉络丛囊肿发现率高达30%~57%。CT或MRI发现率较低。

患者多有间歇性头痛,晨起较重,或有发作性头痛,可有头晕、恶心和呕吐,伴近期记忆力下降、视物模糊、复视、步态不稳、一侧肢体感觉障碍等,眼底检查可提示视神经乳头水肿。在CT上,脉络丛囊肿表现为与脑脊液密度相同的脑室内囊性病变。在传统MRI上,脉络丛囊肿为脑室内囊性病变,呈与脑脊液相同的信号,常不能显示囊壁,术中证实囊液的蛋白质含量稍高于脑脊液,但传统MRI扫描不足以引起信号改变。T2-FLAIR序列有助于鉴别上皮样囊肿与蛛网膜囊肿,脉络丛囊肿的信号高于脑脊液。弥散加权成像(DWI)可显示囊肿的形状,因弥散受限,囊肿呈高信号。

术中可见囊壁为乳白色的半透明膜,质地较硬韧。光镜下,可见囊壁由薄层网状疏松结缔组织构成,为单层扁平细胞或立方细胞。

二、手术入路及相关解剖

根据脉络丛囊肿的位置与大小,选择适宜的手术入路。第四脑室的脉络丛囊肿,可采用枕下中线开颅,显微镜下切除囊肿。室间孔和第三脑室的脉络丛囊肿,可采用经额部皮质造瘘入路,脑室镜下切除囊肿,必要时可做第三脑室底造瘘术。侧脑室三角区的脉络丛囊肿,若囊肿主体位于侧脑室体部,可采用额部皮质造瘘入路脑室镜下切开和烧灼囊壁,或切除大部分囊壁,缓解脑积水;若囊肿主体偏向颞顶部,可选距皮质最近的手术入路,经顶部或枕部皮质造瘘,脑室镜下切开和烧灼囊壁,或切除大部分囊壁,使脑脊液流通恢复正常。内镜进入脑室后,辨认脑室壁和囊壁,切开囊壁后,囊肿缩小,可找到脉络丛,确定囊肿起源点。

三、内镜手术技术方法及难点

(一)体位与麻醉

切口设计要尽量靠近病变,做好开颅显微手术准备。根据患者病情和术者经验,可选择两种手术入路:采用额部开颅内镜下囊肿-脑室造瘘术或囊肿大部切除术,患者取仰卧位,头抬高30°;采用经顶枕部开颅内镜下囊肿-脑室造瘘术或囊肿大部切除术,患者取患侧向上的侧卧位。采用额部开颅,若囊肿起源于三角区外侧的脉络丛,显露会受限,但切除囊壁后,可同期做内镜下第三脑室底造瘘术。若采用顶枕部开颅,可充分显露囊肿的起源点,利于切除囊壁,但做第三脑室底造瘘术困难。麻醉选气管插管全身麻醉。

(二)开颅和脑室穿刺

若采用额部开颅,以冠状缝前1 cm、中线旁开2.5 cm处为中心做一弧形切口。若采用顶枕部开颅,以皮质最薄处为中心做弧形切口。做一约2 cm×3 cm的骨瓣,切开硬脑膜后行脑室穿刺。穿刺成功后,放出脑脊液时速度不要过快,以免引起颅内血肿。

(三)脑室内操作

导入脑室镜时,尽量不要穿破囊壁,意外穿破囊壁可引起定位困难,并影响操作。在囊外操作有利于辨认囊肿与脑室壁的毗邻关系,确定囊肿的血管和起源。持续脑室冲洗,防止脑室塌陷,注意冲洗速度和冲洗液温度,过快冲入或引流不畅可引起颅内压升高。烧灼囊壁,使其皱缩后,剪开囊壁,逐步分离囊壁与室管膜的粘连,防止损伤脑室壁和出血,保持术野清晰。寻找囊壁的血管,电凝后剪断,避免意外出血。在脉络丛处,暴露囊肿附着部位,在距离脉络丛 5～10 mm 处离断囊壁。术中一旦发生出血,持续冲洗和电凝多可顺利止血。根据术中情况,确定是否放置脑室外引流管。

(四)关颅

反复冲洗至脑室内无出血,后取出内镜。严密缝合硬脑膜,固定骨瓣,分层缝合头皮。

四、并发症及处理

(一)头痛

术后可有头痛,与颅内压改变有关,可逐渐缓解。

(二)术后发热

术后发热多为一过性,与血性脑脊液刺激有关,对症处理后可好转。必要时可多次行腰椎穿刺或行腰大池引流 3～5 天。

(三)颅内感染

术后发热时间长、有脑膜刺激征时,应警惕颅内感染。行腰椎穿刺取脑脊液后化验可确诊。除选用敏感抗生素治疗外,腰大池持续引流可缩短病程,提高疗效。

(四)脑脊液漏和皮下积液

术前合并脑积水,若术后仍有颅内高压,或硬脑膜缝合不严密,术后可出现脑脊液漏和皮下积液,婴幼儿患者多见。严密缝合硬脑膜,分层缝合头皮,局部加压包扎,一般可避免脑脊液漏和皮下积液的发生。

五、典型病例

(一)病例摘要

患者,男性,36 岁,因"间断头痛 20 年,加重 4 年"收入院。20 年前,患者无明显诱因出现头痛,为钝性胀痛,位于右侧颞顶部,间断性发作,每年出现十余次,到当地医院就诊,诊断为"偏头痛",口服镇痛药治疗,疗效不佳。头痛发作次数逐渐增多,头痛程度也逐渐加重。近 4 年来,头痛程度明显加重,有时伴恶心、呕吐,在外院行头颅 MRI 检查提示双侧脑室不规则扩张,右侧明显,透明隔向左移位,左侧脑室受压。增强后,脑室内无明显强化。为进一步治疗,患者来我院就诊。入院查体:神清,语利,双眼视力粗测无异常。双侧瞳孔等大等圆、直径 3 mm、对光反射存在,眼球各向运动充分,双侧视神经乳头边界清晰,无明显水肿。视野粗查无缺损。全身感觉粗查无异常,四肢活动好,肌力 Ⅴ 级,生理反射存在,病理反射未引出。

(二)术前评估

1. 临床表现 患者有间断性头痛 20 年的病史,病史长,提示为良性病变,经对症治疗,病情逐渐加重。近 4 年来,头痛程度加重、发作次数增多,伴恶心、呕吐,提示颅内压增高。

2. 影像学表现 头颅 CT 提示右侧脑室扩张,透明隔向左侧移位(图 3-3(a))。

头颅 MRI 提示脑实质信号均匀,脑沟无明显增宽。右侧脑室明显扩大,内有一囊性病变,透明隔向左侧移位,左侧脑室受压。注入 Gd-DTPA 后,右侧脑室内病变无明显强化,脑室壁的血管受压移位。水成像和相位对比成像都显示中脑导水管通畅（图 3-3（b）～（f））。

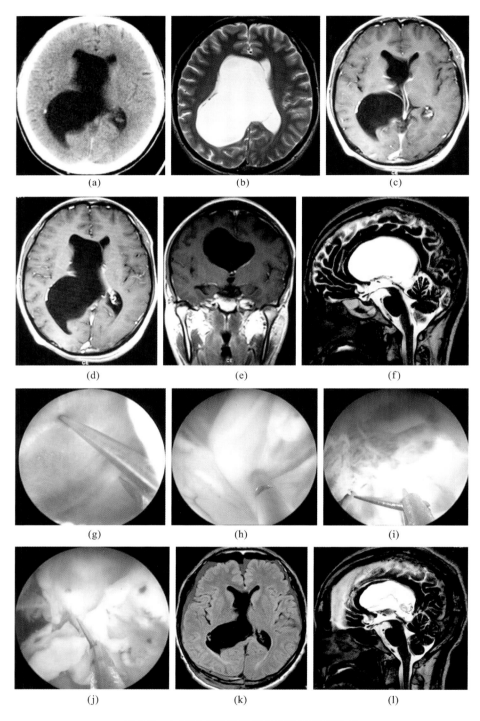

图 3-3　内镜下侧脑室脉络丛囊肿囊壁切除术

　（a）术前 CT 平扫图像。（b）～（f）术前 MRI 图像：（b）轴位 T2 像，显示侧脑室内脉络丛囊肿的囊壁；（c）（d）轴位增强像，显示囊肿使脑室壁的血管移位；（e）冠状位增强像，显示右侧脑室囊性病变；（f）矢状位水成像，显示中脑导水管通畅。（g）～（j）术中内镜下照片：（g）剪开囊壁；（h）烧灼囊壁，使囊壁与脑室壁分离；（i）靠近脉络丛剪开囊壁；（j）在附着点附近离断囊壁。（k）（l）术后 MRI 图像：（k）轴位 FLAIR 序列像，显示脑室扩张明显减轻；（l）矢状位水成像，显示中脑导水管通畅

3. 手术计划　为缓解脑积水,行经右侧顶枕部开颅内镜下脉络丛囊肿大部切除术,恢复正常脑脊液循环。

（三）手术步骤与技巧

行气管插管全身麻醉,患者取左侧卧位,头稍抬高。在右额发际内,以枕外隆凸上 5 cm、中线向右旁开 5 cm 处为中心,做一弧形切口,皮瓣翻向下方。骨瓣约 2 cm×3 cm 大小,内镜进入侧脑室,可看到囊肿,囊壁呈白色,稍硬韧,烧灼后剪开囊壁,烧灼使囊壁进一步皱缩,可见周围部分脑室壁和深方的脉络丛。切除部分囊壁,可见囊肿附着在脉络丛上。烧灼后,在距脉络丛约 1 cm 处离断囊壁,将大部分囊壁取出（图 3-3（g）～（j)）。

（四）预后

术后患者头痛缓解,未出现并发症,复查 MRI 提示脑室扩张明显减轻（图 3-3（k）（l)）,术后 1 周出院。

（五）点评

脉络丛囊肿多采用顶枕部开颅经皮质造瘘囊肿切除术,或囊肿-腹腔分流术。前者创伤大,可引起不同程度的感觉、运动障碍和癫痫等并发症;后者常因囊壁较硬韧、术中盲穿等因素,未能将分流管脑室端放入囊腔内,而放置在侧脑室内,术后引流脑脊液,囊肿进一步增大。本例患者因右侧脑室内囊性病变继发脑积水和颅内压增高,术中证实侧脑室囊肿起源于脉络丛,为典型的脉络丛囊肿。术中成功切除大部分囊壁,手术安全,创伤小,疗效好。内镜手术将逐步成为脉络丛囊肿的首选治疗方法。

（宋　明）

第四节　四叠体池蛛网膜囊肿

一、概述

四叠体池蛛网膜囊肿（quadrigeminal cistern arachnoid cyst,QCAC）较少见,占所有颅内蛛网膜囊肿的 5%～10%,男女发病比为 1∶(1～8),临床表现与囊肿大小、中脑导水管及周围脑组织受压程度有关。若囊肿体积较大,压迫中脑导水管引起梗阻性脑积水,患者可出现头痛、恶心、呕吐、意识障碍和视神经乳头水肿等颅内高压症状,婴幼儿可表现为进行性头围增大、精神运动发育迟缓等。囊肿压迫中脑背顶盖,出现向上凝视障碍和其他眼部疾病,如会聚痉挛、瞳孔异常、上睑退缩等,小脑受压会出现步态共济失调。CT 表现为无强化的脑脊液样低密度病灶。在 MRI 上,囊肿 T1 呈低信号、T2 呈高信号,与脑脊液信号一致或 T2 呈相对低信号。

二、手术入路及相关解剖

对于四叠体池蛛网膜囊肿,若无囊肿相关症状,可随访观察;若囊肿体积较大,患者为婴幼儿,即使无症状,考虑到囊肿可能影响大脑发育,亦可选择手术治疗;症状性四叠体池蛛网膜囊肿建议手术治疗。手术治疗方式包括开颅囊肿切除或开窗术,脑室-腹腔分流术或囊肿-腹腔分流术,内镜下囊肿-脑室造瘘术。目前内镜下囊肿-脑室造瘘术联合第三脑室底造瘘术逐渐成为首选治疗,有学者认为,若内镜手术失败,可考虑行开颅囊肿切除或开窗术或者囊肿-腹腔分流术。根据术前评估,可选择经额入路或者枕下小脑上入路。枕下小脑上入路适用于囊肿向下、向后延伸至小脑上方,且不合并梗阻性脑积水的患者。

三、内镜手术技术方法及难点

1. 枕下小脑上入路　患者取俯卧位,取枕外隆凸下方旁正中切口（距中线 2～3 cm),钻孔后扩大至直径约 20 mm,打开硬脑膜(避开横窦)。通过小脑上与小脑幕之间或小脑皮质造瘘进入囊肿腔。如果条件允许,切除囊肿后壁,进入囊肿内,进行侧脑室-囊肿造瘘术和第三脑室-囊肿造瘘术。通过脉络丛、丘脑纹状体、室间孔和隔静脉等解剖标志,确认囊肿与脑室之间的连通。造瘘后,用生理盐水冲洗术区,仔细止血,使囊肿腔内无血块或空气残留。

2. 经额入路　根据术前影像或神经导航规划手术路径。患者取仰卧位,以冠状缝前 1～1.5 cm、中线旁开 2～3 cm 处为中心做一弧形切口,婴儿的入路点位于前囟门外侧缘。做一约 2 cm×3 cm 大小骨瓣,切开硬脑膜,穿刺脑室成功后,置入内镜。内镜进入侧脑室,沿脉络丛内侧烧灼并分离,打开囊壁,或经室间孔进入第三脑室,在第三脑室后部,使用单极或双极电刀或显微剪切开囊壁,进行造瘘。若术中经第三脑室显示囊壁困难,将内镜退至侧脑室,在室间孔后方,沿脉络丛内侧打开穹窿带,显示并切开囊壁。若囊肿压迫中脑导水管,出现梗阻性脑积水,可先行内镜下第三脑室底造瘘术(ETV)。

四、并发症及处理

(一)头痛

术后可有头痛,与颅内压改变有关,对症处理后可逐渐缓解。

(二)术后发热

术后发热多为一过性,与血性脑脊液刺激有关,对症处理后可好转。必要时可多次行腰椎穿刺或行腰大池引流 3～5 天。

(三)颅内感染

术后发热时间长、有脑膜刺激征时,应警惕颅内感染。行腰椎穿刺取脑脊液化验可确诊。除选用敏感抗生素治疗外,腰大池持续引流可缩短病程,提高疗效。

(四)脑脊液漏和皮下积液

术前合并脑积水,若术后仍有颅内高压,或硬脑膜缝合不严密,术后可出现脑脊液漏和皮下积液,婴幼儿患者多见。严密缝合硬脑膜,分层缝合头皮,局部加压包扎,一般可避免脑脊液漏和皮下积液。

(五)硬脑膜下积液

若无症状,可观察,若有明显颅内高压症状,可行外引流。

五、典型病例

(一)病例摘要

患者,女性,4 岁半,主因"间断呕吐 2 年,头痛半个月余"收入院。2 年前,患者无明显诱因间断出现呕吐,喷射性,多在餐后出现,家属考虑与进食多有关,未就医。半个月前,患者自诉头痛,为枕部头痛,在当地医院行 CT 和 MRI 检查,提示四叠体池蛛网膜囊肿,为进一步治疗来我院。入院查体:神清,语利,双侧瞳孔等大等圆、对光反射灵敏。眼球各向运动充分,四肢肌力 V 级,肌张力不高,生理反射存在,病理征未引出。

(二)术前评估

1. 临床表现　患者为 4 岁半女童,2 年间间断出现喷射性呕吐,半个月前出现枕部疼痛,外院 CT 和 MRI 检查提示四叠体池蛛网膜囊肿。

2. 影像学表现　CT 显示四叠体池有一类圆形低密度区,CT 值为 6 Hu,大小约 33 mm×34 mm×47 mm。双侧小脑半球受压变形,第三脑室后受压变窄。小脑扁桃体下缘变尖,突入枕骨大孔以下。双侧脑室扩张,中线结构无移位,双侧大脑半球脑沟、脑裂未见增宽。考虑小脑上池蛛网膜囊肿,小脑扁桃体下疝,幕上脑积水(图 3-4(a)～(c))。

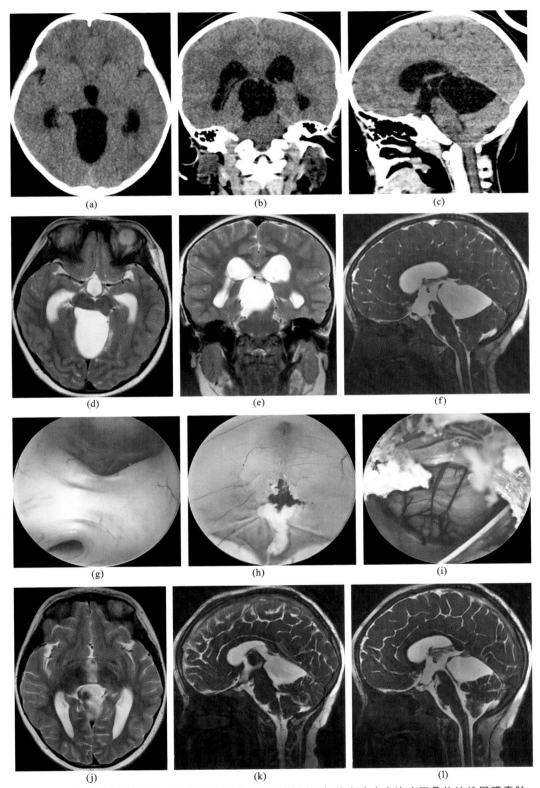

图 3-4 右额开颅内镜下第三脑室底造瘘术十四叠体池囊肿-脑室造瘘术治疗四叠体池蛛网膜囊肿

(a)～(c)术前 CT 平扫＋重建图像,显示巨大的四叠体池囊肿呈低密度,压迫小脑和脑干,中脑导水管闭塞。(d)～(f)术前 MRI 的 T2 像,显示四叠体池有一长 T2 信号病变,压迫脑干导致变形,中脑导水管闭塞,幕上脑室扩张。(g)～(i)术中内镜下照片:(g)内镜进入第三脑室,从前向后依次为漏斗、菲薄的第三脑室底、乳头体、中脑被盖、变形的中脑导水管开口;(h)可见第三脑室底造瘘口;(i)打开四叠体池囊肿上壁,进行造瘘,可见深处的小脑半球表面。(j)～(l)术后 MRI 的 T2 像:(j)显示囊肿明显缩小;(k)显示囊肿上壁的造瘘口开放;(l)显示中脑导水管开放

MRI 显示小脑上池有一长 T1 长 T2 信号病变,FLAIR 像呈低信号,约 36 mm×40 mm×41 mm 大小。中脑顶盖明显,双侧小脑半球受压变形,第三脑室后受压变窄。小脑扁桃体下缘变尖,突入枕骨大孔后缘下方 5 mm。双侧脑室稍扩张,中线结构无移位,双侧大脑半球脑沟、脑裂未见增宽。脑脊液电影提示中脑导水管受压且明显变窄,中脑导水管、第四脑室和第四脑室流出道的脑脊液流动信号减弱。桥前池及枕骨大孔区脑脊液流动信号未见异常。诊断为四叠体池蛛网膜囊肿,中脑导水管狭窄,小脑扁桃体下疝,幕上脑积水(图 3-4(d)~(f))。

3. 手术计划 为缓解脑积水和颅内压增高,行右额开颅内镜下第三脑室底造瘘术＋四叠体池囊肿-脑室造瘘术。术前中脑导水管梗阻,行囊肿-脑室造瘘术后中脑导水管可能开放,也可能仍狭窄或梗阻,同期行内镜下第三脑室底造瘘术可确保缓解脑积水。

(三)手术步骤与技巧

全身麻醉成功后,患者取仰卧位,头抬高 30°。在右额发际内,以冠状缝前 2 cm、中线旁开 2 cm 处为中心做一弧形切口。颅骨钻孔后,用铣刀锯开,骨瓣约 1.5 cm×2 cm 大小。导入 6°脑室镜,进入侧脑室,确认室间孔和脉络丛。脑室镜经室间孔进入第三脑室,可见漏斗、菲薄的第三脑室底、乳头体及后方变形的中脑导水管开口等(图 3-4(g))。先穿通第三脑室底,再用球囊导管扩张造瘘口,经造瘘口可见基底动脉及其分支(图 3-4(h))。内镜退至侧脑室,在脉络丛内侧逐渐烧灼和穿通囊壁,进行囊肿-脑室造瘘。扩大造瘘口,内镜进入囊肿内,可见深处的小脑半球表面(图 3-4(i))。

(四)预后

术后患者恢复顺利,无明显并发症,头痛缓解,复查 CT 和 MRI 提示囊肿缩小(图 3-4(j)),囊肿上壁造瘘口开放(图 3-4(k)),中脑导水管恢复开放(图 3-4(l))。术后 1 周,患者出院。

(五)点评

四叠体池蛛网膜囊肿往往是先天的,随年龄增长而逐渐增大,若无压迫症状,常不能确诊。本例患者蛛网膜囊肿较大,压迫中脑导水管、脑干和小脑,引起梗阻性脑积水和颅内压增高,有手术指征。脑室镜手术可切开囊壁,进行囊肿-脑室造瘘术,术后囊肿缩小,对中脑导水管、脑干和小脑的压迫逐渐缓解,中脑导水管可能重新开放,脑积水逐步缓解。若中脑导水管受压时间长,术后不能开放,I 期行第三脑室底造瘘术,为脑脊液循环提供另一个途径。

(宋 明)

第五节 枕大池蛛网膜囊肿

一、概述

蛛网膜囊肿是蛛网膜包裹脑脊液形成的,约占颅内占位性病变的 1%。蛛网膜囊肿的好发部位中,枕大池占第二位。枕大池蛛网膜囊肿源于颅后窝蛛网膜缺损不全,而不是正常变异。枕大池蛛网膜囊肿多见于儿童,成人也可发生。组织学研究提示蛛网膜囊肿的囊壁为由层状胶原束构成的正常蛛网膜,囊壁包括蛛网膜的内层与外层,囊壁内有岛状或簇状间皮细胞,蛛网膜的裂口位于这种囊肿的边缘。囊肿下方通常为正常的脑组织,偶可伴不同程度的胶质增生。根据囊壁的组织成分和发病机制,颅后窝囊肿可分为枕大池蛛网膜囊肿、Blake 囊肿及 Dandy-Walker 畸形相关的囊肿等。后脑、脉络丛、脑膜的胚胎发育和囊壁的病理,是确定囊肿性质的关键。脉络丛在第四脑室中的位置是鉴别囊肿性质的线索:在枕大池蛛网膜囊肿中,脉络丛在正常位置;在 Dandy-Walker 畸形相关的囊肿中,缺乏脉络丛;在 Blake 囊肿中,脉络丛向上移位至囊肿上壁。

蛛网膜囊肿为脑脊液循环障碍疾病之一,可影响脑脊液循环动力学,一旦发现,应定期行头颅 CT 或

MRI 检查,进行随访。多数枕大池蛛网膜囊肿对小脑半球压迫较轻且其大小长期不变,临床上无明显症状,偶然行头颅 CT 或 MRI 检查时意外发现。少数蛛网膜囊肿缓慢增大,压迫小脑半球,使第四脑室向前移位,可引起头痛、步态不稳、共济失调、肢体力弱等;极少数可引起脑积水,患者出现视力下降,甚至呼吸障碍。枕大池蛛网膜囊肿与巨大枕大池常难以鉴别。CT 显示颅后窝大小正常,枕骨内板受压吸收,有时可见小脑镰被推挤向侧方移位,有助于蛛网膜囊肿的诊断。MRI 平扫可见枕大池内囊性病变,水成像可显示囊壁呈薄膜状,可伴脑积水。相位对比法磁共振血管成像(PC-MRA)和 CT 脑池造影显示多数囊肿与第四脑室及蛛网膜下腔不相通。

二、手术入路及相关解剖

目前枕大池蛛网膜囊肿的治疗主要为以下 3 种:①枕下中线开颅囊肿切除术;②枕下中线钻孔内镜下囊肿-脑池造瘘术;③囊肿-腹腔分流术。枕下中线开颅囊肿切除术创伤大,术后囊肿易复发,已逐渐淘汰,但有少数学者将其改良为显微镜下囊肿-脑池造瘘术。囊肿-腹腔分流术创伤小,但可导致分流管依赖等并发症,已逐渐被弃用。枕下中线钻孔内镜下囊肿-脑池造瘘术是目前临床上逐步普及的治疗方式。

内镜进入囊肿后,沿囊肿内探查找到小脑半球、延髓,确定囊肿与小脑延髓外侧池及枕大池分隔的囊壁,在无血管区穿通或剪开囊壁,可见颅神经和延髓。

三、内镜手术技术方法及难点

(一)体位与麻醉

患者采取气管插管全身麻醉,取侧俯卧位,囊肿较大一侧位于上方。头前屈并稍向对侧转,以利于显露患侧枕下区。

(二)开颅和镜下操作

做弧形切口或纵行切口,显露枕骨。钻孔后,稍扩大骨孔。切开硬脑膜时,尽量使蛛网膜保持完整,可看到膨起的囊壁。切开囊壁,导入内镜,从囊内确定深处的小脑延髓外侧池和(或)枕大池,烧灼囊壁,使其皱缩后,剪开或穿通囊壁,进行造瘘。烧灼造瘘口边缘,使囊壁皱缩。术中一旦发生出血,应积极止血。少量出血可使术野模糊不清,用温林格液冲洗,小血管出血多可停止,有时也可电凝止血。

(三)关颅

取出内镜,严密缝合硬脑膜,分层缝合头皮。

四、并发症及处理

(一)头痛

患者术后可有头痛,可持续一段时间后缓解,可能与颅内压改变有关。

(二)术后发热

术后发热多为一过性,与血性脑脊液刺激有关,对症处理后可好转。

(三)颅内感染

颅内感染较少见。术后发热时间长、有脑膜刺激征时,应警惕颅内感染。行腰椎穿刺取脑脊液化验可确诊。

五、典型病例

(一)病例摘要

患者,男性,24 岁,主因"间断性头痛 3 个月,恶心、呕吐伴视物模糊 2 周"收入院。3 个月前,患者无明显诱因出现头痛,为顶部跳痛,可忍受,弯腰时易出现头痛,抬头后好转。2 周前餐后出现恶心、呕吐,偶有双眼视物模糊,在闭眼后睁开时易出现,否认视物重影,声音嘶哑,饮水呛咳和吞咽困难,否认肢体麻木无力,步态不稳。到当地医院就诊,行头颅 MRI 检查,提示颅后窝囊性占位性病变,考虑蛛网膜囊肿可能性大。来我院进一步治疗。入院查体:神清,语利,双侧瞳孔等大等圆、直径 3 mm、对光反射灵敏,眼球各向运动充分,无眼球震颤。全身感觉无异常,四肢肌力 V 级,肌张力不高,生理反射存在,病理征未引出。轮替试验(一),跟-膝-胫试验(一),Romberg 征(一)。

(二)术前评估

1. 临床表现 3 个月前,患者无明显诱因出现间断性顶部头痛,2 周前出现恶心、呕吐和双眼视物模糊,提示颅内压增高。

2. 影像学表现 头颅 CT 提示枕大池可见低密度影,大小约 48 mm×41 mm,CT 值约 8 Hu。脑干及双侧小脑受压变形,第四脑室受压变窄。双侧脑室、第三脑室和中脑导水管扩张,双侧脑室可见片状稍低密度影。幕上中线无明显移位,双侧大脑半球脑沟、脑裂变窄(图 3-5(a))。

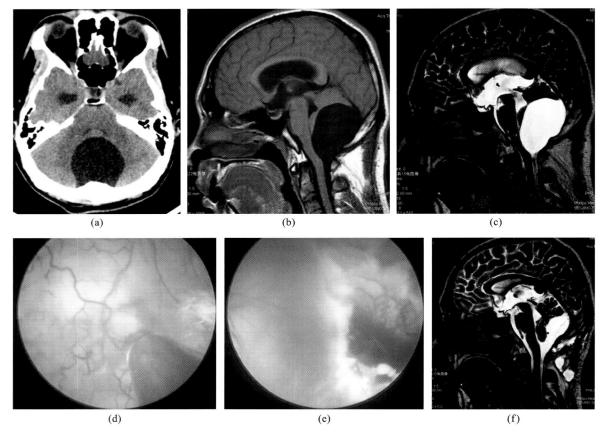

(a)   (b)   (c)

(d)   (e)   (f)

图 3-5 枕下中线钻孔内镜下囊肿-脑池造瘘术治疗枕大池蛛网膜囊肿

(a)术前 CT 平扫图像,显示低密度巨大颅后窝囊肿压迫小脑和脑干,第四脑室变窄。(b)(c)术前 MRI 图像:(b)矢状位 T1 像,显示颅后窝有一长 T1 信号病变,压迫脑干和小脑;(c)矢状位 T2 像,显示颅后窝巨大囊肿,呈长 T2 信号,中脑导水管明显扩张。(d)内镜下烧灼颅颈交界区处的囊壁。(e)内镜下可见颅颈交界区的造瘘口。(f)术后矢状位 T2 像显示囊肿明显缩小,枕大池与颈段蛛网膜下腔有脑脊液流空影

头颅 MRI 报告后枕中线部骨板下可见大片类圆形长 T1 长 T2 信号影,FLAIR 序列像呈低信号,大小约 48 mm×49 mm×60 mm。第四脑室受压变窄,延髓受压,双侧脑室及第三脑室扩张。双侧脑室旁可见片状长 T2 信号影,FLAIR 序列像呈稍高信号影,幕上中线结构居中,双侧大脑半球脑沟、脑裂稍变窄。增强后,脑内未见明显强化影(图 3-5(b)(c))。

3. 手术计划 为了缓解颅内高压,拟行枕下中线钻孔内镜下囊肿-脑池造瘘术,切开部分囊壁,使囊肿与脑池相通,囊肿逐渐缩小,解除囊肿对脑干和小脑的压迫。

（三）手术步骤与技巧

患者取俯卧位，在枕外隆凸向下约 2 cm 处做一纵行切口，长约 3 cm。切开头皮和骨膜，沿中线或偏一侧钻孔，扩大骨孔至直径 2 cm。切开硬脑膜，可见菲薄的囊壁。切开囊壁，置入内镜，找到紧邻颅颈交界区的囊壁，烧灼使其皱缩后，剪开囊壁，使囊肿与脑池相通（图 3-5（d）（e））。

（四）预后

术后患者恢复顺利，头痛缓解，未出现并发症，复查 MRI 提示囊肿明显缩小，囊肿与颈段蛛网膜下腔有脑脊液流空影（图 3-5（f）），术后 1 周出院。

（五）点评

本例患者枕大池被一巨大蛛网膜囊肿占据，CT 和 MRI 均提示幕上脑室和中脑导水管扩张。枕大池囊肿压迫脑干和小脑，阻塞脑脊液循环通路。采用颅骨钻孔内镜下囊肿-脑池造瘘术，术中打开小脑延髓外侧池，使囊液与脑池自由沟通。颅骨钻孔内镜下囊肿-脑池造瘘术创伤小、安全、疗效好，可逐步推广普及。

（宋 明）

第六节 透明隔囊肿

一、概述

透明隔囊肿，又称透明隔间腔，是一种较常见的先天性、良性颅内病变。透明隔上方是胼胝体，下方是穹窿。透明隔有三种不同解剖形态：①透明隔为单层膜，位于中线区域，两个侧壁有室管膜细胞覆盖构成脑室壁；②透明隔为双层膜，但两层膜紧密贴附，中间有潜在腔隙；③透明隔为双层膜，但两层膜在影像上可见明显分开，中间有不同大小的腔隙。透明隔可以有先天性的孔隙，可能为单个孔隙，也可能为多个孔隙。Schwidde 等在 1032 具尸体头部解剖中发现 210 例（20.3%）存在透明隔间腔，男性略多。

透明隔两侧壁向两侧膨隆，且侧壁间距≥10 mm 可以诊断为透明隔囊肿。只有当侧壁间距≥10 mm 时，才引起室间孔狭窄和脑积水，或压迫周围中线结构引起神经缺损症状。侧壁间距≤5 mm 时，一般无症状。透明隔囊肿的发病率极低，Wang 等对 54000 例患者的 CT 或 MRI 资料进行统计分析，仅发现 22 例有透明隔囊肿（0.04%），其中引起症状的透明隔囊肿更少。

一般认为，透明隔囊肿可分为症状性和无症状性两类，前者又称扩张性透明隔囊肿，多在体检时偶然发现，可因室间孔堵塞、脑深部血管扭曲移位、下丘脑和视交叉受压等而出现症状。主要表现为慢性颅内压增高、癫痫、视神经乳头水肿、精神异常等，多无神经系统阳性体征。透明隔囊肿在 CT 和 MRI 上表现为与脑脊液相同密度或信号的囊性病变，囊壁多无明显增强效应。透明隔囊肿的诊断并不能仅仅依靠影像学资料而忽视临床症状，尤其对于婴幼儿患者，要判断是否合并其他疾病。

二、手术入路及相关解剖

手术的目的是通过囊肿-脑室造瘘，将囊肿与脑室打通，建立正常的脑脊液循环。治疗方法较多，如开颅显微手术、囊肿-腹腔分流术、立体定向囊肿造瘘术，但因手术创伤较大、术后不良反应重、并发症多，临床上逐步放弃使用。随着神经内镜技术的发展，采用内镜手术治疗症状性透明隔囊肿已经成为趋势。手术入路可选择经额入路或经顶枕入路，通过内镜观察脑室壁、脉络丛、囊壁、室间孔及穹窿等结构，避免操作损伤；选择在囊壁的无血管区造瘘，可降低出血危险。内镜下探查室间孔，确定室间孔有无堵塞。在直视下烧灼、分离和切除部分囊壁，使双侧室间孔恢复通畅，缓解脑积水，避免行分流术。

三、内镜手术技术方法及难点

(一)手术路径的选择

多采用经额入路。患者取仰卧位,头抬高30°,以冠状缝前 1 cm、中线旁开 3～5 cm 处为脑室穿刺点,使穿刺途径与囊肿壁之间成钝角,避免穿透囊壁。穿刺额角时,尽可能避免损伤穹窿、丘脑、内囊、尾状核等结构。内镜进入侧脑室后,观察室间孔、脉络丛、隔静脉和丘纹静脉进行定位。找到囊肿后,选择囊壁的无血管区进行烧灼和切开,可取出部分囊壁,扩大造瘘口。内镜深入囊肿,烧灼并切开对侧囊壁,进行造瘘,使囊肿与双侧脑室相通。同侧透明隔造瘘口直径＞10 mm,对侧造瘘口直径≥5 mm。看到对侧脉络丛或脑室壁,是造瘘进入对侧脑室的标志。造瘘后,观察双侧室间孔是否通畅。单侧造瘘一般也能使囊肿缩小,解除双侧室间孔的梗阻。部分学者采用经顶枕入路皮质造瘘进入侧脑室三角区,进行透明隔造瘘。

(二)透明隔最佳造瘘位置

透明隔周围有胼胝体、丘脑等,其前后径大约为 41 mm,在室间孔水平的高度大约为 13 mm,在穹窿水平的高度大约为 10 mm,在三角区水平的高度大约为 8 mm。透明隔没有动脉,有 1～3 支静脉。安全造瘘的要求是不伤及隔静脉和周围结构,最佳造瘘位置在室间孔后 5～10 mm,胼胝体和穹窿之间的区域。

四、并发症及处理

(一)头痛

术后可有头痛,与颅内压改变有关,逐渐缓解。

(二)术后发热

多出现在术后围手术期内,体温一般在 38 ℃ 以下,考虑与血性脑脊液刺激有关,可采用物理降温或退热药物对症治疗,必要时可行腰椎穿刺或腰大池引流。

(三)颅内感染

术后高热、体温 39 ℃ 以上,有脑膜刺激征时,应警惕颅内感染。行腰椎穿刺取脑脊液化验可确诊。除选用敏感抗菌药物治疗外,腰大池持续引流可缩短病程,提高疗效。

(四)脑脊液漏、皮下积液、头皮切口感染愈合不良

术前合并脑积水,若术后仍有颅内高压症状,或硬脑膜缝合不严密,术后可出现脑脊液漏和皮下积液,婴幼儿患者多见。严密缝合硬脑膜,分层缝合头皮,局部加压包扎,一般可避免。

五、典型病例

(一)病例摘要

患儿,男性,3 岁,主因"发现左侧肢体乏力 2 年余"入院。生后半年,家长发现患儿左侧肢体肌力较右侧稍差,就诊于当地医院行头颅 MRI 检查示透明隔囊肿,嘱定期复查。2 个月前复查头颅 MRI 提示囊肿较前增大,双侧脑室扩张,患者为进一步治疗就诊于我院。入院查体:生命体征稳定,神清可语,智力与同龄儿相近。语言表达可,双眼视力粗测正常,双侧瞳孔等大等圆、对光反射灵敏,眼球各向运动充分,左上肢近端肌力Ⅴ级,远端肌力Ⅳ级,余肢肌力Ⅴ级,生理反射存在,病理反射未引出,平衡共济功能正常,心、肺、腹粗查(一)。

(二)术前评估

1. 临床表现　2 年多前,患者出现右侧肢体力弱,行 MRI 检查发现透明隔囊肿。2 个月前复查 MRI 提示囊肿增大,伴双侧脑室扩张。

2.影像学表现 头颅 CT 显示透明隔区可见脑脊液密度影,大小约 20 mm×42 mm×31 mm。双侧脑室扩张,中线结构居中,双侧大脑半球脑沟、脑裂未见异常,考虑透明隔囊肿可能性大(图 3-6(a)(b))。

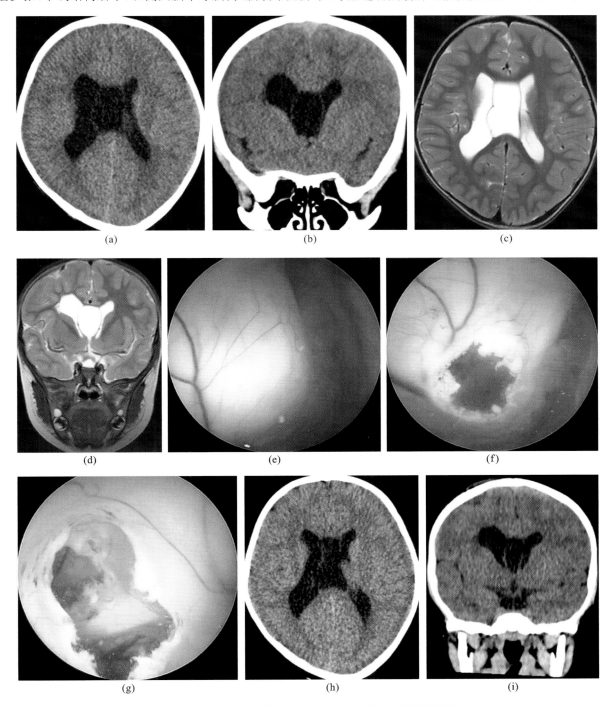

图 3-6 右额钻孔内镜下囊肿-脑室造瘘术治疗透明隔囊肿
(a)(b)术前 CT 平扫图像,显示巨大的透明隔囊肿呈低密度,双侧脑室扩张,右侧更重。(c)(d)术前 MRI 的 T2 像;(c)轴位 T2 像,显示透明隔囊肿;(d)冠状位像,显示透明隔囊肿呈长 T2 信号,宽度超过 10 cm,双侧脑室扩张。(e)~(g)术中内镜下照片;(e)可见右侧脑室体部较窄,内侧为白色的膨隆的透明隔,外侧为粉红色脉络丛;(f)可见同侧透明隔造瘘口;(g)可见同侧和对侧透明隔造瘘口。(h)(i)术后 CT 平扫图像,显示透明隔囊肿已明显缩小

头颅 MRI 显示透明隔增宽,内可见囊性长 T1 长 T2 信号影,FLAIR 序列像呈稍高信号,约 20 mm×45 mm 大小。胼胝体明显变薄,双侧脑室体部扩张。双侧大脑半球脑沟、脑裂未见异常。脑脊液电影

显示中脑导水管通畅,桥前池、第四脑室及枕骨大孔区脑脊液流动无明显异常(图3-6(c)(d))。

3. 手术计划 透明隔囊肿较大,宽度约20 mm,引起双侧脑室扩张,可行右额钻孔内镜下囊肿-脑室造瘘术,使囊肿与侧脑室相通,缓解脑积水。

(三)手术步骤与技巧

全身麻醉后,患者取仰卧位,头抬高30°,稍左转。在右额发际内,以冠状缝水平、中线旁开4 cm处为中心做一弧形切口。钻孔后,扩大骨窗至直径约1.5 cm。导入6°脑室镜,可见右侧丘脑、脉络丛和膨起的透明隔,向前可见较小的室间孔。烧灼并切开透明隔,取出部分透明隔,形成一直径10 mm近圆形造瘘口。烧灼并切开对侧透明隔约6 mm,可见对侧脉络丛和丘脑(图3-6(e)~(g))。

(四)预后

术后患者病情平稳,无并发症。复查头颅CT提示透明隔囊肿明显缩小(图3-6(h)(i)),1周后出院。

(五)点评

偶然发现的透明隔囊肿,若囊肿较小,无症状,一般无须手术,定期复查。若囊肿宽超过10 mm,有头痛等症状;或囊肿较大,复查发现囊肿继续增大,都可手术。此例患者透明隔囊肿宽约20 mm,复查发现囊肿有增大,并引起脑积水,有手术指征。脑室镜下切开囊壁,使囊肿与侧脑室相通,是目前安全、微创、有效的手术方式,应进一步推广。

参 考 文 献

[1] 娄晓辉,张亚卓,刘丕楠. 神经内镜治疗症状性脉络丛囊肿[J]. 中国微创外科杂志,2002,2(4): 252-253.

[2] 张亚卓,邸虓. 内镜神经外科学[M]. 北京:人民卫生出版社,2012.

[3] Draghi R,Mongardi L,Panzacchi R,et al. Choroid plexus cyst of the fourth ventricle associated with intermittent obstructive hydrocephalus[J]. World Neurosurg,2020,143:152-157.

[4] Al-Holou W N,Terman S,Kilburg C,et al. Prevalence and natural history of arachnoid cysts in adults[J]. J Neurosurg,2013,118(2):222-231.

[5] Cokluk C,Senel A,Celik F,et al. Spontaneous disappearance of two asymptomatic arachnoid cysts in two different locations[J]. Minim Invasive Neurosurg,2003,46(2):110-112.

[6] Yu L,Qi S T,Peng Y P,et al. Endoscopic approach for quadrigeminal cistern arachnoid cyst[J]. Br J Neurosurg,2016,30(4):429-437.

[7] Gui S B,Bai J W,Wang X S,et al. Assessment of endoscopic treatment for quadrigeminal cistern arachnoid cysts:a 7-year experience with 28 cases[J]. Childs Nerv Syst,2015,32(4):647-654.

[8] Garg K,Tandon V,Sharma S,et al. Quadrigeminal cistern arachnoid cyst:a series of 18 patients and a review of literature[J]. Br J Neurosurg,2015,29(1):70-76.

[9] Shtaya A,Hettige S. Cavum septum pellucidum causing obstructive hydrocephalus in a toddler [J]. Pediatr Neurosurg,2019,54(6):416-418.

[10] Miki T,Wada J,Nakajima N,et al. Operative indications and neuroendoscopic management of symptomatic cysts of the septum pellucidum[J]. Childs Nerv Syst,2005,21(5):372-381.

[11] Borha A,Ponte K F,Emery E. Cavum septum pellucidum cyst in children:a case-based update [J]. Childs Nerv Syst,2012,28(6):813-819.

(宋　明)

第四章　脑室内囊虫病的内镜手术治疗

一、概述

脑囊虫病是由猪带绦虫的幼虫(囊尾蚴)寄生于人体颅内所引起的疾病。根据病变部位,其分为脑实质型、蛛网膜型、脑室型和脊髓型。囊虫寄生于脑室内时,临床上可出现 Bruns(布伦斯)综合征,即当患者头位改变时突然出现剧烈眩晕、呕吐、呼吸循环功能障碍和意识障碍。特别是第四脑室内漂浮于脑脊液中的孤立性囊虫可随头位改变而突然阻塞第四脑室的正中孔和侧孔,导致颅内压骤然升高,出现发作性眩晕、恶心、呕吐以及意识障碍,有时可因呼吸骤停而猝死。事实上,脑室内孤立性囊虫囊泡可在脑脊液中漂浮游走,当其卡在室间孔、中脑导水管等狭窄部位时间较长时都有可能导致颅内压的不平衡,从而导致发作性神经系统症状的发生。

神经内镜特别是软性内镜下经颅骨钻孔,可完成脑室系统及基底池的全面探查,并摘除脑室及基底池内的囊虫囊泡,在脑室内囊虫病的治疗中有特殊优势。

二、手术入路及相关解剖

由于游离的囊虫囊泡可分布在脑室系统的各个角落且在脑脊液中漂浮游走,脑室内囊虫病的治疗需要对整个脑室系统及相关脑池进行全面探查,软性内镜有优势,能够最大限度地发现并摘除脑室脑池系统内的囊虫囊泡。手术多选择右侧额部科赫尔(Kocher)点颅骨钻孔,用内镜鞘完成脑室穿刺后置入内镜。

三、内镜手术技术方法及难点

同脑积水的内镜手术治疗。

(一)体位与麻醉

采用仰卧位,头部抬高 20°～30°,使皮质造瘘口位于最高点,气管插管全身麻醉。

(二)手术切口

内镜下手术摘除脑室内囊虫后,部分有囊虫性脑积水的病例尚需行脑脊液分流手术治疗。手术切口的选择应综合考虑患者年龄和头皮情况,并兼顾后期分流手术。多采用弧形切口,颅骨钻孔部位根据脑室形态、室间孔的位置和大小决定,通常采用 Kocher 点,即在冠状缝前 2～3 cm、中线旁 2～3 cm 处钻孔。

(三)脑室穿刺

剪开硬脑膜并牵开,在皮质表面选择无血管区双极电凝烧灼后以内镜穿刺导鞘行侧脑室穿刺,穿刺方向为两外耳孔假想连线中点,稍偏向中线。

(四)置入内镜,探查脑室并摘除囊虫

脑室内囊虫病的内镜手术治疗需全面探查脑室系统及相关脑池。根据习惯,可分为三条路线进行探查:①从侧脑室额角向后经三角区向枕角、颞角进行探查,再经室间孔进入第三脑室,由第三脑室经中脑导水管进入第四脑室,再由第四脑室经正中孔进入枕大池进行探查;②经透明隔造瘘口探查对侧脑室;③经第三脑室底造瘘口探查基底池。通过吸引或活检钳钳夹摘除路径上的囊虫囊泡。

（五）关颅

仔细冲洗脑室后撤出内镜和鞘,明胶海绵填塞皮质隧道,人工硬脑膜封闭骨孔,如行骨瓣开颅,则需缝合硬脑膜,行骨瓣复位。缝合切口。

四、并发症及处理

脑室内囊虫病的内镜手术并发症参见脑积水的内镜手术并发症。

五、典型病例

(一)病例摘要

患者,男性,49岁,因颅后窝减压,第四脑室囊虫摘除术后2周症状复发来我院行进一步治疗。患者2年前无明显诱因出现步态不稳,表现为行走中出现下肢无力,伴间断性头痛发作,呈闷痛,休息后可好转;间断性癫痫发作3次,表现为意识丧失,四肢强直抽动,伴喘憋、呼吸困难,持续数分钟后好转。步态不稳及头痛症状进行性加重,出现记忆力下降,伴有呕吐,呕吐物为胃内容物。于当地医院行头颅CT检查示脑室扩张、脑积水,给予甘露醇降颅内压治疗后症状较前好转。之后前述症状间断再发,不伴发热、头晕、意识障碍,给予甘露醇降颅内压治疗可好转。1年多前再次出现前述症状伴认知功能障碍,记忆力、定向力、计算力均下降,辗转当地另一家医院考虑寄生虫性疾病可能性大,给予阿苯达唑驱虫治疗(口服10日,间隔1个月为1个疗程),药物反应表现为发热、抽搐、呕吐,对症治疗后可好转;经7个疗程驱虫治疗,并间断给予甘露醇降颅内压治疗后前述症状好转。4个月前,患者再发步态不稳、头痛伴认知功能下降,给予口服吡喹酮治疗10日,效果不佳;辗转当地另一家医院,行头颅MRI检查示脑积水,可疑第四脑室流出道梗阻,行枕下颅后窝减压、第四脑室囊虫摘除术;术后症状显著好转,2日后再发认知功能障碍及头痛、步态不稳症状。为进一步治疗就诊于我院,门诊以"脑囊虫病,囊虫性脑积水,继发性癫痫"收入院。入院查体:枕下后正中可见手术切口瘢痕(图4-1),神志混乱,语可,精神可,记忆力、计算力、定向力下降;颈软无抵抗,粗测视力无下降,视野无缺损,双侧瞳孔等大等圆,直径约3.5 mm,直接、间接对光反射灵敏,辐辏反射、调节反射存在,眼球各向活动可;面纹对称,伸舌稍右偏,鼓腮无漏气,示齿居中,双侧听力粗测无下降;无声音嘶哑、饮水呛咳,转头、耸肩有力。双上肢肌力Ⅴ级,双下肢肌力Ⅳ级,可遵嘱活动;生理反射存在,病理反射未引出。

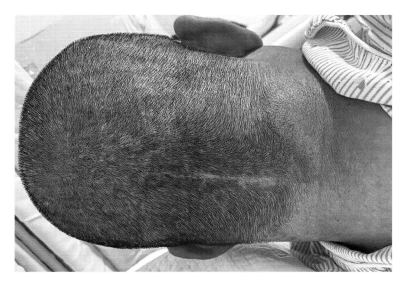

图 4-1 枕下后正中开颅手术切口

（二）术前评估

1. 临床表现　患者 2 年内头痛、步态不稳、认知功能障碍伴癫痫反复发作，驱虫药物治疗后症状仍呈加重趋势，当地医院经枕下颅后窝减压、第四脑室囊虫摘除术确定诊断为脑囊虫病。

2. 影像学表现　MRI 示颅后窝减压术后脑室系统扩张，第四脑室扩张显著，第三脑室及第四脑室内可见团块状混杂信号影（图 4-2），第四脑室流出道梗阻诊断明确，脑室内囊虫不除外。

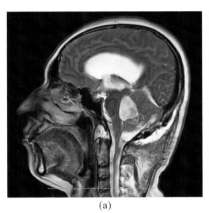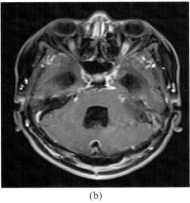

(a)　　　　　　　　　　　　(b)

图 4-2　头颅 MRI 示颅后窝减压术后改变，脑室系统扩张，第四脑室扩张显著，第三及第四脑室内可见混杂信号影

3. 手术计划　经右额颅骨钻孔内镜下脑室系统全面探查，脑室内囊虫摘除，中脑导水管成形，酌情用第四脑室正中孔成形术或第三脑室底造瘘术解决脑脊液循环通路梗阻问题。

（三）手术步骤与技巧

患者全身麻醉后取仰卧位，抬高 20°，右额做弧形切口切开头皮（图 4-3），以冠状缝前 2.5 cm、中线旁开 2.5 cm 为中心钻孔，"十"字剪开硬脑膜，在皮质表面选择无血管区用双极电凝烧灼皮质，然后脑穿针穿刺侧脑室，穿刺成功后拔出脑穿针，置入镜鞘，导入内镜，全面探查脑室系统及相关脑池：①从侧脑室额角向后经三角区向枕角、颞角进行探查，再经室间孔进入第三脑室，由第三脑室经中脑导水管进入第四脑室，再由第四脑室经正中孔进入枕大池进行探查；②经透明隔造瘘口探查对侧脑室；③经第三脑室底造瘘口探查基底池，通过吸引或活检钳钳夹摘除路径上的囊虫囊泡（图 4-4）。仔细冲洗脑室后撤出内镜和镜鞘，明胶海绵填塞皮质隧道，人工硬脑膜封闭骨孔，缝合硬脑膜，行骨瓣复位。缝合切口。

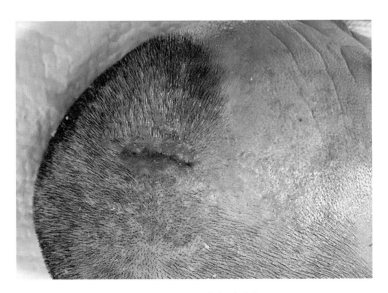

图 4-3　内镜手术右额头皮切口

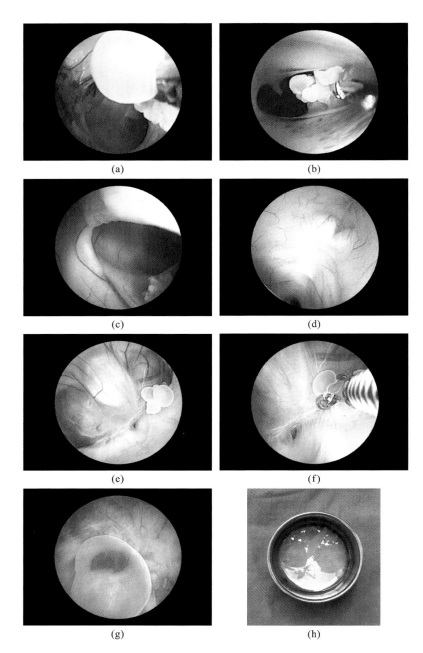

图 4-4　内镜下脑室探查,摘除所见囊虫囊泡

(a)摘除侧脑室颞角囊虫囊泡;(b)通过透明隔造瘘口摘除对侧脑室内囊虫囊泡;(c)通过透明隔造瘘口探查对侧脑室;(d)探查第三脑室内未见囊虫囊泡;(e)探查第四脑室见成簇囊泡,正中孔及侧孔粘连紧密;(f)摘除第四脑室囊虫囊泡;(g)通过第三脑室底造瘘口摘除基底池囊虫囊泡;(h)取出的囊虫囊泡大体标本

(四)预后

术后患者头痛、步态不稳、认知功能明显好转,头颅 MRI 示第三脑室及第四脑室内混杂信号病变消失,脑室张力下降(图 4-5),遗留颈项部酸痛不适。3 周后行脑室-腹腔分流术治疗囊虫性脑积水。

(五)点评

本例患者因第四脑室显著扩张,考虑第四脑室流出道梗阻,曾于当地医院行枕下颅后窝减压、第四脑室囊虫摘除术,因脑室内囊虫囊泡常多发且能游走,枕下开颅创伤较大,勉强探查枕大池及第四脑室,无法探查幕上脑室系统及基底池,术后粘连导致第四脑室流出道梗阻未能缓解,术前症状没有改善,又并发手术副损伤带来的颈项部酸胀不适。内镜下经过额部的一个颅骨钻孔即可完成脑室系统的全面探查并

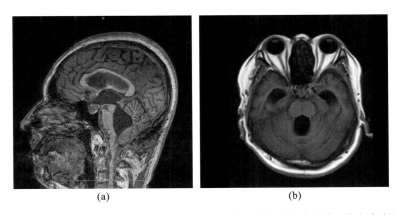

(a)　　　　　　　　　　　　(b)

图 4-5　术后头颅 MRI 示第三脑室及第四脑室内混杂信号病变消失,脑室张力下降

摘除脑室系统、基底池及枕大池内的囊虫囊泡,对脑脊液循环通路进行梳理,手术创伤较小,术后恢复快,是脑室内囊虫病的首选治疗方法。

总之,内镜下脑室探查,脑室内囊虫摘除治疗脑室内囊虫病创伤小,效果确切,并发症发生率低,临床效果良好。

参 考 文 献

［1］ Chen G Q,Xiao Q,Zheng J P,et al. Endoscopic transaqueductal removal of fourth ventricular neurocysticercosis:report of three cases[J]. Turk Neurosurg,2015,25(3):488-492.

［2］ Torres-Corzo J G,Islas-Aguilar M A,Cervantes D S,et al. The role of flexible neuroendoscopy in spinal neurocysticercosis:technical note and report of 3 cases[J]. World Neurosurg,2019,130:77-83.

［3］ Li Z Y,Li C Z,Zong X Y,et al. Ventriculoscopic approach for intraventricular neurocysticercosis:a single neurosurgical center's experience[J]. World Neurosurg,2017,107:853-859.

［4］ Vedantam A,Daniels B,Lam S. Intraventricular cyst causing acute obstructive hydrocephalus:neurocysticercosis managed with neuroendoscopy[J]. Pediatr Neurol,2016,55:71-73.

［5］ Ceja-Espinosa A,Franco-Jiménez J A,Sosa-Nájera A,et al. Fourth ventricle neurocysticercosis:rigid endoscopic management. Description of direct transcerebellar approach[J]. Surg Neurol Int,2017,8:232.

［6］ Kaif M,Husain M,Ojha B K. Endoscopic management of intraventricular neurocysticercosis[J]. Turk Neurosurg,2019,29(1):59-65.

［7］ Sharma B S,Sawarkar D P,Verma S K. Endoscopic management of fourth ventricle neurocysticercosis:description of the new technique in a case series of 5 cases and review of the literature[J]. World Neurosurg,2015,122:e647-e654.

［8］ Aggarwal V K,Krishna G,Singh I. Endoscopic excision of intraventricular neurocysticercosis cyst with an angiocatheter:a retrospective analysis[J]. Asian J Neurosurg,2020,15(3):527-531.

(肖　庆)

第三篇

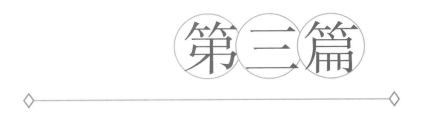

内镜经鼻颅底外科

第五章　概述

第一节　内镜经鼻手术入路

内镜经鼻手术入路从前向后可以分为如下几类。

一、内镜经鼻-额窦入路

该入路适用于治疗脑脊液漏、脑膜脑膨出、额窦炎、内翻性乳头状瘤、黏液囊肿等。范围：前方以鼻骨为界，后方以鼻中隔及筛板为界，两侧为眼眶。

入路步骤：首先沿中鼻甲腋部向上到鼻中隔做一弧形切口，然后行骨膜下剥离，显露前方的方形软骨和后方的筛骨垂直板；沿着上颌骨额突顶部行骨膜下剥离，显露第一嗅丝和筛前动脉；咬切钳在筛骨垂直板咬除小块骨质，平中鼻甲腋部水平。切除位于双侧上颌骨额突之间的颅侧部分鼻骨，扩大额窦开放的范围，切除额窦后壁的中下部分，切除筛骨鸡冠，暴露硬脑膜结构，切开后即可见额叶脑组织、嗅球。

二、内镜经鼻-筛板入路

该入路适用于治疗脑脊液漏、脑膜脑膨出、颅鼻沟通性肿瘤、前颅底脑膜瘤、嗅沟脑膜瘤、嗅母细胞瘤等。

入路步骤：鼻中隔部分切除后，切除中上鼻甲，切除嗅区黏膜，显露前中后组筛窦；去除筛泡，显露前颅底及眶内侧壁骨质；磨除骨质后，显示眶骨膜及前颅底硬脑膜。术中会遇到筛前动脉、筛后动脉，予以主动电凝后离断，切开前颅底硬脑膜，暴露双侧额叶直回。

三、内镜经鼻-经眶入路

该入路适用于眶内减压、视神经管减压和治疗眶内神经鞘瘤、脑膜瘤、血管瘤等。

入路步骤：向内侧推移中鼻甲，切除钩突的水平部和垂直部；去除筛泡，切除中组筛窦和后组筛窦；切除上颌窦内侧壁；暴露眶内侧壁和眶底壁，去除眶纸板及眶底壁，直达眶下管。去除神经管的内下壁骨质，切开视神经鞘进行减压。眶上入路需要电凝并切断筛前动脉和筛后动脉，去除部分眶顶壁骨质，显露颈内动脉床突旁段。经眶入路时需要去除眶骨膜，松解眶内结缔组织，去除肌锥外脂肪组织，显露眶内肌肉，在肌肉间隙之间进入，去除肌锥内脂肪组织。

四、内镜经鼻-蝶骨平台-鞍结节入路

该入路适用于治疗鞍结节脑膜瘤、鞍上型颅咽管瘤、鞍上生长较多的垂体腺瘤、前交通动脉瘤、眼动脉动脉瘤、第三脑室肿瘤等。

入路步骤：去除双侧上鼻甲下1/3，制作带蒂鼻中隔黏膜瓣；去除犁骨及蝶窦前下壁，开放后组筛窦，暴露筛后动脉、前颅底及鞍结节区域；磨除部分蝶骨平台、鞍结节、鞍底骨质；剪开鞍结节区硬脑膜，根据病灶位置及大小向各个方向扩展。术中需要密切关注颈内动脉床突旁段、后交通动脉及分支以及大脑前动脉、前交通动脉及分支与肿瘤的关系。

五、内镜经鼻-蝶鞍-入路

该入路适用于治疗垂体腺瘤、鞍内型颅咽管瘤、Rathke囊肿、垂体脓肿、蛛网膜囊肿等。

入路步骤:去除双侧上鼻甲下 1/3,制作带蒂鼻中隔黏膜瓣;去除犁骨及蝶窦前下壁,开放后组筛窦,暴露鞍结节及鞍底区域,磨除局部鞍结节、鞍底骨质,剪开鞍底硬脑膜,即可见病灶。术中需要关注肿瘤与双侧颈内动脉海绵窦段的关系。

六、内镜经鼻-蝶-鞍背入路

该入路适用于治疗侵犯鞍背、脚间窝和第三脑室的脊索瘤以及部分颅咽管瘤、脑膜瘤等。

入路步骤:此入路经过斜坡上 1/3 和脚间窝,需要通过垂体移位或垂体切开获得一条直达鞍背的手术通道。去除双侧上鼻甲下 1/3,制作带蒂鼻中隔黏膜瓣,去除犁骨及蝶窦前下壁,开放后组筛窦,暴露鞍结节及鞍底区域,磨除鞍结节、鞍底骨质,磨除中斜坡部分骨质。硬脑膜间垂体移位利用了垂体与颈内动脉之间的间隙,需要牺牲同侧的垂体下动脉。此入路通向海绵窦后壁与动眼神经三角的交界区,可到达大脑外侧裂的内侧部。垂体移位后即可达鞍背及上斜坡骨质,磨除骨质后可到达上斜坡硬脑膜。剪开硬脑膜后可见基底动脉。

七、内镜经鼻-中斜坡入路

该入路适用于治疗侵犯斜坡的脊索瘤、软骨肉瘤、斜坡脑膜瘤以及后循环动脉瘤、脑池肿瘤、脑干海绵状血管瘤等。此入路上界为鞍底,下界为蝶骨底,两侧为颈内动脉斜坡旁段。

入路步骤:首先需要制作带蒂鼻中隔黏膜瓣,开放蝶窦前下壁,去除蝶窦底壁,去除斜坡中段和颈动脉沟的内侧部分,去除蝶骨岩突,去除鞍底骨质;然后呈"工"字形切开硬脑膜组织,避免损伤外展神经;基底窦位于硬脑膜内,多数出血汹涌,需要及时控制。

八、内镜经鼻-下斜坡入路

该入路适用于治疗侵犯斜坡的脊索瘤、脑膜瘤、软骨肉瘤以及鼻咽癌、胆固醇肉芽肿等其他累及斜坡下段的肿瘤等。入路以枕髁、舌下神经管、颈静脉结节为外侧界,斜坡中段为上界,颅颈交界区为下界。

入路步骤:需要切除双侧下鼻甲后 1/2,保留下鼻甲头端。切除鼻中隔后部,开放蝶窦。纵行切开咽后壁,切开头长肌和咽缝,磨除蝶窦底壁及斜坡下 1/3 的骨质,磨除舌下神经管表面的骨质,去除颈静脉结节骨质,可暴露下斜坡硬脑膜结构,切开后可见双侧椎动脉、舌下神经、延髓等重要结构。

九、内镜经鼻-经齿状突入路

该入路适用于治疗颅底凹陷导致的延髓受压、齿状突游离、脊索瘤、难以复位的寰枢关节半脱位等。此入路通过硬脑膜,精确切除菱形膜后,可观察延髓的下部和脊髓的嗅神经、视神经、动眼神经(第Ⅰ、Ⅱ、Ⅲ神经)的上部及相关的神经、血管。

入路步骤:首先行蝶窦开放术,找到蝶窦的底壁,然后切开鼻咽后壁,切除椎前筋膜,切除部分头长肌和咽缝,切除前纵韧带,切除寰枕前膜,逐步切除齿突尖韧带,切除部分寰椎前弓,部分切除斜坡下段 1/3 和切除寰椎十字韧带上纵束,切开覆膜,行上齿状突切除。

十、内镜经鼻-翼突-海绵窦入路

经海绵窦内侧入路:适用于治疗侵袭海绵窦的垂体腺瘤、软骨肉瘤、脑膜瘤等。开放蝶窦,磨除蝶窦前下壁骨质,暴露鞍底、鞍结节,磨除鞍底骨质及部分海绵窦前下壁骨质,切开鞍底硬脑膜,自颈内动脉内侧切除海绵窦内肿瘤组织。

经海绵窦外侧入路:适用于治疗侵袭海绵窦的垂体腺瘤、神经鞘瘤、胆脂瘤、海绵状血管瘤、脑膜瘤。

入路步骤:切除同侧中鼻甲、筛泡,暴露翼突根部,磨除上颌窦后壁,离断翼管神经后,将翼腭窝向外侧推移;磨除翼腭窝后壁骨质,暴露外侧隐窝。开放蝶窦腹侧壁,暴露鞍底及海绵窦,去除鞍底及海绵窦前下壁骨质。超声定位颈内动脉位置后,自颈内动脉外侧切开海绵窦前下壁,可见海绵窦外展神经和下外侧干动脉。最外侧可见动眼神经、滑车神经，三叉神经眼支、上颌支、下颌支。

十一、内镜经鼻-颞下窝入路

该入路适用于治疗神经鞘瘤、鼻咽纤维血管瘤、腺样囊性癌、软骨肉瘤、软组织肉瘤、脑膜瘤等。范围：上界为蝶骨大翼和颞骨鳞部，内侧界为翼外板，外侧壁为下颌骨升支，后界为咽旁间隙上部；包含翼肌、颞肌下部以及神经、血管结构。颞下窝向内侧经翼上颌裂与翼腭窝相通，翼上颌裂延续为眶下裂。

入路步骤：切除上颌窦内侧壁，显露上颌窦后外侧壁，去除上颌窦后壁骨质及外侧壁部分骨质后，根据解剖位置分为三条入路：外侧入路经颞肌，显露冠突；中间入路经过颞肌和翼外肌间的组织间隙到达颞下颌关节的前部，间隙内有颌内动脉走行；内侧入路通过翼外肌和翼外板分离形成的空间可以显露下颌神经、脑膜中动脉和颞下颌关节的后部。

十二、内镜经鼻-岩尖内侧入路

该入路适用于治疗脊索瘤、软骨肉瘤、胆固醇肉芽肿、脑膜瘤等。通过斜坡中段入路到达岩尖上部和前下部的内侧，利用了前方颈内动脉斜坡旁段和后方颅后窝骨膜之间狭窄的骨性区域。

入路步骤：首先行蝶窦开放，磨除蝶窦底和中斜坡的骨质，显露斜坡硬脑膜；然后磨除颈动脉管表面骨质，显露颈内动脉斜坡旁段，向外侧可以看到外展神经穿过中斜坡硬脑膜的位置。

十三、内镜经鼻-岩下入路

该入路适用于治疗胆固醇肉芽肿、脊索瘤、软骨肉瘤等。利用颈内动脉岩骨水平部下方的间隙，以显露岩前下部及毗邻结构。

入路步骤：切除同侧上中鼻甲以及下鼻甲的后 1/2，开放上颌窦内侧壁，离断腭鞘动脉及翼管神经，向外侧推移翼腭窝，磨除翼腭窝后壁。然后可分别进行如下操作：①经咽旁内侧和岩尖内侧入路：岩下区扩大开放，显露岩尖的前下部，其被破裂孔和颈内动脉封闭，需要处理破裂孔纤维软骨后进行操作，需要去除颈内动脉岩骨段、斜坡旁段下方和内侧的骨质，实现岩下与岩尖内侧入路的结合。②经翼突下入路：去除腭骨垂直板，显露翼突内侧板和翼突外侧板，显露咽鼓管软骨部和基底纤维状软骨的纤维连接。③经咽鼓管移位的岩下入路：在咽隐窝内侧的鼻咽后壁和鼻咽穹窿后壁黏膜做直切口，经口腔和口咽将咽鼓管向下方移位，沿着腭鞘管寻找到翼管神经，在翼管神经下方水平切开；从颈内动脉岩骨段切开并去除纤维软骨基底，切除后即可显露岩尖下部和前下部以及斜坡下段和岩斜区，切除斜坡下段骨质可显露斜坡硬脑膜和舌下神经。

十四、内镜经鼻-枕髁入路/经颈静脉结节入路

该入路适用于治疗斜坡脊索瘤、软骨瘤、神经鞘瘤、鼻咽癌等。

入路步骤：切除同侧中鼻甲、钩突及下鼻甲后 1/2。在咽鼓管口的外侧垂直切开咽旁间隙，在颈内动脉咽旁段与咽鼓管之间形成一个窗口，再平行于颈内动脉岩骨段的平面水平剪开，移动咽鼓管咽口，与鼻咽部黏膜一起整块切除。切除鼻咽部黏膜，显露头长肌。分离咽颅底筋膜，广泛显露并进入蝶窦后，进一步显露颈内动脉和破裂孔。磨除翼突内侧板，显露腭帆张肌和翼内肌。确认腭帆张肌并分离去除。腭帆张肌起自翼突内侧板的基部，穿过翼突钩，进入对侧的腭帆张肌腱膜。切除头前直肌，充分显露枕髁和髁上沟。磨除斜坡下段骨质和舌下神经管前内侧骨壁，显露舌下神经和咽升动脉的脑膜支，磨除部分枕髁，切开斜坡硬脑膜，显露椎动脉、小脑后下动脉。继续磨除颈静脉结节的内侧部，显露舌咽神经、迷走神经和副神经的脑池段。面神经和前庭蜗神经的起始部位于后组颅神经上方和外展神经的外侧。

十五、内镜经鼻泪前隐窝入路

该入路适用于上颌窦病灶和翼腭窝肿瘤等的切除。

入路步骤：在鼻腔外侧的皮肤和黏膜交界处切开，直达鼻底，骨膜下分离，暴露下鼻甲腋部，在腋部前方应用圆骨凿切开，可见鼻泪管，去除鼻泪管骨性壁，保留膜性部，上方达泪囊高度；将鼻泪管向中线方向推移，自鼻泪管前方进入上颌窦内；去除部分上颌窦内侧壁骨质后进入窦腔，将上颌窦后壁骨质去除即可见翼腭窝，其内主要为颌内动脉分支及上颌神经与翼腭神经节等重要结构。

（桂松柏）

第二节　鼻腔解剖

鼻腔（nasal cavity）为鼻内的狭长间隙，被鼻中隔分为左、右两侧鼻腔，顶部较窄，底部较宽，切面呈三角形，前起于前鼻孔，后止于后鼻孔，每侧鼻孔从前到后分为鼻前庭（nasal vestibule）和固有鼻腔（proper nasal cavity）两部分。

一、鼻前庭

鼻前庭位于鼻腔的前段，前起于鼻缘（margo nasi），后止于鼻内孔，外侧为鼻翼包围，内侧为鼻小柱。鼻内孔为鼻腔内最狭窄处，由鼻阈（nasi limen）、鼻腔内侧鼻阈对应的鼻中隔及外下方的鼻腔底部隆起皱襞共同围成。鼻阈为鼻前庭皮肤与固有鼻腔黏膜交界处一弧形隆起，相当于下侧鼻软骨（即大翼软骨）外侧脚的上缘处（图5-1）。

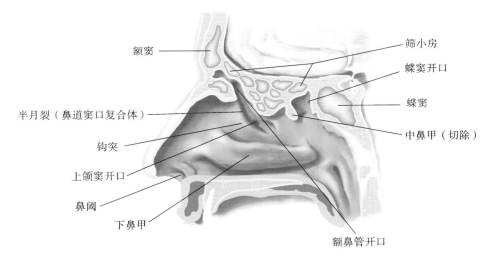

图 5-1　鼻腔外侧壁侧面观

鼻前庭被覆皮肤，组织学为复层鳞状上皮，并有角化层细胞，但鼻前庭的上半部无角化的复层鳞状上皮，其下为薄层结缔组织及软骨膜。鼻前庭的皮肤生有鼻毛，富有皮脂腺与汗腺，在男性尤为丰富，易发生疖肿。

二、固有鼻腔

固有鼻腔常被简称为鼻腔，前起于鼻内孔，后止于后鼻孔，向后通向鼻咽部。由内、外、顶、底四壁组成。

（一）内侧壁

内侧壁即为鼻中隔（nasal septum），鼻中隔由骨和软骨构成支架，骨部由筛骨垂直板（lamina plate of ethmoid bone）、犁骨（vomer）及来自颅骨的嵴状骨片组成。软骨由鼻中隔软骨、下侧鼻软骨内侧脚及犁鼻软骨组成。骨膜及软骨膜外覆黏膜，在鼻中隔最前下部分区域称为利特尔区（Little area），因黏膜内血管集聚成丛，且常发生上皮化生导致小血管扩张和表皮脱落而易出血，故又称鼻中隔易出血区（图5-2）。

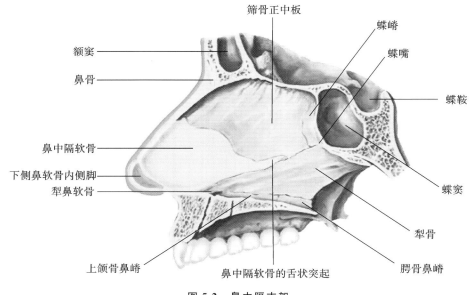

图 5-2　鼻中隔支架

（二）外侧壁

外侧壁结构极不平整，其外上为眼眶，外下为上颌窦，由上颌骨、泪骨、下鼻甲骨、筛骨、腭骨垂直板及蝶骨翼突内侧板构成，外侧壁表面有 3 个呈阶梯状排列的骨性组织，从下到上依次为下鼻甲、中鼻甲及上鼻甲，三个鼻甲的游离缘皆向内下方悬垂，下、中、上鼻甲依次缩小约 1/3，前端位置依次后移 1/3，各鼻甲的外下方均有裂隙样空间，称为鼻道，对应为上、中、下三鼻道。各鼻甲与鼻中隔之间的狭长间隙称为总鼻道，其中中鼻甲游离缘水平以上的间隙称为嗅裂（olfactory cleft）（图 5-3）。

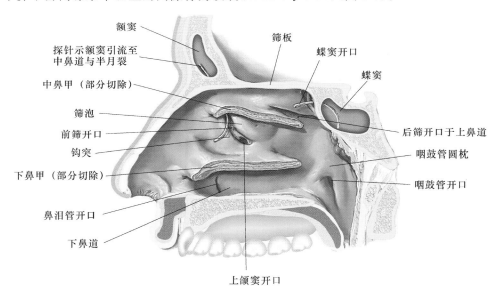

图 5-3　外侧壁

1. 上鼻甲及上鼻道　上鼻甲为筛骨的一部分，位于鼻腔外侧壁后上方，为三个鼻甲中最小鼻甲，临床上为筛甲的第 4 基板。有时在上鼻甲后上方还存在最上鼻甲，临床上为筛甲的第 5 基板，其对应的鼻道称为最上鼻道。上鼻甲后上方有一凹陷，称为蝶筛隐窝（sphenoethmoidal recess），蝶窦常开口于此。蝶窦开口的上缘与蝶窦顶壁前面等高时，则可能存在蝶上筛房，发生率为 25%～30%。上鼻道的外侧壁有后组筛窦的开口。

2. 中鼻甲及中鼻道　中鼻甲为上鼻甲下方的骨板，属于筛骨的一部分。前端较高，附于上颌骨额突的筛峰,后端较低,附于腭骨垂直板的筛峰。前端附着点至蝶窦口的距离基本表示筛窦的前后长度。形态上中鼻甲分为垂直部与水平部,垂直部悬挂在鼻腔外侧壁中部,上起前颅底的筛窦顶壁和筛板连接处,下端游离垂直向下,水平部下至鼻腔中部附着于筛骨主体,位于筛窦下方,向外延伸至纸样板并向上连接于前颅底,称为中鼻甲基板,该基板为筛甲的第 3 基板,横贯筛窦止于纸样板,将筛窦分为前后两组,前下为前组筛窦,后下为后组筛窦,中鼻甲基板是筛窦上界和颅底的重要标志。中鼻甲前端外上方鼻腔外侧壁上有一小隆起,称为鼻丘,其前为泪骨和上颌骨额突,后为筛漏斗,上为额隐窝和额窦底,下为钩突,外侧与最前组筛房连成一片。手术操作在中鼻甲外侧进行可避免损伤筛板。

中鼻道外侧壁上从前到后有两个隆起,前下者称钩突(uncinate process),为一弧形嵴状隆起,亦为筛甲的第 1 基板。后上隆起称筛泡(ethmoidal bulla),为前组筛房一部分,亦为筛甲的第 2 基板。在筛泡与钩突之间有一半月形裂隙,称为半月裂,半月裂向外上和前下延伸并逐渐扩大形成的漏斗状沟槽,称筛漏斗(ethmoidal infundibulum),筛漏斗最上为额隐窝,额窦有时开口于此,但多经额鼻管开口于筛漏斗的前上端,其后为前组筛窦开口,再后为上颌窦开口。筛漏斗的下方有时有上颌窦副口开放,有时上颌窦副口开放于漏斗下中鼻道外侧壁。筛漏斗前为钩突骨板与筛漏斗外侧壁融合形成的锐角盲端。筛漏斗后为筛泡前表面。筛漏斗内以钩突为主,外侧主要为筛骨纸样板和上颌骨额突。

由蝶骨和其下方的腭骨垂直板及其眶突和蝶突围绕而成的孔道,称为蝶腭孔,多位于上鼻道末端或中鼻甲附着缘后部的深面。蝶腭孔的外侧即为翼腭窝。蝶腭动脉、蝶腭神经从翼腭窝出蝶腭孔进入鼻腔,鼻内镜局部麻醉手术时阻滞该处神经、血管,能有效减少出血和缓解疼痛。

以筛漏斗为中心的附近区域称为窦口鼻道复合体(OMC),包含筛漏斗、钩突、筛泡、半月裂、中鼻甲、中鼻道、前中组筛房、额窦开口及上颌窦开口。该区域与鼻窦炎症密切相关。

3.下鼻甲及下鼻道　下鼻甲为一独立骨片,位于中鼻甲之下,亦为最大鼻甲,上缘附着于上颌骨与腭骨垂直部的鼻甲嵴上,附着部为向上的弧形隆起,最高点位于前中 1/3 交界处。下缘游离,较厚。约对应下鼻甲最高隆起处的下鼻道有鼻泪管开口,具体位于下鼻道前上方,下鼻甲附着处之下,距前鼻孔 3～3.5 cm,此开口呈漏斗形,或被活瓣样黏膜皱襞覆盖,称为泪襞。

(三)顶壁

鼻腔顶壁呈狭小穹隆形,前段上升,为额骨鼻部及鼻骨背侧面。中段为筛骨水平板,又称筛板(cribriform plate),板上有许多细孔,称筛孔,鼻腔嗅区黏膜有嗅丝穿过筛孔到颅内。筛板薄而脆,易骨折,为鼻部手术危险区。后段倾斜向下,由蝶窦前壁构成。

(四)底壁

鼻腔底壁前 3/4 为上颌骨腭突,后 1/4 为腭骨水平部。底壁约呈水平位。距鼻腔底前缘约 1 cm 近鼻中隔处有切牙管开口,左右各一,腭大动(静)脉、腭前神经由此通过,切牙管又称鼻腭管。

(五)鼻腔血管

鼻腔动脉主要来源于颈外动脉的上颌动脉及颈内动脉的眼动脉。上颌动脉在翼腭窝处分出蝶腭动脉(sphenopalatine artery)、眶下动脉(infraorbital artery)及腭大动脉(greater palatine artery)。蝶腭动脉经蝶腭孔入鼻腔,分出鼻后外侧动脉和鼻后中隔动脉,鼻后外侧动脉供应鼻腔外侧壁后下部及鼻腔底,鼻后中隔动脉供应鼻中隔的后下部。眶下动脉出眶下孔进入鼻腔,供应鼻腔外侧壁的前部。腭大动脉出腭大孔后前行于切牙管进入鼻腔,供应鼻中隔前下部。眼动脉入眶后,分出筛前动脉、筛后动脉,分别穿过相应的筛前孔和筛后孔进入筛窦,沿筛窦顶壁的骨管走行至筛窦内侧进入颅前窝,再经鸡冠前端两旁小孔进入鼻腔,筛前动脉供应前组筛窦、额窦、鼻腔外侧壁和鼻中隔前上部;筛后动脉供应后组筛窦、鼻腔外侧壁和鼻中隔的后上部。静脉大致与动脉伴行,与颅内静脉关系密切(图 5-4、图 5-5)。

(六)鼻腔神经

鼻腔神经分为嗅神经、感觉神经及自主神经。

嗅神经由嗅丝构成,穿过筛板进入颅内,再进入嗅球(olfactory bulb),更换两次神经元后到达大脑皮质嗅觉中枢。

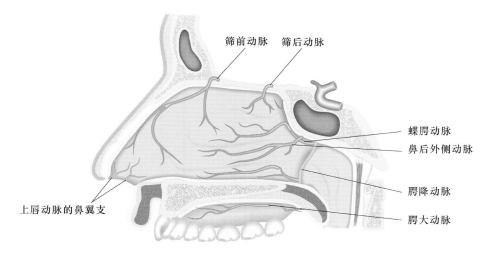

图 5-4　鼻腔外侧壁的动脉

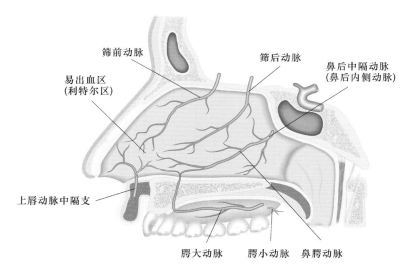

图 5-5　鼻中隔的动脉

感觉神经来自三叉神经的眼神经和上颌神经。眼神经分出鼻睫神经及额神经,鼻睫神经又分出筛前神经及筛后神经,筛前神经司鼻前庭、鼻尖、鼻背、鼻中隔前上、鼻腔外侧壁前上、下鼻甲前段、筛窦及额窦感觉。筛后神经司蝶窦、后组筛窦、上鼻甲周围鼻腔外侧壁及对应鼻中隔区域的感觉。额神经司额窦感觉。上颌神经分出蝶腭神经、上牙槽后支及眶下神经。蝶腭神经通过蝶腭孔后分为以下分支:①鼻后上外侧支,司中鼻甲以上鼻腔外侧段、后组筛窦、蝶窦感觉。②鼻后上内侧支,司鼻顶及鼻中隔感觉。③腭大神经,司中鼻道、下鼻甲及下鼻道感觉。④眶支,司后组筛窦及蝶窦感觉。上牙槽后支司上颌窦感觉。眶下神经司鼻前庭、上颌窦、鼻腔底及下鼻道前段感觉。

自主神经主要司鼻黏膜的血管收缩和腺体分泌。交感神经及副交感神经的纤维,均经蝶腭神经节入鼻腔,蝶腭神经节的位置非常接近蝶腭孔。

（七）鼻腔淋巴

鼻前庭组淋巴位于鼻腔前部,汇入颌下淋巴结。嗅区黏膜组淋巴位于鼻腔上部,汇入咽鼓管背部的淋巴结。呼吸黏膜组淋巴位于鼻腔后部,汇入颈部淋巴结和咽后壁淋巴结。鼻窦黏膜淋巴汇入咽后壁淋巴结。

（八）鼻腔黏膜

鼻腔黏膜分为嗅区黏膜和呼吸区黏膜,嗅区位于成人上鼻甲和对应的鼻中隔以上黏膜区,为无纤毛假复层柱状上皮,由嗅细胞、支持细胞及基底细胞构成,黏膜下含有嗅腺,可溶解具有气味的物质,以刺激嗅毛传递嗅细胞汇入嗅丝到嗅球。呼吸区黏膜占鼻腔绝大部分,邻近鼻前庭处为鳞状上皮和变异上皮,中鼻甲和下鼻甲前端及鼻中隔下部前1/3为假复层柱状上皮,其他部位为假复层柱状纤毛上皮,由柱状纤毛细胞、柱状细胞、杯状细胞及基底细胞组成。

参 考 文 献

[1]　黄选兆,汪吉宝,孔维佳.实用耳鼻咽喉头颈外科学[M].2版.北京:人民卫生出版社,2008.
[2]　廖建春,夏寅,戴培东.耳鼻咽喉头颈外科临床解剖学[M].2版.济南:山东科学技术出版社,2020.
[3]　韩德民.鼻内镜外科学[M].2版.北京:人民卫生出版社,2012.

（王彦君）

第三节　内镜经鼻手术术中止血技术

内镜经鼻手术术中止血技术主要用于治疗鼻腔内、海绵间窦、肿瘤周边、颈内动脉及其分支、海绵窦内静脉出血。其中,鼻腔内黏膜动脉的出血,使用双极电凝即可。海绵间窦的出血使用流体明胶注射止血。肿瘤供血小动脉出血,使用双极电凝止血。海绵窦内静脉出血可以使用明胶海绵填塞止血,也可以使用流体明胶止血。比较复杂、高危和处理难度大的出血是颈内动脉及其分支的破裂出血。颈内动脉及其分支破裂出血除了见于磨除鞍底及周边骨质的时候定位不准或者操作粗暴等外,主要还见于侵袭海绵窦肿瘤的切除过程。

海绵窦位于蝶鞍两侧,其内穿行颈内动脉、颅神经等重要结构,周围毗邻蝶鞍、眶尖等关键部位,解剖结构复杂。海绵窦肿瘤是指原发于海绵窦腔内或者由海绵窦腔外向海绵窦侵犯的肿瘤。随着影像学、显微技术等的不断发展,该区域病变的手术治疗效果逐渐提高,特别是近年来神经内镜手术技术的快速发展,为海绵窦病变的微创手术治疗提供了新的方法和思路。

使用内镜经鼻手术切除海绵窦内肿瘤最大的手术风险就是颈内动脉或其分支的破裂。保障手术安全需要重点注意以下两个方面:①精细操作,避免颈内动脉破裂;②在复合手术间手术,在有血管介入的保障下进行手术,进一步增强手术的安全性。例如,可以首先用血管介入方法导入球囊,在肿瘤切除过程中,如果发生颈内动脉破裂出血,可以首先用球囊临时阻断破裂侧颈内动脉,等待压迫止血完毕后,再即刻行覆膜支架置入封闭破裂口。

侵袭海绵窦的肿瘤包绕颈内动脉,肿瘤切除需要在颈内动脉周围各个间隙完成,手术有损伤颈内动脉或其海绵窦内分支的可能性(图5-6)。

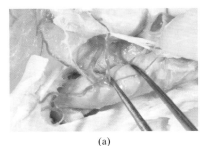 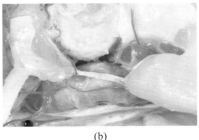

(a)　　　　　　　　　　　　　(b)

图 5-6　海绵窦内颈内动脉及其分支

依据影像学资料,根据肿瘤侵犯海绵窦程度分级(Knosp分级,2015)如下。
(1)肿瘤未侵犯海绵窦,即肿瘤未超过颈内动脉海绵窦内段与上段的内切连线。
(2)肿瘤超过颈内动脉海绵窦内段与上段的内切连线,但未超过中心连线。
(3)肿瘤超过颈内动脉海绵窦内段与上段的中心连线,但未超过外切连线。

（4）肿瘤超过颈内动脉海绵窦内段与上段的外切连线，侵犯海绵窦分隔上部。

（5）肿瘤超过颈内动脉海绵窦内段与上段的外切连线，侵犯海绵窦分隔下部。

（6）颈内动脉海绵窦段被完全包裹。

经鼻手术损伤颈内动脉的原因很多。例如，中线定位发生偏移，在切开硬脑膜时损伤颈内动脉。有时蝶窦间隔与颈内动脉隆起相连，如用力折断蝶窦间隔，会损伤颈内动脉。部分颈内动脉隆起骨质缺损，表面仅由薄层蝶窦黏膜覆盖，撕拽蝶窦黏膜时，可能造成颈内动脉损伤。部分患者，两侧颈内动脉之间距离很小，操作时可能损伤颈内动脉。部分肿瘤向海绵窦内生长，包绕颈内动脉，切除肿瘤时可能会造成颈内动脉损伤。侵犯海绵窦的肿瘤可能侵蚀颈内动脉引起术中出血，肿瘤侵蚀骨质后产生的病理性骨片也可能在肿瘤切除过程中刺破颈内动脉。所以，切除肿瘤时应时刻注意通过直视、导航和多普勒定位颈内动脉的走行，避免损伤颈内动脉。

建议在复合手术间切除侵袭海绵窦的肿瘤。如术中遇到颈内动脉损伤出血，需明确出血的部位和破口大小，用大小合适的棉片压迫于破口处，用吸引器顶住，忌用大棉条大片填塞（这种方法往往难以准确压迫出血点），压迫时亦不能过度用力，以免动脉闭塞造成脑梗死。然后用明胶海绵或其他止血材料置于动脉破口处，外面盖以棉片，用吸引器顶住继续压迫，压迫时间一般需数分钟或更长时间。当松开吸引器无活动性出血后，轻轻将棉片移开，局部可用肌肉片覆盖，也可覆盖人工硬脑膜、止血纱布，然后用少量生物胶固定边缘缝隙。如动脉破口较大，止血困难，则使用血管介入方法置入球囊临时阻断破裂侧颈内动脉，然后内镜经鼻下找到破裂口，压迫止血。最后都需要行血管造影检查，找到破口（图5-7）或假性动脉瘤（图5-8），应用覆膜支架从血管内封闭破口，确保不会发生再出血。

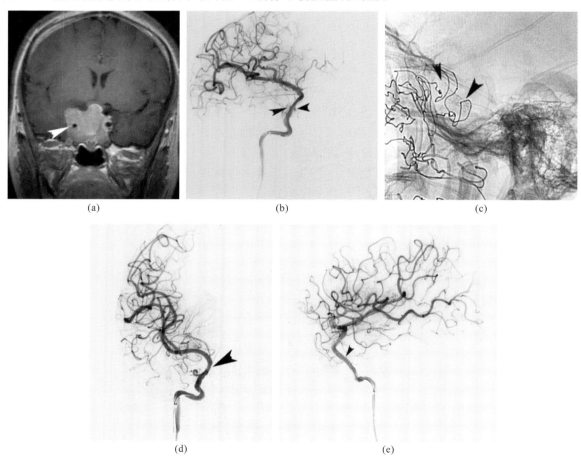

(a)　　　　　　　　　　　(b)　　　　　　　　　　　(c)

(d)　　　　　　　　　　　(e)

图5-7　侵犯海绵窦垂体腺瘤内镜经鼻手术术中颈内动脉损伤及复合手术治疗（一）

（a）侵犯海绵窦垂体腺瘤；（b）（c）经鼻手术术中损伤右侧颈内动脉，给予棉片压迫止血，复合手术间内即刻行数字减影血管造影（DSA）示右颈内动脉海绵窦段造影剂渗漏，置入4.5 mm×16 mm Willis覆膜支架；（d）（e）覆膜支架置入术后示右颈内动脉通畅，未显示造影剂渗漏

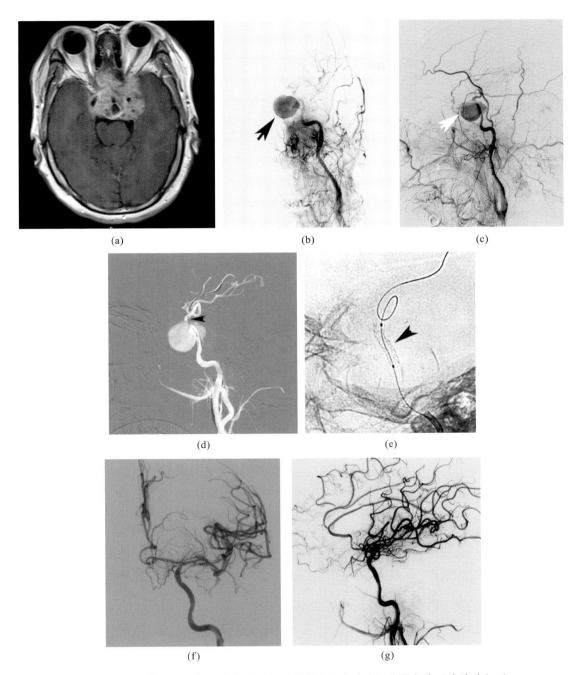

图 5-8 侵犯海绵窦垂体腺瘤内镜经鼻手术术中颈内动脉损伤及复合手术治疗（二）

（a）侵犯海绵窦垂体腺瘤；（b）（c）术中出现左颈内动脉破裂，压迫止血，复合手术间内立即行 DSA 发现左颈内动脉假性动脉瘤；（d）（e）行覆膜支架置入术，置入 3.5 mm×16 mm Willis 覆膜支架；（f）（g）术后左颈内动脉假性动脉瘤完全闭塞

（桂松柏）

第四节 内镜经鼻颅底重建技术

内镜经鼻颅底重建的目标是完全分隔颅内和颅外空间。近 20 年，内镜经鼻颅底外科快速发展，经鼻手术的疾病种类和范围不断扩大，颅咽管瘤、颅底脑膜瘤、鞍上拉克氏囊肿、下丘脑病变、视神经胶质瘤、视神经海绵状血管瘤等许多硬脑膜下肿瘤或病变，都可以通过内镜经鼻手术技术获得高质量的肿瘤切

除。肿瘤切除后,颅底缺损较大,对颅底重建技术提出了更高的要求。自 2008 年开始,带蒂鼻中隔黏膜瓣逐步推广、应用,使扩大经鼻入路术后脑脊液漏的发生率降低至 5% 左右。

颅底重建成功的标志是周围血供进入修补材料内部,使之瘢痕化和一体化,成为颅底组织的一部分,从而可以有效支撑颅内组织和维持脑脊液的压力,并分隔颅内外结构。颅底重建刚完成时,修补材料只能提供暂时的分隔和屏蔽。如后期不能瘢痕化,在脑脊液的冲击和浸泡下,脑脊液漏必然发生。因此,颅底修补材料自身是否有血供以及血供重建时间的长短对于颅底重建的成功与否至关重要。对于小的颅底缺损,血供易长入,单纯游离组织重建也可以达到满意效果;对于大的颅底缺损,单纯游离组织血供重建相对比较困难,带血管蒂组织瓣能够有效增加修补材料的血供,提高重建的成功率。

多层复合重建是内镜经鼻颅底外科术中颅底重建的基本原则,利用多种材料的不同特性,分隔、封闭颅底,如脂肪组织斥水好,人工硬脑膜贴敷性好,肌肉筋膜组织相容性好等。重建时,要求每一层修补材料交互重叠,各层材料间尽量贴合紧密,不留无效腔。

一、颅底重建材料的选择

颅底重建的材料按照来源可分为自体材料和人工材料两大类。前者包括脂肪、肌肉、筋膜、带蒂或游离组织瓣、骨膜、皮肌瓣、骨片等;后者包括人工硬脑膜、生物胶、明胶海绵、骨替代材料、鼻腔填充材料等。如果按照材料的用途来可分为软组织修补材料、骨性修补材料、封闭剂和鼻腔填充材料四大类。

理想的颅底重建材料应具备组织相容性好、可吸收、水密性好、支撑性和贴敷性好等特点。目前临床应用的材料都不能同时具备上述优点,因此需要根据缺损类型和材料的不同特性,进行个性化的选择和组合。

脂肪组织具有斥水性,可置于术腔第一层,起到减少脑脊液修补材料的冲击的作用。股部的阔筋膜,坚韧性良好,对颅底组织的支撑力度最好,可以支撑颅底、分散颅内压。目前常使用的封闭剂为 DuraSeal,该材料于 2005 年由美国食品药品监督管理局(FDA)批准用于神经外科手术,是由聚乙二醇酯(polyethylene glycol ester)和三赖氨酸胺(trilysine amine)混合后生成的密封胶,4~8 周可吸收。

对于术中有明确脑脊液漏的缺损,最好选择纱条类或球囊填塞,前者以碘仿纱条为佳,因其具有良好的抗菌性能,可放置较长时间。但碘仿纱条刺激性大,拔除纱条时患者可有疼痛感,同时容易引起鼻腔出血。球囊的优点:拔除容易,支撑力量分布均匀,周边缝隙可以引流鼻腔渗液或使少量脑脊液由此渗出。球囊的缺点:塑形性差,较大缺损的隐匿部位容易压迫不到位;目前临床常用的 Foley 导尿管并非为鼻腔手术设计的,质量和安全性无法保证;压力不当可引起黏膜坏死,导致重建失败。

二、颅底重建的方法

(一)以带血管蒂组织瓣为基础的颅底重建

对于首次经鼻手术,如果病变切除后有脑脊液漏,目前最常使用带蒂鼻中隔黏膜瓣进行颅底重建。

带蒂鼻中隔黏膜瓣适用于绝大部分的内镜经鼻颅底手术。能够获取的鼻中隔黏膜瓣的最大长度是自蝶窦开口下方黏膜瓣的蒂部到前方鼻腔黏膜和皮肤分界处,最大宽度从鼻腔顶壁到下鼻道底部。可以根据术前预计颅底缺损的大小进行个性化的设计和调整。

具体操作步骤。

(1)于鼻中隔做黏膜瓣切口。根据预测的缺损范围的大小可以个性化地设计留取黏膜瓣的面积。通常需要保留距鼻顶部约 1 cm 区域的嗅区黏膜。最大面积黏膜瓣制作方法:在蝶窦开口上方切开黏膜,沿鼻腔顶壁向上、向前延伸至鼻腔黏膜和皮肤分界处稍后方,然后转向下方至鼻底部,可延伸至下鼻道,然后转向后方,沿鼻腔外侧壁或鼻底向后延伸至鼻中隔后方,保留蝶窦开口下方 1 cm 及以上宽的血管蒂。

(2)将黏膜瓣从鼻中隔骨质上剥离下来,从蝶窦开口下缘至鼻后孔上缘为黏膜瓣蒂部,约 1 cm 宽,此处的鼻后中隔动脉为黏膜瓣的主要供血动脉。

(3)将黏膜瓣推入鼻后孔或置入上颌窦腔内(对于中下斜坡病变)备用,以免影响手术操作。

（4）肿瘤切除后，将脂肪或免缝合人工硬脑膜放置在缺损处硬脑膜下；免缝合人工硬脑膜或脂肪的面积应稍大于颅底缺损，使其能够在颅内压的作用下黏附于缺损边缘，以有效分散压力并封闭颅底缺损。然后将鼻中隔黏膜瓣贴敷在颅底缺损骨质外表面，注意一定要将缺损边缘颅底骨质的黏膜清除干净，保证骨质和黏膜瓣的直接接触，有利于黏膜瓣和骨质的早期生长性愈合。黏膜瓣贴附后，可以使用 DuraSeal 封闭。外面贴附明胶海绵，以免拔除鼻腔填塞物时损伤黏膜瓣。最后将碘仿纱条或扩张的球囊置于最外层以支撑颅底重建材料。颅底重建材料血供重建需要 2～3 天时间，5～7 天各层重建材料间固定已比较确实，可以去除鼻腔填塞。取出填塞后最好用内镜检查鼻腔，了解颅底重建材料是否有移位以及是否有脑脊液漏存在。

（二）游离组织多层复合颅底重建

对于曾经做过经鼻手术的患者，鼻腔黏膜已经存在手术创伤，再次手术，制作鼻中隔大黏膜瓣困难度会增大。如果确实无法制作带蒂鼻中隔大黏膜瓣，病变切除后，如果有脑脊液漏，则需要取自体材料进行修补。首先将免缝合人工硬脑膜或脂肪组织置于硬脑膜缺损下方；缺损骨质外再以自体阔筋膜贴附加固，并用自体肌肉糜压迫并封闭筋膜边缘，最外层用薄层明胶海绵或氧化再生纤维素隔开鼻腔填塞，最后用球囊或纱条支撑。各层之间可以用纤维蛋白胶封闭缝隙。鼻腔填塞拔除的时间一般为再手术后 10～14 天。

（三）颅底硬脑膜缝合

内镜经鼻颅底手术术野窄小，鼻腔操作通道狭长，并且多使用枪式细长器械，完成缝合动作难度大，目前临床应用较少。对于多次手术后的颅底缺损，尤其是难以应用带蒂组织瓣时，如能将人工硬脑膜、肌肉筋膜、鼻腔黏膜与颅底硬脑膜缝合数针，即使不能水密缝合，也能起到固定修补材料、分散颅内压的作用。随着内镜下器械和颅底重建材料的不断改进，内镜下颅底硬脑膜缝合技术在不断提高。

（桂松柏）

第六章　内镜经鼻颅底肿瘤手术

第一节　垂体腺瘤

一、概述

垂体腺瘤是起源于垂体前叶的良性肿瘤,占神经外科临床收治颅内肿瘤的 10%～15%。起病年龄多为 30～50 岁,女性多于男性。垂体腺瘤常因垂体功能亢进或减退导致相应靶腺的内分泌症状,肿瘤体积较大时可产生占位症状,可引起视力下降、视野缺损、复视、头痛等表现。

垂体腺瘤分类方法较多。按照肿瘤体积可将垂体腺瘤分为垂体微腺瘤(直径<1 cm)、垂体大腺瘤(1 cm≤直径≤4 cm)和垂体巨大腺瘤(直径>4 cm)。根据肿瘤是否侵犯海绵窦、神经、脑组织和鞍区骨质,可分为侵袭性垂体腺瘤和非侵袭性垂体腺瘤。根据临床症状通常将垂体腺瘤分为功能性垂体腺瘤(或分泌性垂体腺瘤,占 65%～85%)和无功能性垂体腺瘤(占 15%～35%)。根据肿瘤分泌激素的不同,功能性垂体腺瘤可分为如下几种。①催乳素细胞腺瘤(PRL 细胞腺瘤):最常见的功能性垂体腺瘤,临床表现为女性停经、溢乳,男性性功能障碍。②生长激素细胞腺瘤(GH 细胞腺瘤):临床表现为成人肢端肥大症,儿童或青春期巨人症。③肾上腺皮质激素细胞腺瘤(ACTH 细胞腺瘤):可导致库欣病。④促甲状腺激素细胞腺瘤(TSH 细胞腺瘤),可导致甲亢,较为罕见。无功能性垂体腺瘤常无内分泌功能亢进的症状,包括促性腺激素细胞腺瘤、裸细胞细胞瘤和静默型腺瘤等。

二、手术入路及相关解剖

内镜经鼻手术入路是切除绝大多数垂体腺瘤的首选,具有显露清楚、创伤小、直视切除的优点。内镜经鼻入路包括内镜经鼻腔-蝶窦入路(简称为经鼻蝶入路)和内镜扩大经鼻蝶入路,后者以内镜经鼻蝶入路为基础,根据肿瘤侵袭范围向周边扩展,包括内镜经鼻腔-蝶窦-鞍结节/蝶骨平台入路、内镜经鼻腔-筛窦-翼突-蝶窦-海绵窦入路和内镜经鼻腔-蝶窦-斜坡入路等。内镜经鼻蝶入路可以分为鼻腔期、蝶窦期、蝶鞍期和颅底重建 4 个阶段,鼻腔期主要是处理鼻腔手术通道、显露蝶窦前壁的步骤,主要在中鼻甲与鼻中隔之间的通道操作,重要的解剖标志是中鼻甲和蝶窦开口。蝶窦期是指磨除梨状骨、蝶窦前壁、蝶窦间隔,显露鞍底硬脑膜的过程,重要的解剖标志包括视神经管、颈内动脉斜坡旁段、视神经-颈内动脉隐窝、鞍底-斜坡隐窝等结构。蝶鞍期是指切开鞍底硬脑膜、切除肿瘤的过程,重要的解剖标志包括海绵窦内侧壁、鞍背、鞍隔、鞍上池蛛网膜等。肿瘤切除后,根据术中硬脑膜和蛛网膜的开放程度,进行严密的颅底重建,是防止术后脑脊液漏和感染的重要步骤。

三、内镜手术技术方法及难点

(一)体位与麻醉

采用仰卧位,头部后仰 20°～30°,气管插管全身麻醉。

(二)鼻腔期

盐酸肾上腺素盐水棉条收缩鼻腔黏膜后,内镜下探查鼻腔,辨认中鼻甲垂直部和下鼻甲头端,首先稍向外侧分离下鼻甲,沿下鼻甲向下探查后鼻孔,沿鼻咽部向上方探查,可见中鼻甲水平部,然后向外侧分离中鼻甲,显露上鼻甲,继续向外侧分离上鼻甲显露位于蝶筛隐窝的蝶窦开口。沿蝶窦开口向前上切开鼻中隔后部黏膜约 2 cm,显露梨状骨和蝶窦前壁,去除部分梨状骨骨质,推开鼻中隔黏膜,显露对侧蝶窦开口和蝶窦前壁。

(三)蝶窦期

磨钻磨除蝶窦前壁及蝶窦间隔,充分显露鞍底,然后磨除鞍底骨质,显露鞍底硬脑膜。显露范围:上方至鞍结节,以内侧视神经-颈内动脉隐窝为标志显露至两侧海绵窦,下方至鞍底-斜坡隐窝。

(四)蝶鞍期

锐性切开鞍底硬脑膜,显露并切除肿瘤,遵循中央、底部、两侧、鞍上的顺序直视下切除肿瘤,肿瘤主体切除后菲薄的鞍上蛛网膜疝入鞍内,棉片保护蛛网膜,吸引器推开后探查鞍内有无肿瘤残留。

(五)颅底重建

肿瘤切除后颅底重建步骤详见相关章节。

四、并发症及处理

(一)垂体功能低下

常见有肾上腺皮质功能减退和甲状腺功能减退表现,如无力、倦怠、恶心、纳差等。因此,垂体腺瘤围手术期应常规评估垂体-肾上腺素轴、垂体-甲状腺素轴功能,给予相应激素替代治疗。远期还应评估垂体-性腺轴以及生长激素水平等,如有功能障碍应予激素替代治疗。

(二)电解质紊乱

低钠血症多见,一般发生在术后 1 周左右,表现为无力、恶心、呕吐等,重症患者可发生意识障碍。诊断明确后应判断低钠血症原因,尤其是要鉴别脑性盐耗综合征和抗利尿激素分泌失调综合征,前者给予输液补充高渗盐水,后者以限制饮水为主要措施。

(三)脑脊液鼻漏

鼻腔不断有清水流出或咽后壁有异物感,低头时加重,伴有头痛或发热。一旦确诊可予腰大池引流或再次手术修补瘘口。

(四)尿崩症

尿量超过 2500 mL/d,并伴有烦渴和多饮,夜尿明显增多。应详细记录每日出入量,口服醋酸去氨加压素片(弥凝片)或静脉给予垂体后叶素,3~5 天多能好转,永久性尿崩症者少见。

(五)视力障碍

多因瘤腔出血或瘤腔填塞过多等引起,一旦原因明确,应早期手术清除血肿或瘤腔填塞物,挽救视力。部分因血管痉挛所致,可给予扩张微循环、激素冲击等治疗。

五、典型病例

(一)病例一

1. 病例摘要　患者,女性,26 岁,因"心慌伴烦躁 1 个月"入院。患者 2 年前在当地医院孕检时发现甲状腺激素水平异常升高,无甲亢相关症状,未予重视,产后复查甲状腺激素仍高,未行进一步诊治。1 个月前患者无明显诱因出现心慌伴烦躁、乏力、食欲亢进等症状,无头痛、头晕,无闭经、溢乳,无恶心、呕吐,无抽搐。至当地医院就诊,行头颅 MRI 检查示"鞍区占位:垂体腺瘤可能性大",内分泌化验示甲状腺激素水平升高,为进一步治疗来我院。入院查体:神志清,双瞳等大同圆、直径 2.5 mm、对光反射(＋＋),眼动充分。四肢肌力、肌张力正常,深、浅反射正常,双侧病理征(一)。

2. 术前评估

(1)临床表现:患者2年前孕检时发现甲状腺激素水平异常升高,1个月前患者出现甲亢症状,MRI提示垂体腺瘤,考虑垂体TSH细胞腺瘤可能。

(2)影像学表现及内分泌化验:MRI示鞍内左侧占位,符合垂体腺瘤表现,垂体柄右偏,正常垂体位于鞍内右侧(图6-1(a))。内分泌化验示TSH 6.2 μIU/mL,总甲状腺素(TT4)160.71 nmol/L,游离甲状腺素(FT4)22.1 pmol/L,总三碘甲腺原氨酸(TT3)2.53 nmol/L,游离三碘甲腺原氨酸(FT3)6.79 pmol/L,均较正常升高。

(3)手术计划:患者鞍内占位诊断明确,内分泌化验提示TSH及T4均升高,有甲亢症状,垂体TSH细胞腺瘤诊断明确,拟行内镜经鼻蝶入路垂体腺瘤切除术,术中切除肿瘤,保护正常垂体,达到肿瘤内分泌学治愈的同时保护垂体功能的目的。

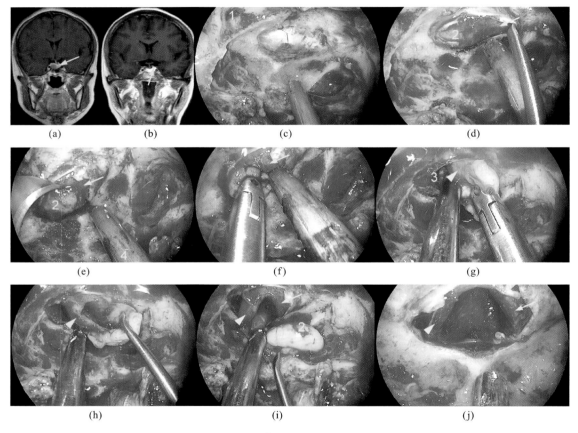

图6-1 内镜经鼻蝶入路垂体腺瘤切除术

(a)(b)术前、术后冠状位MRI T1增强像;(c)显露鞍底硬脑膜;(d)切开鞍底硬脑膜,保留完整的垂体包膜;(e)锐性切开肿瘤与正常垂体间的包膜;(f)~(i)沿肿瘤假包膜分离并切除肿瘤;(j)术腔冲洗清亮,完整保留正常垂体。1.右侧视神经-颈内动脉隐窝;2.肿瘤;3.右侧海绵窦内侧壁。箭头所示为左侧正常垂体;无尾箭头所示为右侧正常垂体

3. 手术步骤与技巧 患者全身麻醉后取仰卧位,头后仰20°,0.05%碘伏消毒鼻腔,0.5%碘伏消毒面部,常规消毒铺巾,用1:10000盐酸肾上腺素棉条收缩鼻腔。内镜下探查右侧鼻腔,依次辨认下鼻甲、中鼻甲和上鼻甲,向外侧稍推开中、上鼻甲,扩张手术通道,显露蝶窦开口,自蝶窦开口向后方切开鼻中隔后部黏膜约2 cm,翻向鼻咽,显露梨状骨及蝶窦前壁。磨钻磨除鼻中隔后部及蝶窦前壁骨质,充分显露蝶窦,磨除蝶窦分隔,充分显露鞍底,磨除鞍底骨质,显露鞍底硬脑膜,骨窗大小约2 cm×1 cm(图6-1(c))。尖刀切开鞍底硬脑膜,保留肿瘤假包膜及维持垂体包膜完整(图6-1(d))。锐性切开肿瘤与正常垂体间的包膜(图6-1(e)),沿肿瘤假包膜分离并切除肿瘤(图6-1(f)~(i)),完整保留正常垂体(图6-1(j))。术腔冲洗清亮,人工硬脑膜覆盖,外层敷以可吸收止血纱布(速即纱)及明胶海绵,用纤维蛋白胶固定。右侧鼻

腔填塞可降解耳鼻止血绵(纳吸绵)一根。

4.预后　术后患者恢复顺利,无并发症发生,心慌、烦躁等甲亢症状明显好转,内分泌化验提示甲状腺功能恢复正常,3天后患者顺利出院。病理检查结果回报确认为 TSH 细胞腺瘤,复查头颅 MRI 示肿瘤切除干净,正常垂体保留,垂体柄稍回位(图 6-1(b))。

5.点评　内镜经鼻蝶入路垂体腺瘤切除具有显露清楚、直视操作的优点,可以在直视下分离并切除肿瘤,同时保留正常垂体功能,适用于大多数垂体腺瘤的切除。

(二)病例二

1.病例摘要　患者,女性,36 岁,因"向心性肥胖 6 个月"入院。患者 6 个月前逐渐出现满月脸、水牛背、腹部脂肪增厚等症状,伴烦躁、易怒等情绪异常表现,无头痛、头晕,无闭经、溢乳,无恶心、呕吐,无抽搐。至当地医院就诊,头颅 MRI 示"鞍区占位:垂体腺瘤",内分泌化验示皮质醇水平增高,为进一步治疗来我院。入院查体:神志清,双瞳等大同圆、直径 2.5 mm、对光反射(＋＋),眼动充分。满月脸、水牛背、腹部皮肤紫纹,四肢肌力、肌张力正常,深、浅反射正常,双侧病理征(一)。

2.术前评估

(1)临床表现:患者具有典型库欣(Cushing)病表现,MRI 提示垂体腺瘤,垂体 ACTH 细胞腺瘤诊断明确。

(2)影像学表现及内分泌化验:MRI 示鞍区巨大占位,侵入右侧海绵窦,包绕右侧颈内动脉(图 6-2(a)～(c))。内分泌化验示 ACTH 160.9 ng/L,皮质醇(COR)899.5 nmol/L,均较正常水平明显升高。小剂量地塞米松抑制试验不能降低皮质醇水平,大剂量地塞米松抑制试验可以抑制皮质醇。

(3)手术计划:患者垂体 ACTH 细胞腺瘤诊断明确,侵入右侧海绵窦并包绕右侧颈内动脉,拟行内镜经鼻腔-筛窦-翼突-蝶窦入路垂体腺瘤切除术,以充分显露海绵窦,彻底切除肿瘤。

3.手术步骤与技巧　患者全身麻醉后取仰卧位,头后仰 20°,0.05％碘伏消毒鼻腔,0.5％碘伏消毒面部,常规消毒铺巾,用 1∶10000 盐酸肾上腺素棉条收缩鼻腔。内镜下探查左侧鼻腔,制作左侧带蒂鼻中隔黏膜瓣,翻向鼻咽部备用。内镜探查右侧鼻腔,切除右侧上鼻甲,开放后组筛窦,自蝶窦开口向后方切开鼻中隔后部黏膜约 3 cm,翻向鼻咽,显露梨状骨及蝶窦前壁。磨钻磨除鼻中隔后部、蝶窦前壁及右侧翼突根部骨质,充分显露右侧蝶窦侧隐窝,磨除蝶窦分隔,充分显露鞍底及右侧海绵窦前壁骨质。见肿瘤突入蝶窦内,表面骨质菲薄。磨除表面骨质,充分显露鞍底硬脑膜及右侧海绵窦前壁,骨窗大小约 4 cm ×2 cm(图 6-2(d))。尖刀切开鞍底硬脑膜,首先切除鞍内肿瘤(图 6-2(e)(f)),切除后左侧海绵窦内侧壁显露,正常垂体位于鞍内左后方,鞍上蛛网膜疝入鞍内。然后切开右侧海绵窦前壁(图 6-2(g)),切除侵入海绵窦的肿瘤,逐渐显露并轮廓化颈内动脉海绵窦段,探查并切除位于动脉外侧、后方及上方的肿瘤(图 6-2(h)(i)),最终镜下全切除肿瘤。鞍上池蛛网膜均匀下降至鞍内,局部可见清亮脑脊液渗出。术腔冲洗清亮,依次覆盖人工硬脑膜和带蒂鼻中隔黏膜瓣,外层敷以可吸收止血纱布(速即纱)及明胶海绵,用纤维蛋白胶固定。右侧鼻腔填塞可降解耳鼻止血绵(纳吸绵)一根。

4.预后　术后患者恢复顺利,无并发症发生,内分泌化验提示垂体-肾上腺轴功能恢复正常,5天后患者顺利出院。病理检查结果回报确认为 ACTH 细胞腺瘤,复查头颅 MRI 示肿瘤切除彻底,正常垂体保留(图 6-2(j)～(l))。

5.点评　内镜经鼻腔-筛窦-翼突-蝶窦入路可以充分显露海绵窦,直视下切除侵及海绵窦的肿瘤,具有创伤小、切除彻底的优势,是绝大多数侵及海绵窦垂体腺瘤手术的首选入路。

(三)病例三

1.病例摘要　患者,女性,46 岁,因"双眼视力下降 5 个月"入院。患者 5 个月前无明显诱因逐渐双眼视力下降,以左眼为著,伴双颞侧视野变窄。偶有头痛,无闭经、溢乳,无恶心、呕吐,无抽搐。至当地医院就诊,头颅 MRI 示"鞍区巨大占位:侵袭性垂体腺瘤",内分泌化验示皮质醇水平略低,为进一步治疗来我院。入院查体:神志清,双瞳等大等圆、直径 2.5 mm、对光反射(＋＋),眼动充分。右眼视力 0.2,左眼视力眼前数指,双野颞侧视野偏盲。四肢肌力、肌张力正常,深、浅反射正常,双侧病理征(一)。

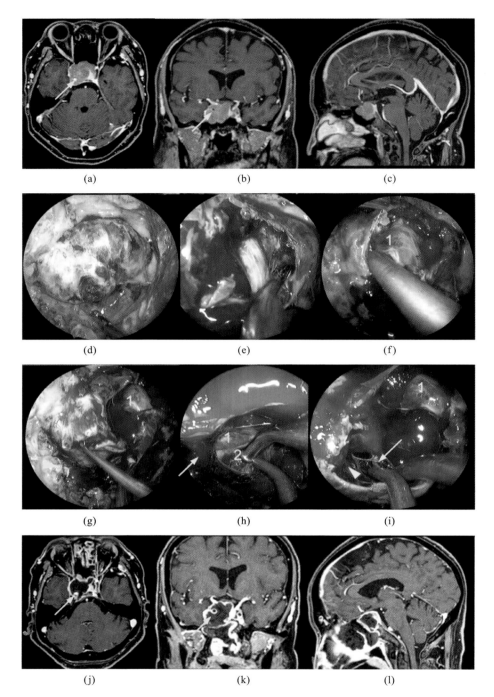

图 6-2   内镜经鼻腔-筛窦-翼突-蝶窦入路垂体腺瘤切除术

(a)~(c)术前 MRI 影像;(d)~(i)术中所见;(j)~(l)术后 MRI 影像。1.鞍上池蛛网膜;2.鞍背硬脑膜。箭头所示为颈内动脉海绵窦段;无尾箭头所示为右侧海绵窦外侧壁

2.术前评估

(1)临床表现:患者有视力下降症状,MRI 提示鞍区巨大占位,垂体腺瘤诊断明确。

(2)影像学表现及内分泌化验:MRI 示鞍区巨大占位,向上方侵及第三脑室,向下方侵入蝶窦,向侧方侵入左侧海绵窦,包绕左侧颈内动脉(图 6-3(a)~(c)),向左后方累及桥前池,病变均匀中等强化,上方有囊变。内分泌化验示肾上腺皮质功能轻度减退。

(3)手术计划:患者侵袭性垂体腺瘤诊断明确,由鞍区向蝶窦、第三脑室、海绵窦和桥前池侵袭,拟行内镜经鼻腔-蝶窦-鞍结节/蝶骨平台入路联合经鼻腔-筛窦-翼突-蝶窦入路巨大垂体腺瘤切除术,以充分

显露海绵窦,彻底切除肿瘤。

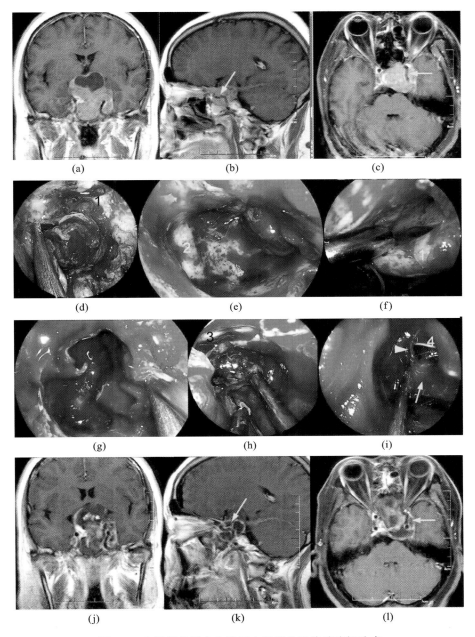

图 6-3　内镜经鼻联合入路巨大侵袭性垂体腺瘤切除术

(a)~(c)术前 MRI 影像。(d)~(i)术中所见:(d)显露肿瘤;(e)切除蝶窦内肿瘤,斜坡显露;(f)切除侵袭蝶骨小翼的肿瘤;(g)切除鞍内肿瘤;(h)切除鞍上肿瘤;(i)切除颈内动脉海绵窦段上方及鞍上左侧的肿瘤。(j)~(l)术后 MRI 影像。1.左侧视神经管;2.右侧斜坡旁颈内动脉管;3.视交叉;4.左侧床突间韧带。箭头所示为左侧颈内动脉海绵窦段;无尾箭头所示为 McConnell 背囊动脉

3.手术步骤与技巧　患者全身麻醉后取仰卧位,头后仰 20°,0.05% 碘伏消毒鼻腔,0.5% 碘伏消毒面部,常规消毒铺巾,用 1∶10000 盐酸肾上腺素棉条收缩鼻腔。内镜下探查右侧鼻腔,制作右侧带蒂鼻中隔黏膜瓣,翻向鼻咽部备用。内镜探查左侧鼻腔,切除左侧上鼻甲,开放后组筛窦,自蝶窦开口向后方切开鼻中隔后部黏膜约 3 cm,翻向鼻咽,显露梨状骨及蝶窦前壁。磨钻磨除鼻中隔后部、蝶窦前壁及左侧翼突根部骨质,充分显露左侧蝶窦侧隐窝,磨除蝶窦分隔,充分显露鞍底及左侧海绵窦前壁骨质。见肿瘤突入蝶窦内,表面覆盖不完整的菲薄骨质及蝶窦黏膜。去除肿瘤表面骨质、黏膜,磨除鞍结节及蝶骨平台骨质,前颅底硬脑膜与蝶骨平台骨质粘连筋膜,磨除过程中前颅底硬脑膜部分破损。磨除左侧视神经管

及蝶骨小翼骨质,见肿瘤侵袭蝶骨小翼,突出于左侧视神经管上方。充分显露肿瘤,骨窗大小约 5 cm×3 cm(图 6-3(d))。首先切除侵入蝶窦内的肿瘤,肿瘤呈灰红色,质地较软,血供丰富,肿瘤侵袭破坏斜坡及左侧蝶骨小翼骨质(图 6-3(e)(f))。然后扩大切开鞍底硬脑膜,切除鞍内肿瘤(图 6-3(g)),切开左侧海绵窦前壁,切除侵入海绵窦的肿瘤,逐渐显露并轮廓化颈内动脉海绵窦段,探查并切除位于动脉外侧及后方的肿瘤。再切开鞍结节及蝶骨平台硬脑膜,切除鞍上肿瘤(图 6-3(h)),分离、保护视神经。最后切除左侧颈内动脉海绵窦段上方及鞍上左侧的肿瘤(图 6-3(i))。最终镜下全切除肿瘤。术腔冲洗清亮,硬脑膜下放置人工硬脑膜和皮下脂肪,硬脑膜外覆盖阔筋膜和带蒂鼻中隔黏膜瓣,外层敷以可吸收止血纱布(速即纱)及明胶海绵,用纤维蛋白胶固定。左侧鼻腔填塞碘仿纱条一根。

4. 预后   术后患者恢复顺利,出现一过性发热、尿崩和电解质紊乱,无严重并发症发生,8 天后患者顺利出院。病理回报促性腺激素细胞腺瘤,复查头颅 MRI 示肿瘤切除满意(图 6-3(j)~(l))。

5. 点评   对于巨大侵袭性垂体腺瘤,术前判断肿瘤自鞍内向外扩展侵袭的方向,该肿瘤向下、上、侧方多个方向扩展,手术选择包括内镜经鼻腔-蝶窦-鞍结节/蝶骨平台入路和经鼻腔-筛窦-翼突-蝶窦-海绵窦入路,可以充分显露蝶窦、鞍上及左侧海绵窦的肿瘤,并在直视下切除。因此,对于绝大多数巨大侵袭性垂体腺瘤,只要术前仔细评估,能够安全和充分显露并切除肿瘤,可以选择经鼻入路切除。

参 考 文 献

[1] van Furth W R,de Vries F,Lobatto D J,et al. Endoscopic surgery for pituitary tumors[J]. Endocrinol Metab Clin North Am,2020,49(3):487-503.

[2] Cappabianca P,Cavallo L M,de Divitiis O,et al. Endoscopic pituitary surgery[J]. Pituitary,2008,11(4):385-390.

[3] Fraioli M F,Moschettoni L,Fraioli C. Endoscopic pituitary surgery[J]. J Neurosurg,2010,112(2):471-472;author reply 472-473.

[4] Farrell C J,Nyquist G G,Farag A A,et al. Principles of pituitary surgery[J]. Otolaryngol Clin North Am,2016,49(1):95-106.

[5] Yi L S,Alias A,Ghani A R I,et al. Endocrinological outcome of endoscopic transsphenoidal surgery for functioning and non-functioning pituitary adenoma[J]. Malays J Med Sci,2019,26(3):64-71.

[6] 张亚卓,王忠诚,刘业剑,等.内镜经鼻蝶入路手术治疗垂体瘤[J].中国微侵袭神经外科杂志,2007,12(2):51-54.

[7] 李储忠,宗绪毅,王新生,等.内镜经鼻入路切除侵及海绵窦的肿瘤[J].中华神经外科杂志,2012,28(3):218-221.

(张亚卓　李储忠)

第二节　颅咽管瘤

一、概述

颅咽管瘤可以起源于垂体-下丘脑轴从起点到终点的任何位置,如垂体、垂体柄、漏斗、灰结节、第三脑室下侧壁的下丘脑。周围有许多重要结构,如视神经、下丘脑、垂体、颈内动脉及其分支、椎基底动脉及其分支、脑干以及第三脑室内部结构等。所有这些结构都可能与肿瘤紧密粘连。大多数颅咽管瘤起源于垂体柄鞍上段、下丘脑漏斗部、灰结节,主要在鞍膈上生长,形成鞍上型颅咽管瘤。少数肿瘤起源于鞍膈以下的垂体柄或垂体,在鞍膈下方生长,形成鞍内型颅咽管瘤。部分颅咽管瘤同时在鞍上和鞍内生长,为鞍内鞍上型颅咽管瘤。少数颅咽管瘤起源于第三脑室底、灰结节以及垂体柄进入下丘脑的末端位置,在第三脑室内部生长,形成第三脑室内型颅咽管瘤。另外,有异位颅咽管瘤,如位于第四脑室、蝶窦内的颅咽管瘤等,起源不详,极其少见,本章不做叙述。

颅咽管瘤为良性肿瘤,对放、化疗均不敏感,手术全切除是唯一可靠的治愈手段。

国内外对于颅咽管瘤的分型方法较多,各有侧重。为方便针对不同类型颅咽管瘤内镜经鼻切除手术技术的描述,并便于理解,在本章我们简单将颅咽管瘤分为五型:鞍内型、鞍内鞍上型、鞍上型(鞍上第三脑室外型和鞍上第三脑室内外型)、鞍后型、第三脑室内型(图6-4)。

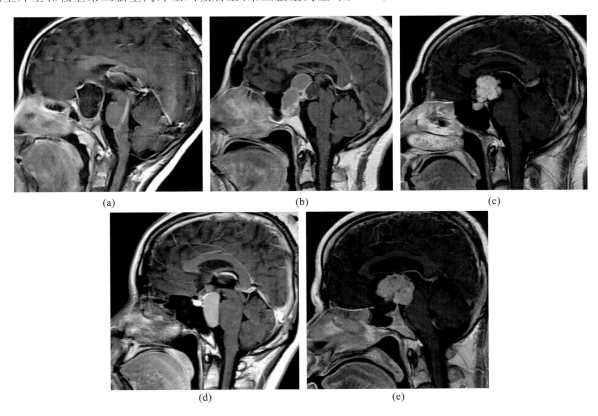

(a)　　　　　　　　　　(b)　　　　　　　　　　(c)

(d)　　　　　　　　　　(e)

图 6-4　颅咽管瘤分型

(a)鞍内型颅咽管瘤;(b)鞍内鞍上型颅咽管瘤;(c)鞍上型颅咽管瘤;(d)鞍后型颅咽管瘤;(e)第三脑室内型颅咽管瘤

其中鞍内鞍上型、鞍上型和鞍后型颅咽管瘤,根据肿瘤和垂体柄的关系又分为垂体柄外生型颅咽管瘤(图6-5)和垂体柄内生型颅咽管瘤(图6-6)。这些类型肿瘤向上生长在乳头体前方可以突入第三脑室,向后生长在乳头体后方可以突入脚间池接近后循环动脉系统,向下生长可以突入鞍后区域。

累及第三脑室的颅咽管瘤根据肿瘤和第三脑室底的关系又可以分为第三脑室内型、鞍上生长突入第三脑室内型、鞍上生长推挤第三脑室底上抬型(图6-7)。

内镜经鼻手术切除颅咽管瘤的适应类型和范围:颅底中线区域的全部鞍内型、鞍内鞍上型、鞍上型、鞍后型和第三脑室内型颅咽管瘤。对于瘤体向两侧延伸较多(图6-8)或者向前颅底延伸较多的颅咽管瘤(图6-9),例如在鞍旁生长到颈内动脉分叉部的外侧,此时如果选择内镜经鼻入路,因为直视困难,会增加手术风险或可能导致肿瘤残留。

与开颅显微手术比较,内镜经鼻微创手术切除颅咽管瘤的优点如下:①颅咽管瘤绝大多数位于颅底中线部位上方,可以通过内镜经鼻颅底中线手术入路获得良好的显露。从鼻腔通道完成颅咽管瘤的手术切除,其手术角度与颅咽管瘤起源部位(垂体柄)走行方向一致,更符合该肿瘤的病理生理特点;另外,从肿瘤腹侧到达肿瘤,不需要经过视神经、颈内动脉等结构之间的间隙进行操作,更加方便肿瘤的切除。②不需要牵拉脑组织,对于重要神经、血管牵拉轻微,手术创伤小。③手术视角广,可显示显微镜无法看

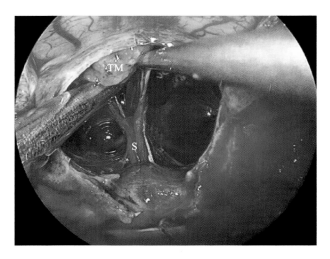

图 6-5　垂体柄外生型颅咽管瘤

垂体柄外生型颅咽管瘤术中所见内镜图像（可见肿瘤位于垂体柄外，可以位于垂体柄的前方、侧方或后方，手术中可清楚识别受到推挤的垂体柄；肿瘤切除后垂体柄基本完整保留）。TM. 肿瘤；S. 垂体柄

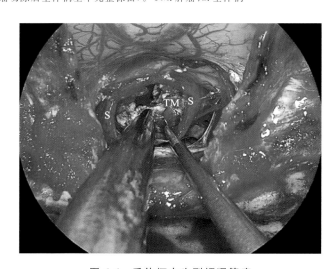

图 6-6　垂体柄内生型颅咽管瘤

垂体柄内生型颅咽管瘤术中所见内镜图像（可见肿瘤生长在垂体柄内，垂体柄膨胀菲薄，形成包裹肿瘤最外层的薄壁；肿瘤切除后垂体柄大部分保留）。TM. 肿瘤；S. 垂体柄

到的盲区和死角，如鞍内、视交叉后方、第三脑室内等部位，可以更多地直视肿瘤和周围重要结构之间的界面，并在直视下进行锐性手术操作，从而有效减少手术损伤和降低并发症发生率。例如，对于突入第三脑室内的肿瘤，如果使用幕上开颅显微手术方法，肿瘤和下丘脑的界面上许多地方直视困难，需要通过牵拉以分离肿瘤残余包膜和下丘脑之间的粘连，无法确切保护下丘脑组织。内镜经鼻入路可以从下方角度清晰直视该界面，从而可以在下丘脑-肿瘤界限区域，进行更多的锐性操作，分离肿瘤和正常脑组织之间的边界，有利于肿瘤全切除和避免下丘脑损伤。④肿瘤切除基本完成后，内镜可以抵近观察，可以深入术区观察，可显示显微镜所无法看到的盲区和死角，可以发现细小残留肿瘤，并予以切除，提高肿瘤的全切除率。⑤对于复发肿瘤，由于解剖结构混乱，内镜抵近观察可以提高分辨力，避免误损伤，提高全切除率。其解剖观察、视野清晰度毫无疑问优于幕上开颅显微手术方法。⑥内镜可以近距离观察肿瘤和周围重要结构，为深部术野提供更好的观察质量和更高的照明度，分辨清晰度优于显微镜，更有利于细小血管的保护，可以清楚分辨肿瘤和视路系统、颈内动脉系统、基底动脉系统、垂体柄的界限，更有利于术中保护重要

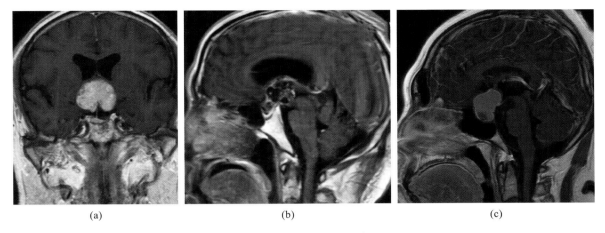

(a)   (b)   (c)

图 6-7 累及第三脑室的颅咽管瘤分型

（a）第三脑室内型颅咽管瘤；（b）鞍上生长突入第三脑室内型颅咽管瘤；（c）鞍上生长推挤第三脑室底上抬型颅咽管瘤

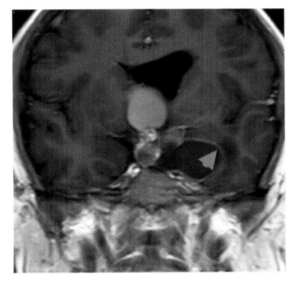

图 6-8 向两侧延伸较多的颅咽管瘤

冠状位 MRI 增强像，提示肿瘤延伸到颈内动脉分叉外侧，箭头所示区域内镜经鼻入路直视困难

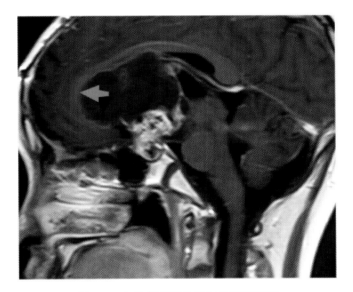

图 6-9 向前颅底延伸较多的颅咽管瘤

矢状位 MRI 增强像，提示肿瘤向前颅底延伸较多，箭头所示区域内镜经鼻入路直视困难

血管、神经、下丘脑和垂体柄。尤其对清晰辨别起源于颈内动脉和垂体上动脉供应垂体柄和视神经、视束的小动脉，非常有优势。⑦对于深部术野，显微镜会存在照明衰减问题，内镜可以抵近观察，术野照明度更高、术野更清晰。内镜经鼻颅咽管瘤切除手术前、后影像对比见图 6-10。

二、手术入路及相关解剖

  内镜经鼻切除颅咽管瘤的手术入路有如下几种：①视交叉下入路；②视交叉上（经终板）入路；③视交叉上、下联合入路。

  鞍内型颅咽管瘤全部选择视交叉下入路切除。绝大多数鞍内鞍上型、鞍上型以及第三脑室内型颅咽管瘤选择视交叉下入路切除（图 6-11）。少数鞍内鞍上型、鞍上型以及第三脑室内型颅咽管瘤选择视交叉上入路或者视交叉上、下联合入路切除（图 6-12）。

  视交叉下入路相关解剖：视交叉下入路需要保护的结构包括垂体柄、视神经、下丘脑、垂体上动脉、颈内动脉、大脑前动脉、后交通动脉、大脑后动脉、基底动脉以及发自这些动脉的细小分支。

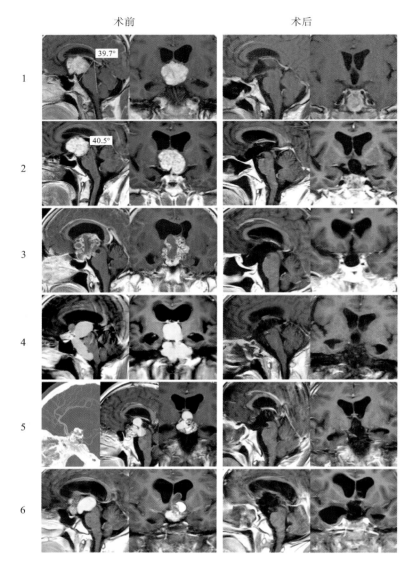

术前   术后

图 6-10   内镜经鼻颅咽管瘤切除手术前、后影像对比

图示六例巨大颅咽管瘤内镜经鼻手术前、后矢状位和冠状位 MRI 增强像

视交叉上入路相关解剖：视交叉上入路是指经过终板到达第三脑室内，需要保护的结构主要包括视神经和下丘脑。尤其对于侵袭第三脑室的体积较大的颅咽管瘤，肿瘤和下丘脑粘连紧密，切除过程中对于视交叉的牵拉无法避免，更应注意对视神经和下丘脑的保护。

三、内镜手术技术方法及难点

患者取平卧位，头略后仰 5°，向术者方向转 5°～10°。

手术步骤如下所示。

（一）鼻腔基础步骤（开放双人四手双鼻腔通道）

（1）切除右侧中鼻甲（必要时）。

（2）做右侧带蒂鼻中隔大黏膜瓣，具体见颅底重建相关章节。

（3）广泛磨除蝶窦前壁，切除鼻中隔后部 1～2 cm 区域。

（4）向前磨除部分后组筛窦气房以清楚显示鞍结节和蝶骨平台。

（5）最终形成一个前方到蝶骨平台和筛骨交界，后方到斜坡隐窝，两侧到蝶窦侧壁的颅底手术空间。

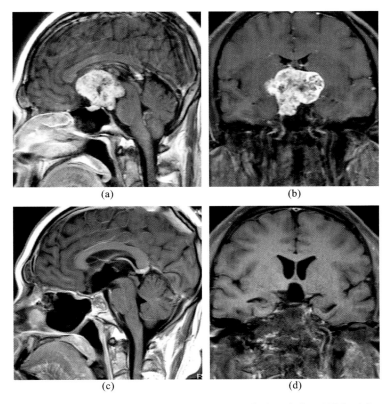

图 6-11 内镜经鼻经视交叉下入路切除颅咽管瘤手术前、后影像对比

(a)(b)手术前 MRI 影像；(c)(d)手术后 MRI 影像

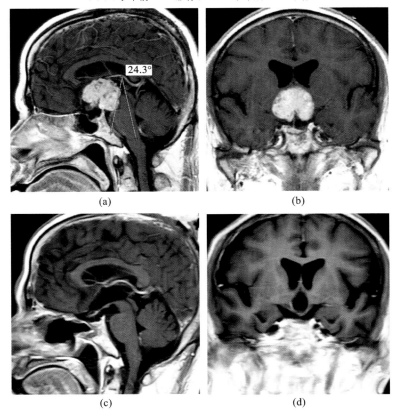

图 6-12 内镜经鼻经视交叉上入路切除颅咽管瘤手术前、后影像对比

(a)(b)手术前 MRI 影像；(c)(d)手术后 MRI 影像

需要清晰显露蝶窦后壁以下解剖标志：鞍底、斜坡、双侧颈内动脉管、双侧视神经管、双侧 mOCR（内侧视神经-颈内动脉隐窝）、双侧 lOCR（外侧视神经-颈内动脉隐窝）、鞍结节和蝶骨平台等（图 6-13）。

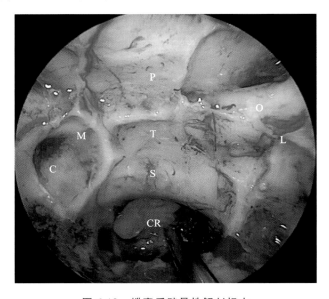

图 6-13　蝶窦后壁骨性解剖标志

P. 蝶骨平台；T. 鞍结节；S. 鞍底；CR. 斜坡隐窝；O. 视神经管；C. 颈内动脉管；L. 外侧视神经-颈内动脉隐窝；M. 内侧视神经-颈内动脉隐窝

（二）蝶窦后壁步骤

具体颅底骨质去除范围由肿瘤位置和大小决定。一般去除范围：鞍底、鞍结节、mOCR、部分蝶骨平台、部分双侧视神经管表面以及部分双侧鞍旁颈内动脉管表面的骨质（图 6-14）。mOCR 和视神经管表面骨质磨除时要持续冲水降温，以避免损伤视神经。mOCR 是前海绵间窦进入海绵窦的位置，容易出现静脉出血。对于海绵间窦出血，使用流体明胶注射封堵是一种可靠、快速的止血方法。

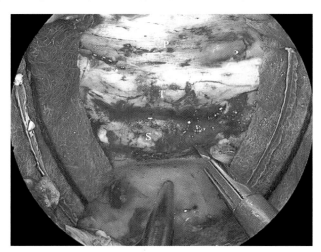

图 6-14　颅底硬脑膜显露范围

颅底硬脑膜显露范围包括鞍底、鞍结节、部分蝶骨平台区域硬脑膜、部分双侧视神经管表面以及部分双侧鞍旁颈内动脉管表面硬脑膜

（三）硬脑膜和蛛网膜切开步骤

（1）切开硬脑膜：切开鞍底硬脑膜，切断前海绵间窦，再向前方切开鞍结节和部分蝶骨平台区域硬脑膜，以进一步增加硬脑膜下手术空间（图 6-15）。

（2）切开蛛网膜,显露其下方的视交叉及肿瘤(图 6-16)。

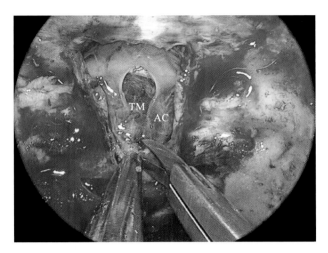

图 6-15 颅底硬脑膜切开范围

颅底硬脑膜切开后,可见下方的蛛网膜。TM. 肿瘤

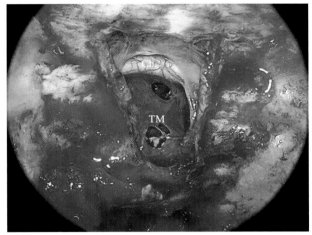

图 6-16 切开蛛网膜

原发颅咽管瘤,蛛网膜和肿瘤包膜之间有自然间隙。TM. 肿瘤;
Ch. 视交叉

（四）肿瘤切除步骤

（1）首先应尽量辨明垂体柄出垂体处,以便在术中注意保护。

（2）分离术野中能够显露的肿瘤边界。辨明肿瘤和周围结构的关系。

（3）切开肿瘤包膜,放出囊液或在囊内分块切除肿瘤。肿瘤减压后,分离肿瘤和蛛网膜之间的间隙。将瘤体包膜从周围的视神经系统、重要动脉、脑干、下丘脑、垂体柄等重要结构上锐性切除。注意保护来自垂体上动脉的细小分支血管和视交叉上、下的小动脉。肿瘤切除后可见保留完整的垂体柄。

（4）仔细止血,冲洗术野。

（五）颅底重建步骤

硬脑膜下铺垫免缝合人工硬脑膜或者脂肪组织,将鼻中隔黏膜瓣覆盖在颅底骨质表面,以碘仿纱条或者气囊支撑。

四、并发症及处理

1. 脑脊液鼻漏 如果发现有鼻腔漏液、高热、突发剧烈头痛等症状,应该及时复查头颅CT,辨别是否有脑脊液鼻漏。如果诊断明确,急诊手术修补。常见导致脑脊液鼻漏的原因:黏膜瓣移位、黏膜瓣血供差、患者剧烈咳嗽或者便秘等。根据不同原因进行相应手术修补,必要时取自体脂肪、阔筋膜和肌肉加固。目前我们的团队手术后脑脊液鼻漏发生率为 3%～4%。

2. 颅内感染 严格掌握手术技术和无菌原则,颅内感染发生率较低。多数颅内感染通过腰椎穿刺置管引流脑脊液或腰椎穿刺放液和使用抗生素,能得到很好的控制。严重的颅内感染可能导致脑室内出血、脑积水等继发并发症。

3. 其他垂体柄和下丘脑损伤相关并发症 如激素紊乱,水、电解质平衡失调,精神症状、认知力下降,体温调节紊乱等,需要围手术期的积极监测和治疗。

五、典型病例

（一）垂体柄外生型颅咽管瘤病例

这种病例的肿瘤切除步骤见图 6-17。

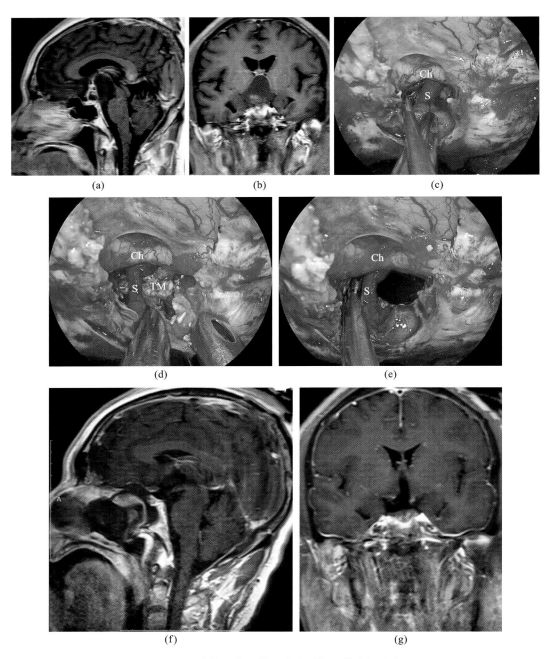

图 6-17 内镜经鼻垂体柄外生型颅咽管瘤切除术

（a）（b）手术前 MRI 提示鞍上型颅咽管瘤；（c）术中内镜经鼻切开颅底硬脑膜和蛛网膜后，早期于垂体上端看到垂体柄，垂体柄位于肿瘤前方；（d）分离肿瘤和周围蛛网膜之间的界限，在垂体柄左侧分块切除肿瘤；（e）在垂体柄右侧分块切除肿瘤；（f）（g）手术后 MRI 提示肿瘤全切除。S.垂体柄；Ch.视交叉；TM.肿瘤

（二）垂体柄内生型颅咽管瘤病例

这种病例的肿瘤切除步骤见图 6-18。

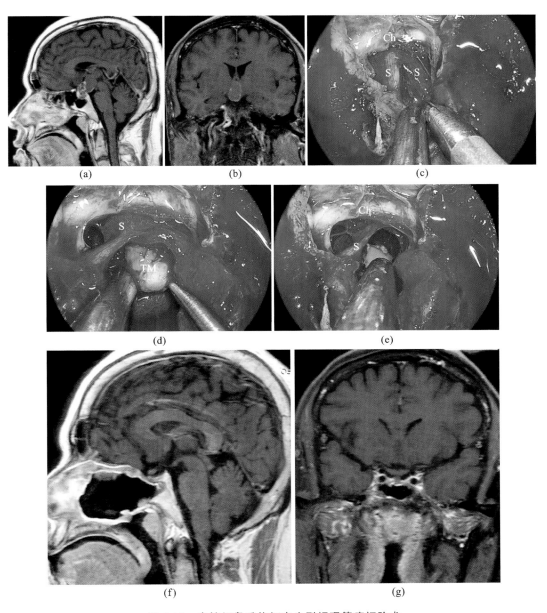

图 6-18　内镜经鼻垂体柄内生型颅咽管瘤切除术

（a）（b）手术前 MRI 提示鞍上型颅咽管瘤，形似腊肠，侵入第三脑室区域；（c）肿瘤生长在垂体柄内，垂体柄膨胀菲薄，形成包裹肿瘤最外层的薄壁；（d）切开垂体柄，可见其内肿瘤；（e）肿瘤切除过程中垂体柄大部分保留；（f）（g）手术后 MRI 提示肿瘤全切除。S. 垂体柄；Ch. 视交叉；T. 肿瘤

（桂松柏）

第三节　鞍结节脑膜瘤

一、概述

鞍结节脑膜瘤是指包括起源于鞍结节、鞍膈、前床突和蝶骨平台的脑膜瘤，占颅内脑膜瘤的 5%～10%，毗邻前循环血管、下丘脑、视神经、垂体柄等重要结构。肿瘤的生长常造成视物障碍和头痛，由于其临床症状不典型，一旦出现神经功能障碍，肿瘤的体积都比较大，给手术治疗带来了不小的挑战。其他不典型症状包括癫痫发作、内分泌或行为症状，与肿瘤大小和瘤周水肿有关。鉴于这种肿瘤的良性性质，手

术的目的是完全切除肿瘤、肿瘤附着的硬脑膜以及侵犯的颅底骨质。肿瘤切除主要能够解除视神经压迫并防止进一步恶化,甚至逆转视神经损伤,但次全切除加放射治疗(简称放疗)也可能是合理的,这取决于患者的年龄以及肿瘤的位置。

二、诊断

(一)临床表现

(1)视力下降,视野缺损。

(2)内分泌障碍。

(3)颅内高压症状。

(二)影像学检查

(1)在 CT 中,多呈等密度病变,基底附着在鞍结节硬脑膜上,增强后肿瘤强化。经鼻入路手术前三维 CT 为必查项目,三维 CT 可以清楚了解肿瘤是否存在钙化及肿瘤基底部颅底骨质的增生或者破坏情况,以及蝶窦及筛窦骨性分隔的情况。同时最好行三维 CT 血管造影(CTA)以了解病变和颅底骨质、血管以及周围神经组织的解剖关系(图 6-19)。

(2)在 MRI 中,肿瘤多数呈等 T1 等 T2 信号,边界清楚,多呈均匀明显强化。MRI 可以显示肿瘤与视神经、颈内动脉及其分支等周围重要结构的关系(图 6-20、图 6-21)。

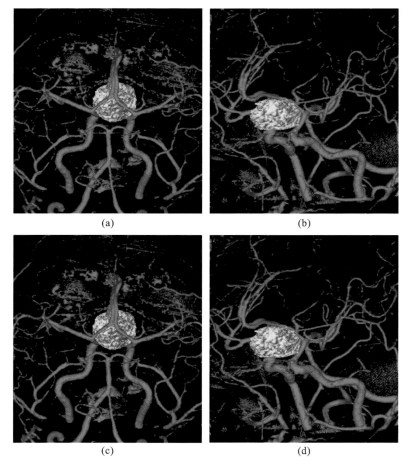

(a)　　　　　　　　　　(b)

(c)　　　　　　　　　　(d)

图 6-19　CTA 显示前循环血管与肿瘤的关系

(三)内分泌检查

了解垂体功能是否受影响。

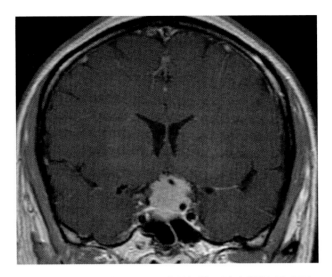

图 6-20 头颅冠状位 MRI 增强扫描示肿瘤增强,肿瘤两侧为海绵窦内颈内动脉

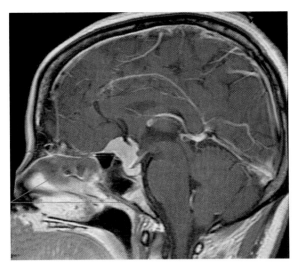

图 6-21 鞍结节脑膜瘤经鼻手术范围 MRI

箭头提示内镜经鼻可以到达的前后范围,足够切除向前、后方向扩展的鞍结节脑膜瘤

三、手术适应证及禁忌证

(1)若肿瘤向前、后方向生长,适合使用内镜经鼻扩大入路(图 6-21)。

(2)肿瘤侵犯视神经管内下方或者破坏鞍底、蝶骨平台进入蝶窦,内镜经鼻入路可以切除该部位肿瘤(图 6-22)。

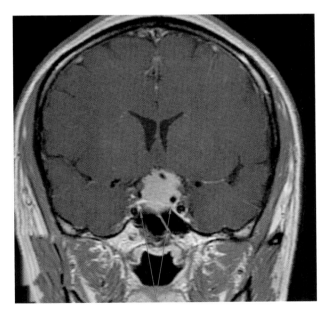

图 6-22 内镜经鼻入路到达鞍结节脑膜瘤的手术通道和角度

(3)对于肿瘤基底延展到双侧视神经管,进入视神经上方、外侧及眶顶上方的鞍结节脑膜瘤,由于内镜难以到达双侧视神经管以上区域,不适合经鼻扩大入路切除。

(4)对于肿瘤生长明显超出颈内动脉外侧及包裹颈内动脉及其分支的鞍结节脑膜瘤,使用经鼻扩大入路需要慎重。基底部脑膜尾征广泛的鞍结节脑膜瘤,同样应慎重考虑使用经鼻入路切除。

(5)蝶窦气化不良及蝶窦严重感染未控制的患者不适合使用经鼻入路。

(6)手术者的手术经验不足、团队合作能力不足以及设备条件不够的列为相对禁忌证。

四、内镜经鼻扩大入路至鞍上区的解剖

在神经内镜的引导下经双侧鼻腔进入，可见后鼻孔的内侧缘是犁骨，它是此阶段重要的中线解剖标志。将内镜沿着后鼻孔向上移动到达蝶筛隐窝，并可见蝶窦的自然开口位于其中（图6-23、图6-24），用高速磨钻磨除蝶窦前壁及蝶窦腔内分隔后可见蝶窦后壁和外侧壁的各个解剖标志，其中鞍底位于中央，蝶骨平台和鞍结节位于上方，斜坡区位于下方，在鞍底的外侧可见颈内动脉管隆起和视神经管隆起以及位于两者之间由前床突的视柱气化形成的视神经-颈内动脉隐窝（图6-25）。在进入鞍上区时，常向前颅底扩展，可见后筛动脉等结构（图6-26）。在去除鞍上区骨质时由于受两侧视神经内侧的限制，在视神经上方可以前至后筛动脉，上方两侧到眶纸板，下方至蝶鞍的前上方，去除的骨质范围呈"鸭舌帽"状（图6-27、图6-28），在剪开鞍上区硬脑膜时应首先从中间开始以避免损伤视神经，打开硬脑膜后可见颅内的解剖结构，以假想的两个连线将鞍上区分为四个部分：以视交叉后部和鞍背作一连线，以乳头体和视交叉的下缘作另一连线，将鞍上区分为四个部分，分别为视交叉上部、视交叉下部、鞍背后部和脑室部。打开硬脑膜后首先看到的是视交叉下部，视交叉位于视野中间，垂体柄位于下方，垂体柄通过鞍膈孔与垂体相连，在视交叉下部的外侧可见斜行向外的视神经，颈内动脉床突段位于视神经外侧，从颈内动脉的内侧发出垂体上动脉，一部分至垂体和垂体柄，另一部分供应视神经和视交叉的下内侧部（图6-29）。在视交叉上部可见额叶直回、前纵裂，两侧的大脑前动脉A1段从颈内动脉发出后于视交叉上方通过前交通动脉相连，两侧的大脑前动脉A2段分别向上方走行（图6-30）。回返动脉向后方走行，其位置变异较大。将内镜从垂体柄和颈内动脉之间、后床突的上方深入，此时可见鞍背后部结构：从上至下依次为第三脑室底、双侧乳头体、两侧大脑后动脉P1段、部分后交通动脉、小脑上动脉、动眼神经、基底动脉的上1/3部分和位于其后方的桥脑（图6-31、图6-32）。将内镜从乳头体前方的第三脑室底穿过，与内镜第三脑室底造瘘相反，进入第三脑室内部后首先可见两侧由丘脑组成的第三脑室侧壁、丘脑间黏合、两侧室间孔（Monro孔）和位于其中的脉络丛、大脑内静脉（图6-33）。将内镜从丘脑间黏合的下方深入，可见第三脑室后壁的结构：松果体和松果体上隐窝、两侧的髓纹、缰连合、后连合和中脑导水管上部（图6-34）。

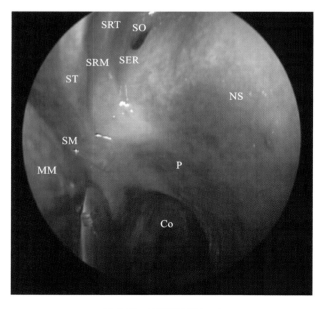

图 6-23　蝶窦开口（一）

SO. 蝶窦开口；SRT. 最上鼻甲；SRM. 最上鼻道；ST. 上鼻甲；SM. 上鼻道；P. 犁骨；NS. 鼻中隔；Co. 后鼻腔；MM. 中鼻甲；SER. 蝶筛隐窝

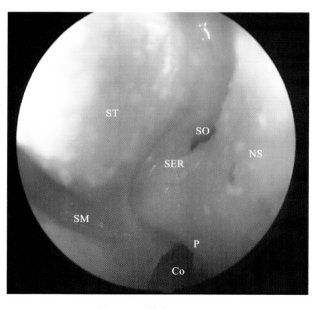

图 6-24　蝶窦开口（二）

Co. 后鼻腔；P. 犁骨；SO. 蝶窦开口；SER. 蝶筛隐窝；SM. 上鼻道；ST. 上鼻甲；NS. 鼻中隔

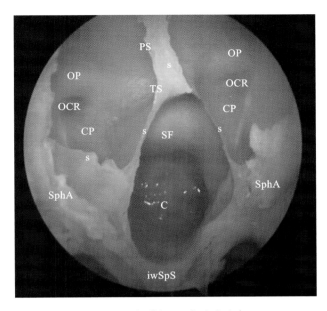

图 6-25 视神经-颈内动脉隐窝

s. 蝶窦腔内分隔;SF. 鞍底;C. 斜坡;OCR. 视神经-颈内动脉隐窝;TS. 鞍结节;CP. 颈内动脉管隆起;PS. 蝶骨平台;OP. 视神经管隆起;SphA. 蝶腭动脉;iwSpS. 蝶窦的下壁

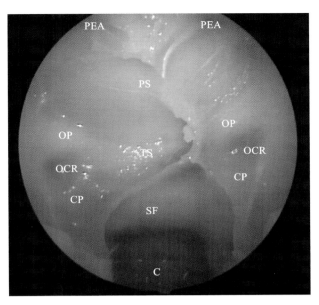

图 6-26 后筛动脉

SF. 鞍底;C. 斜坡;OCR. 视神经-颈内动脉隐窝;TS. 鞍结节;CP. 颈内动脉管隆起;PS. 蝶骨平台;OP. 视神经管隆起;PEA. 后筛动脉

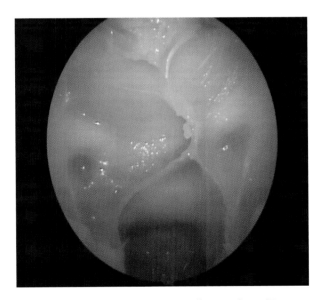

图 6-27 鞍上区磨除骨质的范围(红色区域)

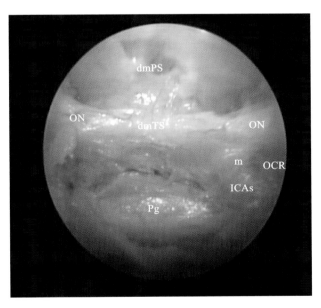

图 6-28 去取骨质需要注意的解剖结构

m. 视神经-颈内动脉隐窝内侧壁;dmPS. 鞍结节硬脑膜;dmTS. 蝶骨平台硬脑膜;ON. 视神经;ICAs. 颈内动脉鞍旁段;Pg. 垂体腺

五、手术步骤

1. 预计内镜经鼻入路手术通道 角度示意见图 6-21、图 6-22。

2. 患者体位 患者取仰卧位,头后仰 10°,略偏向手术侧;如需导航可上头架固定头部,行颅神经监测。

3. 鼻腔准备 鼻腔及面部常规消毒。用肾上腺素棉条收缩鼻腔黏膜(图 6-35)。

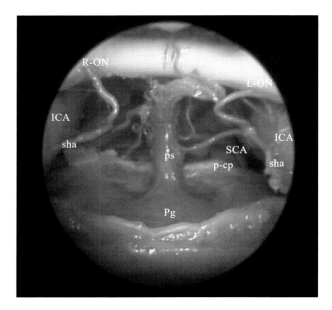

图6-29　视神经与视交叉

R-ON. 右侧视神经；L-ON. 左侧视神经；Pg. 垂体腺；ICA. 颈内动脉；ps. 垂体柄；p-cp. 后床突；SCA. 小脑上动脉；sha. 垂体上动脉；Ch. 视交叉

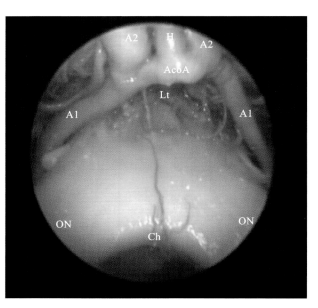

图6-30　大脑前动脉A1段、A2段

ON. 视神经；Ch. 视交叉；Lt. 终板；H. 回返动脉；AcoA. 前交通动脉；A1. 大脑前动脉A1段；A2. 大脑前动脉A2段

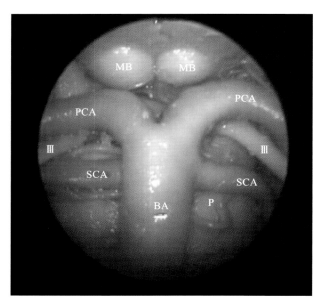

图6-31　鞍背后部结构（一）

MB. 乳头体；BA. 基底动脉；SCA. 小脑上动脉；PCA. 大脑后动脉；P. 桥脑；Ⅲ. 动眼神经

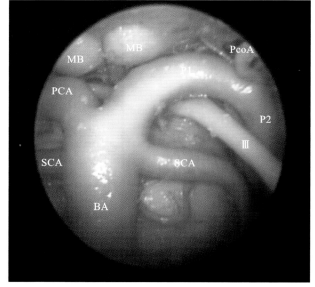

图6-32　鞍背后部结构（二）

MB. 乳头体；BA. 基底动脉；SCA. 小脑上动脉；PCA. 大脑后动脉；Ⅲ. 动眼神经；P1. 大脑后动脉P1段；P2. 大脑后动脉P2段；PcoA. 后交通动脉

4. 手术步骤

1）鼻腔基础步骤　鼻腔内步骤没有定式，达到以下主要目的即可：①尽可能保留中鼻甲；②方便切除鼻中隔后部（根据需要决定切除范围和区域）和蝶窦前壁；③采用双侧鼻腔入路；④做鼻中隔黏膜瓣。

（1）收缩双侧鼻腔黏膜，可见蝶窦开口（图6-36）。

（2）根据习惯一般做右侧带蒂鼻中隔黏膜瓣，并推到鼻后孔备用。

（3）沿着右侧蝶窦开口处磨除部分右侧蝶窦前壁、蝶骨嘴及部分鼻中隔后部骨质，然后向左侧推开蝶

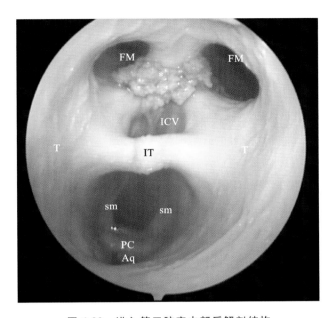

图 6-33　进入第三脑室内部后解剖结构

Aq. 中脑导水管；FM. Monro 孔；IT. 丘脑间黏合；PC. 后连合；
sm. 髓纹；*. 脉络丛；T. 丘脑；ICV. 大脑内静脉

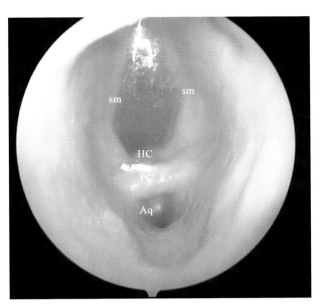

图 6-34　第三脑室后壁的解剖结构

HC. 缰连合；PC. 后连合；sm. 髓纹；Aq. 中脑导水管

窦左侧前壁表面黏膜。

（4）向外侧推开左侧中鼻甲以扩大手术路径的宽度。

（5）从左侧鼻腔进入，纵向切开鼻中隔后部部分黏膜，左侧游离的较小黏膜瓣也翻向后鼻孔备用，磨除部分左侧蝶窦前壁。

（6）切除鼻中隔后部 1～2 cm 骨质和黏膜，以不阻碍内镜指引双侧器械在蝶窦后壁的操作。

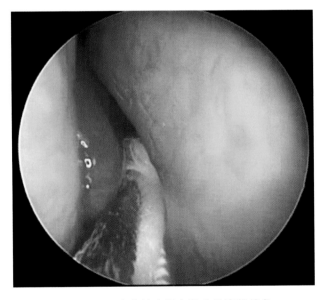

图 6-35　手术前填塞浸有肾上腺素的棉条

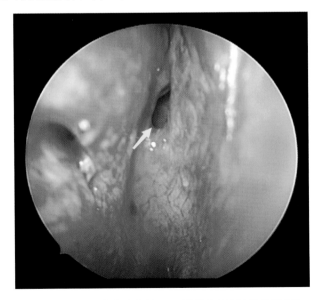

图 6-36　收缩黏膜后内镜下可见蝶窦开口（箭头所示）

2）蝶窦步骤

（1）广泛磨除蝶窦前壁向两侧显露蝶窦侧壁。可以从蝶窦开口处扩大，也可以直接从蝶骨嘴处扩大咬除两侧蝶窦前壁。后者较前者尤其在侧方和上方，可以创造更多的空间。

（2）向前需要磨除部分后组筛窦气房以清楚显示蝶骨平台。磨除筛窦气房的范围向前不要超过筛后动脉，以保留嗅觉黏膜。筛后动脉是筛板和蝶骨平台的分界线。

（3）去除蝶窦间隔和蝶窦内所有黏膜,去除蝶窦间隔时需要注意该间隔可能直接连着颈内动脉管骨质,将蝶窦腔变为一个单一的宽敞的空间。

以上所有操作目的都是创造一个良好的手术通道,以利于手术显露、操作和止血。

3）观察蝶窦后壁和前颅底解剖标志　鞍底、颈内动脉管、视神经管、鞍结节、蝶骨平台、斜坡隐窝(图6-37)。

4）颅底骨质磨除　从后向前磨除鞍底、鞍结节和蝶骨平台的骨质(图6-38),以显露前海绵间窦。显露前海绵间窦的目的是方便手术时向后牵拉,以显露鞍结节后方更多的区域。导航定位脑膜瘤基底范围,决定磨除蝶骨平台骨质范围的大小。

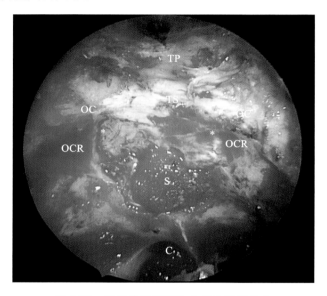

图 6-37　观察蝶窦后壁和前颅底解剖标志

S. 鞍底;C. 斜坡;OCR. 视神经-颈内动脉隐窝;TS. 鞍结节;TP. 蝶骨平台;OC. 视神经管隆起;* . 内侧视神经-颈内动脉隐窝(mOCR)

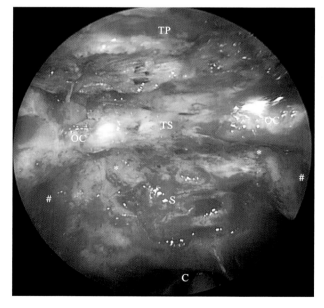

图 6-38　磨除颅底鞍底、鞍结节和蝶骨平台等骨质

S. 鞍底;C. 斜坡;TS. 鞍结节;TP. 蝶骨平台;OC. 视神经管隆起;♯. 外侧视神经-颈内动脉隐窝;* . 内侧视神经-颈内动脉隐窝

　　磨除内侧视神经-颈内动脉隐窝(mOCR)骨质(图 6-38)。磨除时注意冲水降温,避免损伤视神经(图 6-39)。mOCR 的下方是上海绵间窦注入海绵窦的地方,此处磨除骨质时经常会有静脉出血。

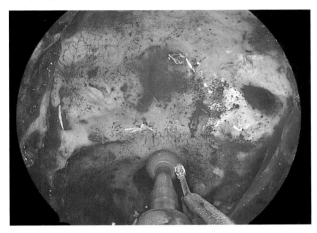

图 6-39　边冲水边磨除骨质

　　根据肿瘤大小决定是否去除部分鞍旁颈内动脉海绵窦段表面的骨质,根据肿瘤是否侵入视神经管内决定是否磨除部分视神经管内侧和下方骨质。最终形成一个前方到蝶骨平台和筛骨交界,后方到斜坡隐窝,两侧到蝶窦侧壁的手术通道。

　　5)显露硬脑膜范围　略。

　　6)减少肿瘤血供　导航确定肿瘤基底范围,电凝显露的肿瘤基底区域硬脑膜以及硬脑膜表面血管,以减少肿瘤血供(图 6-40)。

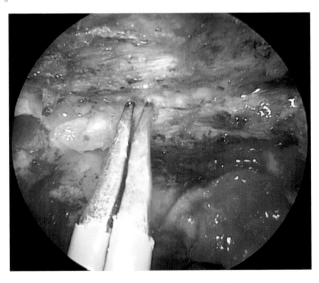

图 6-40　电凝肿瘤基底部以减少肿瘤血供

　　7)围绕肿瘤基底剪开硬脑膜　在剪开硬脑膜前需再次予以碘伏和温水反复冲洗鼻腔,另外估计在血管结构(海绵窦内或鞍上区域)附近进行手术操作时,应该使用微型多普勒探头了解主要动脉情况。

　　8)肿瘤切除

　　(1)分块切除肿瘤内容物:首先进行瘤内减压,用超声吸引方法缓慢切除肿瘤(图 6-41)。

　　(2)瘤壁塌陷后,分离肿瘤边界(图 6-42),注意沿着肿瘤包膜和周围神经、血管结构表面的蛛网膜之间的界限分离,可采用钝性与锐性分离相结合的方式(图 6-43),将蛛网膜保留下来。肿瘤基底部的硬脑膜锐性剪除(图 6-44),调整内镜视角,探查周围及视神经管腹侧肿瘤切除情况(图 6-45、图 6-46),对侵犯视神经管的肿瘤,可打开视神经管腹侧硬脑膜,直视下切除该部位肿瘤(图 6-47),完全切除肿瘤后可见周

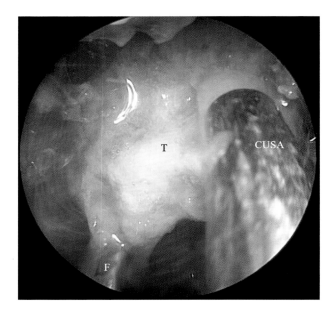

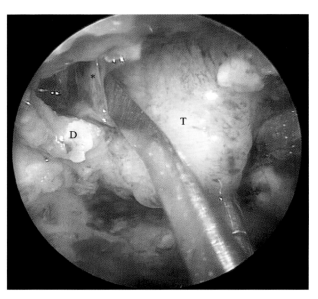

图 6-41　用超声吸引方法切除肿瘤
CUSA.超声吸引装置;T.肿瘤;F.取瘤钳

图 6-42　分离肿瘤边界
T.肿瘤;D.硬脑膜; *.蛛网膜

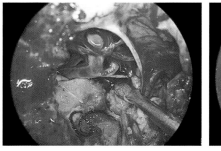

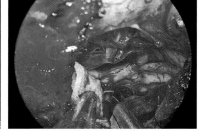

图 6-43　钝性与锐性相结合分离肿瘤与蛛网膜界面

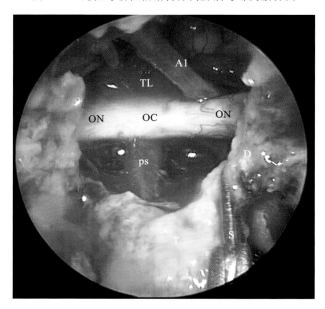

图 6-44　剪除肿瘤附着的硬脑膜边缘,达到 Simpson Ⅰ 级切除
T.肿瘤;D.硬脑膜;ON.视神经;OC.视交叉;ps.垂体柄;A1.大脑前动脉 A1 段;TL.终板;S.吸引器

围的结构有视神经、视交叉、垂体柄、前交通动脉以及颈内动脉(图6-48),需要注意保护供应视路下方的垂体上动脉(图6-49)。

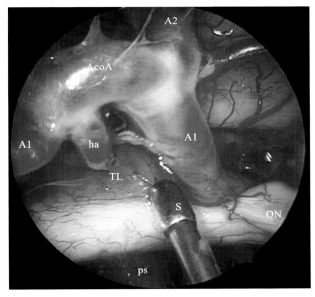

图6-45　调整内镜角度可见视交叉上区的解剖结构

ps.垂体柄;OC.视交叉;ON.视神经;A1.大脑前动脉A1段;A2.大脑前动脉A2段;AcoA.前交通动脉;ha.回返动脉;TL.终板;S.吸引器

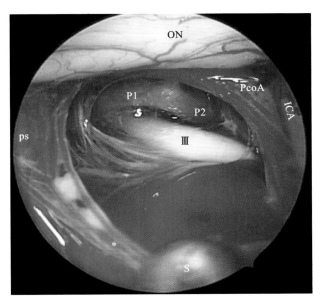

图6-46　调整内镜角度可见视交叉下区的解剖结构

ps.垂体柄;ON.视神经;ICA.颈内动脉;PcoA.后交通动脉;P1.大脑后动脉P1段;P2.大脑后动脉P2段;Ⅲ.动眼神经;S.吸引器;*.垂体上动脉

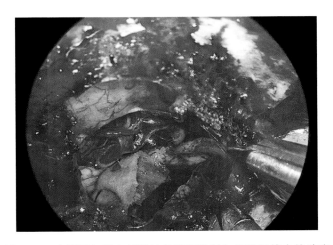

图6-47　内镜下打开左侧视神经管切除侵入视神经管内的肿瘤

9)冲洗瘤腔　略。

10)颅底重建　详见颅底重建相关章节。

六、内镜经鼻蝶扩大入路切除鞍结节脑膜瘤的优势

与其他手术方式比较,内镜经鼻蝶扩大入路切除鞍结节脑膜瘤有以下优势。

(1)最大限度地利用自然孔道,损伤小。

(2)手术视野广,显露范围大,照明好。

(3)切除了肿瘤的硬脑膜起源处硬脑膜和增生的骨质,可获得SimpsonⅠ级切除,对侵犯视神经管内下方的肿瘤可直视下切除。

(4)无须在视神经和视交叉上方操作,减少了损伤视路血供的风险。

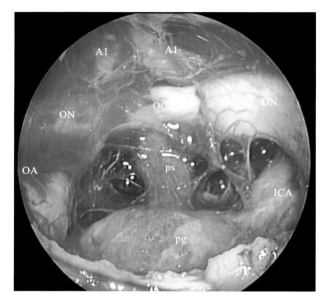

图 6-48　完全切除肿瘤后可见周围的解剖结构（一）

pg.垂体；ps.垂体柄；ICA.颈内动脉；A1.大脑前动脉 A1 段；OC.视交叉；
ON.视神经；OA.眼动脉；*.垂体上动脉

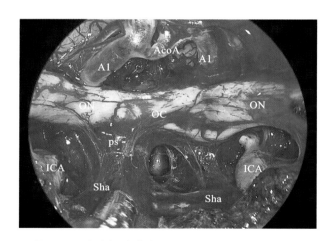

图 6-49　完全切除肿瘤后可见周围的解剖结构（二）

ps.垂体柄；ICA.颈内动脉；A1.大脑前动脉 A1 段；OC.视交叉；ON.视神
经；AcoA.前交通动脉；Sha.垂体上动脉

（王　清　鲁晓杰）

第四节　脊　索　瘤

一、概述

脊索瘤是罕见的恶性骨肿瘤，欧美人群年发病率为 0.08/100000，患病率低于 1/100000；我国台湾地区的一项流行病学研究显示我国台湾地区人群的年发病率为 0.4/1000000，男性发病率高于女性，男女比例 2.09：1。脊索瘤主要发生于中轴骨，常见于骶尾和脊柱，颅底部位的脊索瘤约占全部脊索瘤的30%。任何年龄均可患脊索瘤，颅底脊索瘤好发于 30 岁和 40 岁年龄组人群，较脊柱和骶尾部脊索瘤患者发病年龄轻。脊索瘤在儿童及青少年中少见,文献报道儿童脊索瘤占所有脊索瘤的比例少于 5%。2007 年至 2016 年首都医科大学附属北京天坛医院神经外科共治疗颅底脊索瘤患者 516 例,其中儿童及青少年患者占 12%(62/516)。

脊索瘤的发病机制不清,一般认为其起源于胚胎脊索的残余组织。脊索发生于胚胎阶段,正常情况下在出生后即完全退化,部分退化不完全的脊索可能是脊索瘤的前体。SWI/SNF 基因复合物(如 PBRM1 基因)以及 SETD2、CDKN2A/B、TBXT、LYST 等基因的异常可能与脊索瘤的发生有关。

目前 WHO 病理学脊索瘤的亚型包括经典型、软骨型和去分化型。经典型脊索瘤占 75%～85%,软骨型脊索瘤占 5%～15%,去分化型最少见,约占 5%。近年来,随着基因检测手段的完善,病理学家又发现了 INI1 表达缺失的差分化型脊索瘤,此外,也有病理学家报道了肉瘤样脊索瘤。脊索瘤的特征性诊断分子标志物是鼠尾蛋白(brachyury 蛋白,由 TBXT 基因编码),凭借此可以与颅底其他肿瘤鉴别,如软骨肉瘤等。

颅底脊索瘤的临床症状与肿瘤生长部位相关。最常见的症状是复视(50.7%),其次是头痛和枕颈部疼痛(34.5%),肿瘤累及三叉神经时可以出现颜面麻木,肿瘤累及后组颅神经可以出现饮水呛咳、伸舌偏向一侧等,当肿瘤较大,推挤脑干时可出现肌力降低和行走障碍等。儿童脊索瘤好发于下斜坡,症状主要由后组颅神经受累所引起。从症状出现到确诊脊索瘤的中位时间是 6 个月(范围:1～108 个月)。此外,还有部分患者无明显症状,是意外发现或由体检检出的。

颅底脊索瘤的影像学检查是诊断和术前评估的主要依据。在颅骨平片或 CT 上表现为与肌肉密度相同或低于肌肉密度的溶骨性、膨胀生长的信号,斜坡骨质破坏,部分脊索瘤伴有骨质增生,表现为斜坡部位的异常钙化,需要与软骨肉瘤等进行鉴别。脊索瘤通常位于中线部位,软骨肉瘤多位于旁中线区域。MRI 上颅底脊索瘤表现为 T1 像信号多变,大多数为低或等信号,局部因出血或黏液呈高信号;典型的脊索瘤表现为 T2 像高信号,局部因出血、碎骨或大量类蛋白成分而呈低信号(图 6-50)。

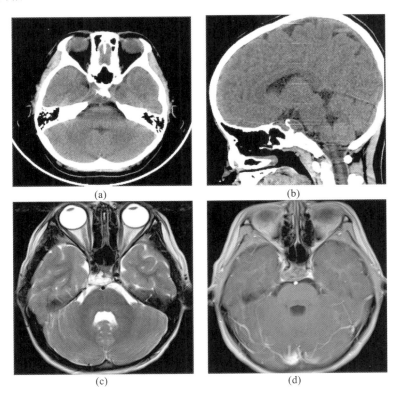

(a) (b) (c) (d)

图 6-50　一例上斜坡脊索瘤患者 CT 和 MRI 表现

(a)(b)CT 上表现为等密度的溶骨性病变,局部斜坡骨质破坏;(c)～(f)分别为轴位 T2WI、轴位增强、矢状位 T1WI、矢状位增强 MRI 表现

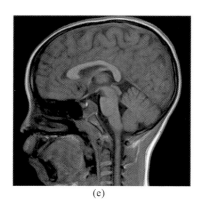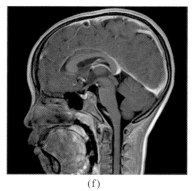

(e)　　　　　　　　　　　　　(f)

续图 6-50

颅底脊索瘤属于恶性肿瘤,患者长期预后欠佳。脊索瘤可发生远处转移,颅底脊索瘤转移率低于10%,但是1979年一篇文献报道了颅底肿瘤转移率可达20%,首都医科大学附属北京天坛医院2019年一项纳入了284例颅底脊索瘤患者的研究中,在中位随访期为32.5个月(范围:2~175个月)的时间内,3.2%的患者证实发生了转移,但是很多患者在手术后仅进行颅脑影像学检查,并未进行定期全身辅助检查,因此真实发生转移的患者可能更多。

二、手术入路及相关解剖

颅底脊索瘤发生位置与胚胎脊索的走行方向一致,位于颅底中线区域,可以发生于斜坡的任何水平。根据肿瘤生长部位和内镜经鼻或经口入路的操作特点,通常将斜坡分为三段,即上、中、下斜坡(图6-51)。上斜坡为鞍背、后床突至鞍底水平,上斜坡长度最短,两侧对应颈内动脉海绵窦段。中斜坡为鞍底至蝶骨体底部水平,对应着蝶骨斜坡隐窝、蝶窦底壁以及颈动脉斜坡旁段,颈内动脉斜坡旁段和破裂孔段位于中斜坡,中斜坡脊索瘤最先累及的颅神经是外展神经,从而出现复视症状。下斜坡为蝶骨体底部至枕骨大孔水平,包含枕骨基底部、枕骨大孔、颈静脉结节、枕髁内侧,在轴位上观察下斜坡是斜坡宽度最宽的部分,颅神经受累时肿瘤体积往往已经发展得较大。此外,下斜坡脊索瘤通常会累及颅颈交界区,甚至达到颈椎水平。

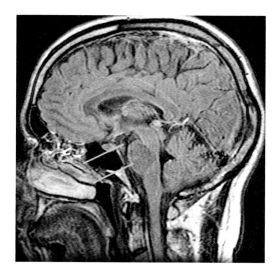

图 6-51　内镜经鼻入路上、中、下斜坡分区示意图
斜坡被图中两条黄色直线分为上、中、下三段

张亚卓团队通过大量的临床研究发现,颅底脊索瘤主体通常位于双侧颈内动脉内缘间,这种情况是内镜经鼻或经口入路治疗脊索瘤的最佳适应证,然而,脊索瘤有沿着颅底骨缝延伸生长的特点,这部分沿

着骨缝生长的肿瘤常形成传统显微镜治疗的视野"死角",是传统开颅手术或显微镜经鼻手术切除的难点,采用内镜经鼻或经口入路可达到良好的显露效果,从而有助于更好地切除这部分肿瘤。颅底脊索瘤主要沿着岩斜裂延伸,常累及以下 8 个区域:①鞍背-后床突区域;②双侧颈内动脉海绵窦段后方区域;③双侧颈内动脉斜坡旁段后方区域;④双侧岩斜裂至颈静脉孔区域;⑤枕骨大孔至颅颈交界区(注意:双侧算 2 个区域)。

颅底脊索瘤手术入路的选择与术者经验密切相关,选择术者最擅长的手术入路通常可以降低严重的手术并发症的发生率。颅底脊索瘤早期以开颅手术治疗为主,上斜坡脊索瘤常采用断颧弓入路等,中斜坡脊索瘤常采用经岩骨入路(岩骨前入路、岩骨后入路或全岩骨切除),下斜坡脊索瘤常采用远外侧入路或其改良入路。这一时期颅底脊索瘤全切除率较低,因此有观点认为手术很难全切除颅底脊索瘤。近年来,随着手术技术和辅助设备的发展,尤其是内镜手术技术和设备的发展,颅底脊索瘤的切除程度越来越高。依据颅底脊索瘤生长和延伸特点,内镜经鼻或经口入路手术通常可获得最短的手术路径,可以相对容易地显露被肿瘤推挤或包绕的颅神经,对脑组织和颅神经的牵拉少。内镜技术经验丰富的团队采用内镜经鼻或经口入路往往可以获得较好的切除效果。

三、手术技术与难点

(一)体位与麻醉

患者采用仰卧位,头部保持中立位。全身麻醉,气管插管口腔外露部分可偏向一侧,避免管道上翘、妨碍手术操作;如需经口入路操作,必要时可行气管切开术。

(二)鼻腔阶段

通常需要采用双鼻孔入路切除颅底脊索瘤。根据肿瘤大小和生长方向,决定是否切除中鼻甲以及切除哪一侧中鼻甲。肿瘤较小、无明显侧方延伸时,通过外侧方移位中鼻甲,常可满足肿瘤显露的需要;然而,多数情况下颅底脊索瘤会侵犯颈内动脉后方间隙,切除同侧的中鼻甲可获得更好的视野和更多的操作空间。对于原发脊索瘤,如果存在肿瘤进入硬脑膜下的可能,常需要制备带蒂鼻中隔黏膜瓣以便进行颅底重建。部分切除犁状骨垂直板后部和对侧鼻中隔黏膜后部,从而穿通鼻中隔后部,以利于采用双鼻孔入路进行操作。切除下斜坡脊索瘤,必要时可以部分切除鼻咽后壁黏膜,或者制备"U"形鼻咽黏膜瓣,将黏膜瓣翻向鼻底方向,以增加向枕骨大孔方向操作的空间。如果肿瘤位置更低,单纯经鼻入路无法充分显露,可单独或联合经口入路进行操作。

(三)蝶窦阶段和鼻咽阶段

充分磨除蝶窦前壁,进入蝶窦,磨除蝶窦分隔,并开放后组筛窦。切除上斜坡脊索瘤时,需要磨除鞍底骨质和海绵窦前下壁骨质。上斜坡脊索瘤常侵袭鞍背和后床突骨质,采用垂体移位技术(硬脑膜外、硬脑膜间或硬脑膜下)可切除鞍背和后床突以及其后方的肿瘤。肿瘤位于中斜坡时,内镜经鼻入路最直接,磨除中斜坡骨质便可直接显露肿瘤,通常联合磨除颈内动脉斜坡旁段骨质可以获得更多的侧方操作空间,能够达到切除隐匿在颈内动脉斜坡旁段后方肿瘤的目的。切除下斜坡脊索瘤需要去除犁骨翼,并依据肿瘤下极范围磨除下斜坡骨质,必要时磨除部分翼突根部,以增加侧方操作的空间。

(四)肿瘤切除阶段

颅底脊索瘤的质地通常较软,采用吸引器便可切除大部分肿瘤。部分肿瘤质地韧,需要采用剪刀切除等锐性操作。颅底脊索瘤合并钙化或周边骨质受侵蚀也很常见,可以采用剥离子、磨钻、超声骨刀等器械和设备进行切除。依据前文所述的 8 个区域进行有序的探查和肿瘤切除,形成了"龟背"形的探查路径(图 6-52),采用该策略可显著提高颅底脊索瘤的全切除率。内层硬脑膜完整、未硬化时,肿瘤切除过程中应尽量避免导致术中脑脊液漏的发生。无术中脑脊液漏的患者术后通常恢复迅速,生活质量较好,可更早地接受放射治疗等辅助治疗。当肿瘤进入硬脑膜下时,通过内镜抵近观察、放大术野,可全方位、清晰地观察病变,精细化操作从而最安全地切除肿瘤。切除肿瘤过程中应注意保护脑干、颅神经和血管。

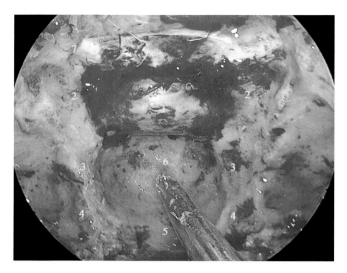

图 6-52　颅底脊索瘤探查部位示意图

原发颅底脊索瘤生长和延伸常累及图中区域 1～6,连接这些区域后形状似"龟背"。1.垂体窝,对应鞍背-后床突区域;2.双侧颈内动脉海绵窦段后方区域;3.双侧颈内动脉斜坡旁段后方区域;4.双侧岩斜裂至颈静脉孔区域;5.枕骨大孔至颅颈交界区;6.斜坡隐窝;7.视神经

(五)颅底重建阶段

硬脑膜完整、未发生术中脑脊液漏的患者,颅底重建相对容易,可采用带蒂鼻中隔黏膜瓣进行颅底重建,以保护颈内动脉等,为后续放射治疗创造条件。如果术中颅内外沟通,有效的颅底重建是避免术后发生脑脊液漏的重要保障,可以采用人工硬脑膜、自体脂肪、阔筋膜、鼻中隔黏膜瓣等多层加固的方法,并用碘仿纱条等进行支撑。

四、并发症及处理

内镜经鼻或经口入路切除颅底脊索瘤常见的并发症包括脑脊液漏、颅内感染、颅神经麻痹等。

(一)脑脊液漏

脑脊液漏是限制内镜经鼻手术发展的重要因素,是较为危急的并发症。营养状态差、肥胖、糖尿病、放射治疗史、颅底缺损范围大、术中高流量脑脊液漏、无带蒂黏膜瓣等是术后发生脑脊液漏并发症的危险因素。脑脊液漏风险高的患者,术后早期进行腰椎穿刺置管持续外引流,可降低脑脊液漏的发生率。一旦脑脊液漏诊断明确,及早进行手术修补可缩短病程,提高脑脊液漏治愈率。

(二)颅内感染

经鼻手术属于Ⅱ类切口,术后存在颅内感染风险,严重的颅内感染可以危及生命。术中存在明确脑脊液漏的患者,术后需早期进行腰椎穿刺检查,及时发现可疑感染。一旦诊断明确,应进行细菌学检测,明确致病菌。脑脊液病原基因组学测序检查致病微生物基因是最近发展起来的手段,能够快速准确地确定感染源。根据药敏试验结果选择敏感抗生素。腰椎穿刺置管持续外引流也可缩短颅内感染的治疗时间。

(三)颅神经麻痹

颅神经麻痹是神经内镜经鼻或经口切除颅底脊索瘤最为常见的并发症。术中注意保护颅神经是降低颅神经麻痹发生率最有效的手段。外展神经损伤是术后复视最常见的原因,外展神经走行距离远,经常与肿瘤直接接触,因此术中损伤的概率高。术中采用外展神经电刺激可提高对外展神经的保护度。肿瘤位于下斜坡,并向侧方生长时,手术有导致后组颅神经麻痹的风险。后组颅神经麻痹患者需要注意避免呛咳和误吸,必要时采用鼻饲和行气管切开。神经结构解剖完整保留时,一过性的颅神经麻痹往往可以在1~3个月恢复。

（四）其他

其他少见的并发症还包括颈内动脉损伤、颅内出血、脑梗死、脑积水等。颈内动脉损伤是内镜经鼻切除颅底脊索瘤手术中最危急的并发症,处理不及时或方法不得当可以导致患者残疾或死亡。保持术中解剖结构清晰,采用超声多普勒微血管探头等对于预防颈内动脉损伤很有帮助。一旦颈内动脉损伤,注意保持内镜视野干净,避免因血液沾染而遮挡视野,针对不同损伤机制采用相应的止血方法。依据损伤程度决定是否继续切除肿瘤。颈内动脉损伤后应尽早进行介入评估和治疗。

五、典型病例

（一）病例摘要

患者,男性,70岁,因"脊索瘤经鼻入路术后2年,复视4个月",以复发颅底脊索瘤收入院。既往第一次经鼻入路术后行调强放射治疗,有糖尿病病史。查体右眼外展受限。

（二）术前评估

1.临床表现　患者有脊索瘤病史,此次出现复视,查体提示右眼外展受限,符合脊索瘤复发的临床表现。

2.影像学表现　CT和MRI检查提示右侧岩尖处异常信号,符合脊索瘤的影像学特征（图6-53(a)~(d)）,并且肿瘤位置恰好是外展神经走行路径,此是患者复视的原因。

3.手术计划　计划采用内镜下经双鼻孔入路斜坡肿瘤切除术,最安全地切除肿瘤。

（三）手术步骤与技巧

切除右侧中鼻甲（图6-53(i)）,显露蝶窦,进一步磨除蝶窦前壁及筛窦,并磨除鞍底骨质、海绵窦前下壁骨质和颈内动脉斜坡旁段骨质,充分显露肿瘤（图6-53(j)）。切除肿瘤时,首先在0°内镜下切除中斜坡肿瘤,遵循前文所述的"龟背"形探查和切除顺序。对于颈内动脉后外侧方肿瘤,无法在0°内镜下观察时,采用45°内镜观察,配合成角器械切除（图6-53(k)）。本例患者鞍背和后床突位置不高,采用硬脑膜外垂体移位技术将鞍背和后床突切除（图6-53(l)）。硬脑膜外肿瘤切除完毕后,顺着肿瘤通道观察硬脑膜下肿瘤,该例患者肿瘤与脑干及椎基底动脉部分粘连,采用精细化操作全切除硬脑膜下肿瘤,可以观察到脑干腹侧结构保护完好（图6-53(m)(n)）。肿瘤切除完毕后彻底止血。应用免缝合人工硬脑膜、自体脂肪和阔筋膜进行颅底重建（图6-53(o)(p)）。

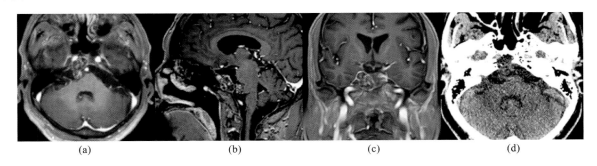

(a)　　　　　　　　(b)　　　　　　　　(c)　　　　　　　　(d)

图6-53　典型病例摘要

（a）~（d）术前MRI和CT,显示肿瘤主体位于上、中斜坡,部分侵入硬脑膜下。（e）~（h）术后MRI和CT,显示肿瘤全切除。（i）~（p）术中照片:(i)中鼻甲切除,前次手术时蝶窦前壁已经部分磨除,可见蝶窦内黏膜;(j)充分显露后,可见双侧的颈内动脉海绵窦段、斜坡旁段及中斜坡已完全显露;(k)45°内镜下,部分移位右侧颈内动脉,切除颈内动脉斜坡旁段后外侧方肿瘤;(l)切除左侧后床突;(m)切除硬脑膜下肿瘤;(n)硬脑膜下肿瘤切除后,见三叉神经和后组颅神经;(o)(p)颅底重建,使用了人工硬脑膜、自体脂肪和阔筋膜

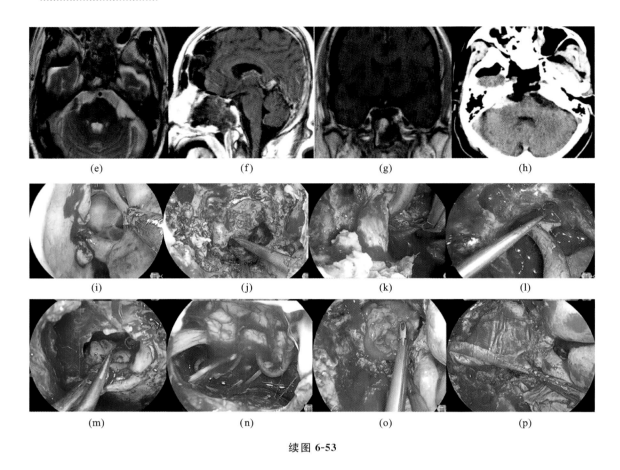

(e)　　　　　　　　(f)　　　　　　　　(g)　　　　　　　　(h)

(i)　　　　　　　　(j)　　　　　　　　(k)　　　　　　　　(l)

(m)　　　　　　　　(n)　　　　　　　　(o)　　　　　　　　(p)

续图 6-53

（四）预后

术后 MRI 和 CT 提示肿瘤全切除（图 6-53(e)～(h)），术后恢复平稳。

（五）点评

复发颅底脊索瘤手术治疗难度较高，主要原因：①解剖结构紊乱，解剖标志不清，术中存在损伤重要结构的风险；②手术、放射治疗均可导致肿瘤及其周边组织质地变韧，切除困难；③无自体带蒂鼻中隔黏膜瓣，以及放射治疗史等对颅底重建提出了较高的要求。该病例肿瘤主体位于硬脑膜外，内镜经鼻入路路径直接，对颅神经和脑组织的牵拉轻微，肿瘤切除良好。

总之，依据颅底脊索瘤生长和延伸的特点，采用内镜经鼻或经口入路，依据"龟背"形有序探查和切除的策略可安全、高效地切除颅底脊索瘤。

参 考 文 献

［1］ Stacchiotti S,Sommer J,Chordoma Global Consensus Group. Building a global consensus approach to chordoma：a position paper from the medical and patient community[J]. Lancet Oncol,2015,16(2)：e71-e83.

［2］ Hung G Y,Horng J L,Yen H J,et al. Incidence patterns of primary bone cancer in taiwan（2003-2010）：a population-based study[J]. Ann Surg Oncol,2014,21(8)：2490-2498.

［3］ Sze G,Uichanco L S 3rd,Brant-Zawadzki M N,et al. Chordomas：MR imaging[J]. Radiology,1988,166(1 Pt 1)：187-191.

［4］ Walcott B P,Nahed B V,Mohyeldin A,et al. Chordoma：current concepts,management,and future directions[J]. Lancet Oncol,2012,13(2)：e69-e76.

［5］ Wold L E,Laws E R Jr. Cranial chordomas in children and young adults[J]. J Neurosurg,1983,59

　　　　　(6):1043-1047.

［6］　Bai J W,Zhang S H,Zhai Y X,et al. A series of 62 skull base chordomas in pediatric and adolescent patients:clinical characteristics,treatments,and outcomes［J］. Neurol India,2020,68(5):1030-1036.

［7］　Bai J W,Shi J X,Li C Z,et al. Whole genome sequencing of skull-base chordoma reveals genomic alterations associated with recurrence and chordoma-specific survival［J］. Nat Commun,2021,12(1):757.

［8］　Tarpey P S,Behjati S,Young M D,et al. The driver landscape of sporadic chordoma［J］. Nat Commun,2017,8(1):890.

［9］　Bai J W,Li M X,Shi J X,et al. Mid-term follow-up surgical results in 284 cases of clival chordomas:the risk factors for outcome and tumor recurrence［J］. Neurosurg Rev,2022,45(2):1451-1462.

［10］　Arnold H,Herrmann H D. Skull base chordoma with cavernous sinus involvement. Partial or radical tumour-removal? ［J］. Acta Neurochir(Wien),1986,83(1-2):31-37.

［11］　Fernandez-Miranda J C,Gardner P A,Snyderman C H,et al. Clival chordomas:a pathological, surgical,and radiotherapeutic review［J］. Head Neck,2014,36(6):892-906.

［12］　Gui S B,Zong X Y,Wang X S,et al. Classification and surgical approaches for transnasal endoscopic skull base chordoma resection:a 6-year experience with 161 cases［J］. Neurosurg Rev, 2016,39(2):321-323.

［13］　Bai J W,Li M X,Xiong Y J,et al. Endoscopic endonasal surgical strategy for skull base chordomas based on tumor growth directions:surgical outcomes of 167 patients during 3 years ［J］. Front Oncol,2021,11:724972.

［14］　Meyer J E,Oot R F,Lindfors K K. CT appearance of clival chordomas［J］. J Comput Assist Tomogr,1986,10(1):34-38.

［15］　Zwagerman N T,Wang E W,Shin S S,et al. Does lumbar drainage reduce postoperative cerebrospinal fluid leak after endoscopic endonasal skull base surgery? A prospective,randomized controlled trial［J］. J Neurosurg,2018,131(4):1172-1178.

［16］　Zhang Y S,Tian Z B,Li C Z,et al. A modified endovascular treatment protocol for iatrogenic internal carotid artery injuries following endoscopic endonasal surgery［J］. J Neurosurg,2019,132(2):343-350.

（张亚卓　白吉伟）

第五节　嗅沟脑膜瘤

一、概述

　　嗅沟脑膜瘤是颅内常见的良性肿瘤,约占颅内脑膜瘤的10％。肿瘤位于颅前窝额叶相对功能哑区,生长缓慢,早期有嗅觉障碍的表现,往往被对侧的嗅觉功能代偿,同时味觉对嗅觉也有一定的代偿作用,因此较少作为首发症状出现。当肿瘤体积足够大,表现出颅内压增高的症状,如头痛、癫痫等时才引起重视,就诊时肿瘤通常体积较大,甚至累及双侧前颅底。肿瘤向上生长可压迫额叶诱发如欣快、亢奋、记忆力减退和淡漠等神经精神症状,向下生长可侵犯颅底和筛窦,突入鼻腔形成沟通瘤,甚至发生脑脊液鼻漏。巨大嗅沟脑膜瘤可向后方生长累及鞍区结构,与垂体柄、下丘脑等重要结构关系密切,导致手术难度增大。部分单侧生长的嗅沟脑膜瘤可能引起典型的福-肯综合征(Foster-Kennedy综合征),表现为患侧嗅觉丧失、视神经萎缩、对侧视神经乳头水肿。

　　显微手术是治疗嗅沟脑膜瘤的有效方法,合适的手术入路、对显微解剖的熟悉程度高及精细操作是手术成功的关键。依据术者的经验以及肿瘤的生长位置、大小和毗邻关系,手术入路选择有所不同。目前手术入路主要有额下入路、翼点入路、额外侧入路、经前纵裂入路以及内镜经鼻入路等。保留神经功能的前提下应尽量全切除肿瘤,以解除肿瘤对周围结构的压迫以及减轻神经损伤,提高患者生活质量是所有手术治疗的原则。随着内镜手术在临床中的应用,内镜经鼻切除嗅沟脑膜瘤愈加体现微创神经外科的理念。

二、手术入路及相关解剖

(一)相关解剖

　　嗅沟位于颅前窝的正中部,嗅丝借助筛板上的筛孔连接位于嗅窝或嗅窝前内部的嗅球。嗅沟脑膜瘤起源于嗅裂和蝶骨平台的硬脑膜,向前可至鸡冠,向后可达鞍结节;通常情况下呈球形,可偏一侧生长,也可沿颅底双侧生长,其供血动脉为筛前、筛后动脉及脑膜前动脉,也有来自大脑前动脉、大脑中动脉及上述血管的分支动脉供血的;静脉回流主要注入上矢状窦(图6-54)。

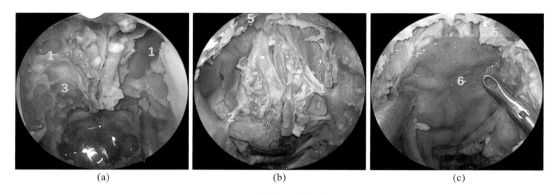

　　　　　　(a)　　　　　　　　　　　　　　(b)　　　　　　　　　　　　　　(c)

图6-54　内镜下前颅底解剖

　　(a)切除筛窦气房和鼻中隔前部,显露前颅底骨质,左侧筛前动脉走行基本裸露;(b)咬除前骨质后显露前颅底硬脑膜,充分暴露筛前动脉和筛后动脉;(c)带蒂鼻中隔黏膜瓣颅底重建。1.筛前动脉;2.筛后动脉;3.筛顶骨质;4.筛板硬脑膜;5.额窦;6.带蒂鼻中隔黏膜瓣

(二)影像学表现

　　CT可见颅前窝底等高密度占位性病变,伴有不同程度脑水肿。MRI表现多为颅前窝底中线起源、均匀信号占位影,T1呈等信号,T2呈稍高或高信号,增强后呈明显均匀强化影,边界清晰,可伴有鼠尾征。CTA可明确肿瘤供血动脉以及与颈内动脉和大脑前动脉的位置关系,降低术中损伤重要动脉的概率;同时可观察颅底侵犯的程度。肿瘤通常不导致动脉闭塞,但对动脉常有不同程度的推移或包裹。

(三)手术入路

　　根据肿瘤大小和生长方向决定嗅沟脑膜瘤手术入路,包括额下入路、额外侧入路、经前纵裂入路、翼点入路和内镜经鼻入路等,每种入路各有其优缺点。术前患者的嗅觉情况是影响手术入路选择的另一个重要因素。体积较小的嗅沟脑膜瘤可行临床观察,观察肿瘤生长情况和相关临床表现。年龄也是很重要的参考因素,对于年轻人,尽可能做到Simpson Ⅰ级切除;而对于老年人,为了保持功能状态,Simpson Ⅱ级切除也是可以接受的。理想的手术入路依据患者的具体情况制定,应该能充分显露肿瘤及与其相关的硬脑膜、血供及骨质结构,在保障患者安全的情况下最大限度切除肿瘤。

　　无论是Cushing开创的单侧入路,还是Dandy提出的双侧额下入路,均是嗅沟脑膜瘤的经典手术入路。这两种入路对前颅底中线区域肿瘤显露充分,手术路径短;可以直视颅底受累情况,利于肿瘤的全切除和颅底受累骨质的彻底清除,降低肿瘤的复发率,也利于前颅底的重建,还能减轻对额叶的牵拉,利于保护嗅觉;然而术中开放额窦,增加了术后感染和脑脊液漏的风险。翼点入路利用外侧裂等解剖间隙和自然平面进行操作,减轻了抬起额叶时静脉受压和额叶肿胀的程度,对切除向后上生长的嗅沟脑膜瘤更有优势。额外侧入路是近年来常用的一种手术入路,对于体积较小的肿瘤比较适用,优势在于避开额窦,从一侧额底可快速处理肿瘤基底,减少肿瘤血供。经前纵裂入路适用于颅前窝底巨大且向双侧生长的肿瘤,它利用中线的自然通道,暴露范围广泛,尤其适合鞍区中线的巨大肿瘤,术中可直视肿瘤周围的重要组织,达到最大限度保护重要组织的目的;对于向鞍区生长的肿瘤,纵裂入路在分离视神经、垂体等结构中具有明显优势。眶上锁孔入路通过微创的手术切口准确到达颅内深部位置,不会过多损伤肿瘤周围的血管及神经结构,达到良好的手术治疗效果。每种手术入路都有各自的优势和弊端,需要具体分析肿瘤的位置和大小,个性化选择入路。

随着内镜技术的不断发展,内镜经鼻入路成为神经内镜治疗嗅沟脑膜瘤的理想方式,对脑组织创伤小,患者术后恢复快。内镜经鼻入路嗅沟脑膜瘤手术包括切除侵蚀的硬脑膜和骨质,实现肿瘤的Simpson Ⅰ级切除,这样可以明显降低肿瘤术后的复发率。嗅沟脑膜瘤常常通过筛板长入鼻腔或者鼻旁窦,这也是开颅手术不能全切除肿瘤的最常见原因。依据肿瘤的大小和不同位置,根据需要决定开放范围,扩大内镜经鼻入路嗅沟脑膜瘤手术包括经筛窦、经筛板和经蝶骨平台三个部分。根据手术范围和需求,决定切除前、中、后组筛窦气房的程度,以广泛显露双侧筛顶、筛板、眶纸板、额窦后壁和蝶骨平台。肿瘤体积巨大时前方可到额隐窝,可切除额鼻嵴和额窦中隔,完成鼻中隔前部切除,继续向后切除鼻中隔直至肿瘤侵蚀处。最终形成一个前方到额窦,后方到斜坡隐窝,两侧到眶纸板,中间是筛板、筛顶、蝶骨平台、鞍结节、鞍底的前颅底手术通道。肿瘤周边可达,即可打开颅底硬脑膜,严格按照脑膜瘤手术原则进行肿瘤切除。

三、内镜手术技术方法及难点

内镜经鼻入路切除嗅沟脑膜瘤的适应证及禁忌证:肿瘤向前、后方向发展时,内镜经鼻入路没有限制;肿瘤向侧方扩展超过眶中线时要慎重考虑选择该入路,但也不是绝对禁忌证。

（一）术前准备

MRI观察肿瘤的大小、位置和质地等基本信息;CT观察肿瘤钙化和侵蚀骨质情况,MRA或CTA明确肿瘤和血管的毗邻关系。术前常规滴鼻准备,充分与患者沟通,适当练习经口呼吸。

（二）技术要点

1. 体位　患者头后仰右偏,保证头高足低位,减少静脉性渗血对术野的影响。

2. 鼻腔准备阶段　用0.01%肾上腺素盐水棉条填塞鼻腔减少术中黏膜渗血,反复棉片填塞推挤可以有效增大手术通道。扩大经鼻入路通过切除中鼻甲来增大手术通道,将下鼻甲也骨折外移。用针状单极电刀制作以从蝶窦开口至后鼻孔弓为基底的带蒂鼻中隔黏膜瓣,沿骨膜层完全分离黏膜瓣置于鼻咽部备用。

3. 充分暴露骨窗范围　根据术前制定的手术范围,切除前、中、后组筛窦气房,充分显露骨窗范围。巨大嗅沟脑膜瘤前方到达额隐窝,可切除额鼻嵴和额窦中隔,显露融合的双侧额窦;肿瘤到达眶顶板时,打开部分眶纸板,将眶筋膜和眶内容物向外侧推挤以利于显露和切除肿瘤。最终形成一个前方到额窦,后方到斜坡隐窝,两侧到眶纸板,中间是筛板、筛顶、蝶骨平台、鞍结节、鞍底的前颅底手术通道,以利于手术显露、操作和止血。

4. 肿瘤的切除　使用磨钻和咬骨钳去除前颅底和筛窦骨质,充分暴露前颅底硬脑膜,电凝双侧筛前、筛后动脉,提前阻断脑膜瘤的主要血供。肿瘤囊内减压和分块切除是原则,肿瘤质地较硬的情况下可以使用超声吸引器或针状单极电刀。手术操作要轻柔,切勿用力牵拉肿瘤或钳夹重要血管,充分减压后将神经和血管从肿瘤包膜上锐性分离。完全切除肿瘤后可见周围的结构有嗅神经、视交叉、垂体柄以及前循环动脉及分支等。

5. 颅底重建　颅底重建的目的在于防止术后颅内结构膨出、脑脊液漏和颅内感染,这也是手术成败的关键环节之一。内镜经鼻手术后主要采用多层重建,通过重建组织屏障来分隔颅内外结构,在硬脑膜下、硬脑膜-颅骨之间形成牢靠的修补层。漏口位置及大小,术中是否能保留骨缘以便支撑修补材料、术后是否辅助放射治疗等都是重建方式选择时需要考虑的因素。

（1）带蒂鼻中隔黏膜瓣颅底重建：对于体积较小的嗅沟脑膜瘤，且黏膜瓣制备良好者可选此种重建方式。生物膜内衬于硬脑膜下完成第一层重建，人工骨基质加强颅底骨性结构，翻转带蒂鼻中隔黏膜瓣完全覆盖缺损范围。

（2）带蒂鼻中隔黏膜瓣＋阔筋膜颅底重建：既往有鼻腔手术史、前颅底放射治疗史、黏膜瓣制作有缺损或前颅底过度气化的情况；肿瘤体积巨大，黏膜瓣长度不足或质量有缺陷，不能保证完全覆盖颅骨缺损和怀疑用其进行颅底重建的可靠性时，可以辅助大腿阔筋膜加固薄弱区。

（3）带蒂鼻中隔黏膜瓣＋额部复合骨膜瓣颅底重建：当肿瘤严重侵犯额窦后壁骨质，黏膜瓣和阔筋膜等修补材料前端无有效支撑点时，可以辅助额部复合骨膜瓣进行颅底重建。骨膜瓣是带血管蒂的活组织，用其进行颅底重建增强了抗感染力，且组织同源性好；对于术后需要辅助放射治疗的病例，带蒂额部复合骨膜瓣优势更加突显。

四、并发症及围手术期处理

（一）术后体位管理

术后患者均采用严格半卧位降低颅内压，促进伤口愈合，避免鼻腔渗出液逆流至颅内引发感染，也能有效减少鼻窦腔积液导致的发热。适量给予甘露醇，使脑组织处于轻度脱水状态。所有术后患者严格限制下床活动。任何增加颅内压的行为，如打喷嚏、咳嗽等均尽力避免。术后康复期间也尽量避免抬举、过度弯腰和负重等增加颅内压的活动。

（二）深静脉血栓形成的预防

加强肢体被动活动，防止深静脉血栓的形成。卧床时间超过1周者，应预防性使用低分子肝素钙；双下肢气压治疗是预防血栓的有效方法之一。

（三）术后鼻腔大出血的处理

鼻中隔血管或者蝶腭动脉的黏膜支破裂是术后鼻腔出血的常见原因，膨胀海绵填塞可以有效止血，必要时内镜下电灼出血点；顽固性大出血行CTA或DSA明确出血原因。术后保持鼻腔湿润可以减少出血的发生。

（四）颅内感染和腰大池引流

颅内感染是内镜经鼻手术后需要关注的主要问题。鼻腔手术切口为二类切口，手术侵及颅内可能会导致颅内感染。围手术期使用抗生素预防感染，术后出现反复发热，腰椎穿刺证实颅内感染后需要调整抗生素的使用，给予血脑屏障通透性较高的广谱抗生素治疗，必要时联合用药；同时积极进行脑脊液培养明确病原菌，培养结果阳性后再降阶梯使用敏感抗生素足量、足疗程治疗。

腰大池引流在神经外科应用广泛，主要用于脑脊液漏和颅内感染患者的脑脊液持续引流，临床疗效满意；然而引流管堵塞、穿刺点脑脊液漏、继发颅内感染、置管口局部感染、脱管和引流管断裂等也是常见的并发症；特别是持续的神经根刺激痛和腰背痛是腰大池置管的远期并发症，明显影响患者生活质量。内镜经鼻入路术后是否采用腰大池引流降低脑脊液漏发生率和治疗脑脊液漏目前仍存在一定的争议。传统的观点认为术后腰大池引流可以明显减低脑脊液压力，有利于修复材料与周围组织的粘连。但目前没有明确的证据，也不建议在术前、术中或术后常规应用腰大池引流来降低脑脊液漏的发生率。然而当患者出现明确的颅内感染时，腰大池引流效果明确。

（五）脑水肿

内镜经鼻入路对于嗅沟脑膜瘤有其独特的优势，由于肿瘤的解剖位置和特点，术中可以早期控制血供，完全切除肿瘤的基底。经鼻入路在减少对脑组织的牵拉方面具有绝对的优势，与开颅手术相比较能明显降低术后脑水肿的发生率。

（六）嗅觉的保护

从功能方面讲，术前有嗅觉功能的患者，术后出现嗅觉丧失是难以接受的。因此，如果肿瘤单侧生长,对嗅觉要求高的患者,眶上锁孔入路或额外侧入路可能是较好的选择。如果肿瘤长入筛板,完全切除颅底骨质及硬脑膜对于全切除肿瘤是很有必要的,手术不可避免要损伤嗅觉,考虑到临床结果,内镜经鼻入路是最佳选择。

(七)耳鼻咽喉头颈外科多科协作

耳鼻喉科医生比较熟悉鼻窦解剖,对于鼻咽部黏膜的局部处理和保护也更专业。定期到耳鼻喉科门诊清理鼻腔,可以减少慢性鼻炎、鼻腔干燥、嗅觉减退和鼻窦炎等的发生,对损伤的鼻腔黏膜上皮化修复也有促进作用。

五、典型病例

(一)病例摘要

患者,女性,64 岁,主因"间断性头痛伴嗅觉减退 2 年"入院。患者 2 年前出现间断性头痛,伴嗅觉减退,未给予关注。1 个月前在当地医院常规体检时 CT 检查显示:前颅底占位性病变,伴明显钙化;进一步MRI 检查显示颅前窝底嗅沟脑膜瘤,肿瘤侵犯前颅底,部分突入筛窦和鼻腔,为求进一步手术治疗入院。入院查体:神志清楚,语言流利,双眼视力基本正常,双侧嗅觉减退,眼底和视神经乳头检查未见明显异常,其余无特殊阳性体征。

(二)术前评估

1.临床表现　患者头痛伴嗅觉减退 2 年,日常活动和精神状态可,无其他特殊阳性体征。

2.影像学表现　头颅 CT 平扫显示有类圆形等密度或稍高密度影,肿瘤可见钙化;MRI 显示颅前窝底以双侧嗅沟为中心的半球形占位病变,等或稍长 T1、稍长 T2 信号影,明显强化,符合嗅沟脑膜瘤表现(图 6-55)。

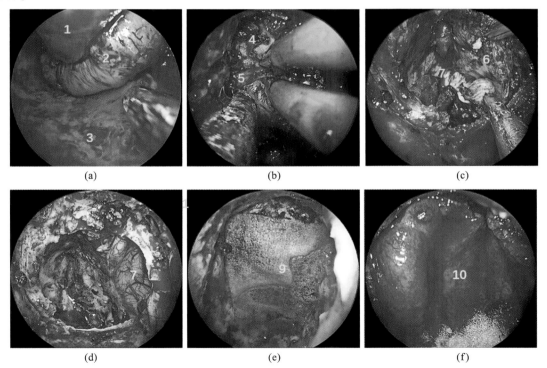

图 6-55　内镜经鼻入路嗅沟脑膜瘤切除术

(a)制作扩大的带蒂鼻中隔黏膜瓣,包括下鼻道、鼻腔底壁和鼻腔外侧壁;(b)电灼筛前、筛后动脉,阻断肿瘤血供;(c)肿瘤充分减压后分离肿瘤的边界,保护血管和神经结构;(d)肿瘤完全切除,额叶脑组织保护良好;(e)人工骨基质修补颅底骨缺损;(f)带蒂鼻中隔黏膜瓣颅底重建。1.下鼻甲;2.黏膜瓣;3.鼻腔底壁;4.筛顶硬脑膜;5.筛前动脉;6.脑膜瘤;7.额叶脑组织;8.硬脑膜边缘;9.人工骨基质;10.带蒂鼻中隔黏膜瓣

3. 手术计划

（1）结合患者临床症状和影像学表现，可明确诊断为嗅沟脑膜瘤。患者既往体健，无明显手术禁忌；肿瘤侵犯前颅底骨质和筛窦，内镜经鼻手术突显其优势，是首选的治疗方式。

（2）肿瘤体积巨大，通过去除前、中、后组筛窦充分暴露前颅底，骨窗暴露范围向前到达额窦，侧面需要打开眶内侧壁，向后需要暴露蝶骨平台、鞍结节和鞍底骨质。

（3）首先需要阻断筛前、筛后供血动脉，肿瘤充分内减压后再分离肿瘤界面，保护大脑前循环动脉和鞍区重要解剖结构。

（4）颅底重建采用多层修补的方式，制备扩大的带蒂黏膜瓣，若黏膜瓣大小不足时辅助使用大腿阔筋膜。

（5）术后脑脊液鼻漏和颅内感染是关注的重点。

（三）手术步骤与技巧

患者全身麻醉后取仰卧位，肾上腺素棉片收缩鼻腔黏膜，切除中鼻甲来增大手术通道。用针状单极电刀制作扩大的带蒂鼻中隔黏膜瓣，切除钩突和筛泡，继续向前切除前、中、后组筛窦气房，充分显露双侧筛顶、筛板、眶纸板、额窦后壁和蝶骨平台。肿瘤外侧缘到达眼眶中线，打开眶纸板和部分眶顶板增加向外侧扩展的范围。使用磨钻和咬骨钳去除前颅底和筛窦骨质，充分暴露前颅底硬脑膜，可见肿瘤侵犯筛窦突入鼻腔，电凝双侧筛前、筛后动脉，阻断肿瘤血供。根据影像学表现决定肿瘤的暴露范围，用针状单极电刀进行肿瘤囊内减压和分块切除，充分减压后分离肿瘤边界，术中未见明确大血管。完全切除肿瘤后温水反复冲洗术腔，额叶脑组织保护良好。采用生物膜、人工骨基质和带蒂鼻中隔黏膜瓣行颅底多层重建（图 6-56）。碘仿纱条"U"形填塞鼻腔上鼻道，手术结束。

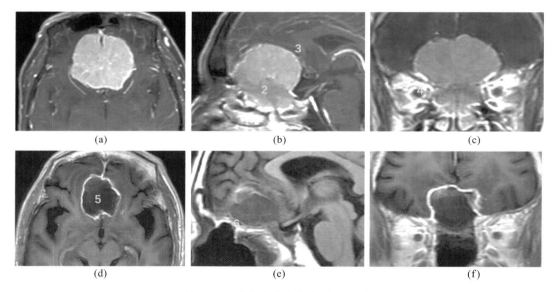

(a)　　　　　　　　(b)　　　　　　　　(c)

(d)　　　　　　　　(e)　　　　　　　　(f)

图 6-56　嗅沟脑膜瘤术前、术后影像

（a）～（c）嗅沟脑膜瘤，术前 MRI 显示前颅底嗅沟脑膜瘤，边界清楚，前颅底骨质侵犯明显，部分突入筛窦和鼻腔，强化明显；（d）～（f）MRI 显示术后肿瘤完全切除。1. 前颅底嗅沟脑膜瘤，肿瘤位于双侧前颅底；2. 肿瘤侵犯前颅底和筛窦；3. 大脑前动脉被向后推挤；4. 肿瘤外界到达眼眶中线；5. 肿瘤完全切除；6. 颅底重建可靠，黏膜瓣血供良好

（四）预后

术后患者恢复顺利，头痛症状明显好转，无颅内感染和脑脊液鼻漏发生，1 周后患者顺利出院，2 周后拔除鼻腔纱条。病理回报为砂砾型脑膜瘤，WHO I 级。复查头颅 MRI 示肿瘤完全切除，颅底重建效果好。

（五）点评

前颅底与鼻腔、鼻窦仅借一层骨板相邻，从鼻腔到达前颅底入路短，也是内镜手术可视和可控较为理想的部位。内镜经鼻前颅底入路从下方切除颅底受侵犯的骨质和硬脑膜,有利于彻底切除肿瘤而减少复发。切除肿瘤前阻断筛前动脉和筛后动脉,可大大减少术中的出血,利于手术进行。经鼻手术减少了牵拉损伤的脑组织和血管神经,对脑组织保护好,体现了微创神经外科的理念。

经鼻入路造成颅底骨质和硬脑膜缺损,可能引发脑脊液漏或颅内感染,颅底重建是决定手术成败的关键。带蒂鼻中隔黏膜瓣的应用和多层重建的理念,大大提高了内镜经鼻手术的可靠性。关于最合适的颅底重建材料和方法并没有一致的意见,不论漏口位于何处,漏口充分暴露和周围的处理至关重要,单极电凝碳化可使漏口周围形成新鲜创面,有利于纤维瘢痕愈合,同时也可防止形成黏液囊肿。

对于不同的肿瘤患者,应个体化选择手术入路,依靠娴熟的显微外科操作改善患者的预后。内镜扩大经鼻手术为嗅沟脑膜瘤患者提供了一个可选择的手术方式。随着内镜技术的不断成熟,经鼻前颅底手术入路应用会愈加广泛。

参 考 文 献

[1] Pinheiro-Neto C D,Ramos H F,Peris-Celda M,et al. Study of the nasoseptal flap for endoscopic anterior cranial base reconstruction[J]. Laryngoscope,2011,121(12):2514-2520.

[2] Koutourousiou M,Fernandez-Miranda J C,Wang E W,et al. Endoscopic endonasal surgery for olfactory groove meningiomas:outcomes and limitations in 50 patients[J]. Neurosurg Focus,2014,37(4):E8.

[3] Zygourakis C C,Sughrue M E,Benet A,et al. Management of planum/olfactory meningiomas:predicting symptoms and postoperative complications[J]. World Neurosurg,2014,82(6):1216-1223.

[4] Fernandez-Miranda J C,Gardner P A,Prevedello D M,et al. Expanded endonasal approach for olfactory groove meningioma[J]. Acta Neurochirur(Wien),2009,151(3):287-288.

[5] Klatt-Cromwell C N,Thorp B D,Del Signore A G,et al. Reconstruction of skull base defects[J]. Otolaryngol Clin North Am,2016,49(1):107-117.

[6] Conger A,Zhao F,Wang X W,et al. Evolution of the graded repair of CSF leaks and skull base defects in endonasal endoscopic tumor surgery:trends in repair failure and meningitis rates in 509 patients[J]. J Neurosurg,2018,130(3):861-875.

[7] 周跃飞,伊西才,赵全成,等.经鼻内镜前颅底巨大脑膜瘤手术及颅底重建研究[J].临床神经外科杂志,2020,17(6):611-615,620.

(高大宽 周跃飞)

第六节 拉克氏囊肿

一、概述

拉克氏囊肿是颅颊裂囊肿(Rathkecleft cyst)的习称,是由未退化完全的拉克氏囊持续增大而形成的非肿瘤性囊性病变。尸检发现的无症状性拉克氏囊肿比例可高达11.3%。随着影像学技术的发展和普及,该病的临床检出率越来越高。其中,绝大多数的拉克氏囊肿体积微小且无症状。少数拉克氏囊肿体积较大,对邻近结构形成压迫,可导致头痛、视功能障碍(视力下降、视野缺损)和垂体功能减退(闭经、溢乳、不孕、阳痿、乏力、纳差、多饮、多尿等)。

对于体积微小、无症状的拉克氏囊肿,无须治疗,可给予随访观察。在随访观察中,仅约5%的病例出现囊肿体积增大,其余大多数囊肿体积不变或有所缩小。对于体积较大、有视功能障碍或垂体功能减退者,需采取手术治疗,通过囊内减压来缓解症状。对于头痛是否为手术指征,尚有争议,可结合囊肿体积和头痛性状制订个体化诊疗方案。

二、手术入路及相关解剖

拉克氏囊肿位于腺垂体和神经垂体之间,多数居于中线,少数呈偏侧生长。经鼻-蝶窦入路是最常用的手术方式。由于囊肿的前方有腺垂体的遮挡,因此,尽量在低位切开鞍底硬脑膜以减少对腺垂体的损伤,降低术后垂体功能减退的发生率。同时,由于腺垂体下缘有下海绵间窦横向走行,在此处切开硬脑膜时需注意控制静脉窦出血。少数体积较大且显著向鞍上生长者,特别是复发的病例,需行开颅手术,一般采用眉上锁孔入路。术中在防止周边血管(垂体上动脉)和神经(视神经、视交叉)受损的前提下,尽量多切除囊肿壁,将其充分开窗以减小日后复发的可能性。在切除囊壁的过程中,注意识别腺垂体和垂体柄结构,避免损伤。

三、内镜手术技术方法及难点

内镜经鼻-蝶窦入路是拉克氏囊肿的首选手术方式。下面以内镜经鼻-蝶窦入路为例阐述拉克氏囊肿的内镜手术技术方法。

(一)体位与麻醉

将患者置于仰卧位,上半身抬高30°,头后仰、右旋各15°,气管插管全身麻醉。肾上腺素溶液在鼻腔表面的使用或注射可减少鼻腔充血,改善术野显露。但肾上腺素被吸收后可产生全身效应,包括高血压、心动过速和心律失常,应使用恰当的药物予以控制。此外,控制性降压技术利于减轻鼻腔充血,一般可将平均动脉压控制在 60～70 mmHg,高血压患者控制在比上述水平略高 5～10 mmHg。

(二)鼻腔、鼻窦及鞍底暴露

手术全程在内镜下完成。采用肾上腺素纱条或棉片收敛鼻黏膜后,观察双侧鼻腔,辨别鼻中隔、下鼻甲、中鼻甲、后鼻孔等解剖结构。依次将双侧下鼻甲和中鼻甲外移,定位上鼻甲,部分病例可见最上鼻甲。在上鼻甲(或最上鼻甲)根部的内侧定位蝶窦自然口,在此处向鼻前庭方向水平切开鼻中隔黏膜,约至中鼻甲前缘水平。将黏膜分别向上方和下方游离后,显露蝶骨嘴。用髓核钳、Kerrison 咬骨钳、磨钻及刨削器行蝶窦开放(一般无须切除筛窦),暴露鞍底。定位鞍结节、视神经管、外侧视神经-颈内动脉隐窝(lOCR)、斜坡隐窝、鞍旁颈内动脉等解剖结构后,用磨钻和 Kerrison 咬骨钳做鞍底骨窗,两侧至海绵窦内侧缘,下方骨窗尽量低,至斜坡骨质前缘,以利于控制下海绵间窦出血,上方骨窗不必暴露过高,无须显露前海绵间窦。

(三)切开硬脑膜、处理病灶

在下海绵间窦附近低位横向切开鞍底硬脑膜。下海绵间窦出血可使用流体明胶结合双极电凝止血。如硬脑膜切开的位置足够低,可直接进入囊肿腔。此时,乳清样无血供的囊内容物可自然溢出。结晶样囊内容物亦较为常见,与术前 MRI T2 加权像的低信号结节相对应。若切开硬脑膜后见橘黄色腺垂体组织,需进一步横向切开之,然后进入囊肿腔。液态囊内容物用吸引器即可吸除,固态囊内容物需采用刮匙、取瘤钳切除。当0°内镜下无法检视瘤腔全貌时,可采用30°或45°内镜确认,并检视囊肿腔内有无炎性组织,必要时可用含抗生素的生理盐水冲洗。排空囊内容物后,笔者所在单位一般在囊腔底部或侧壁切取部分囊肿壁送病理检查,以排除囊性颅咽管瘤及其他病变。通常囊肿壁与正常垂体和鞍膈粘连紧密,不强求剥离。尽量保持鞍膈完整,以防出现脑脊液漏。

(四)关颅

术毕,囊肿腔内不必填塞明胶海绵等止血材料,鞍底硬脑膜切口可保持敞开。如术中发生脑脊液漏,予以常规修补。

四、并发症及处理

拉克氏囊肿的手术并发症主要包括脑脊液漏、颅内感染、新发的垂体前叶功能减退、尿崩症、低钠血症、鼻衄等，致命性并发症极为罕见。

（一）脑脊液漏

生理状态下，鞍膈下方有腺垂体保护。拉克氏囊肿的存在导致腺垂体前移，上方的鞍膈失去保护，若鞍膈菲薄，囊内容物排空后易出现脑脊液漏，需采用可吸收人工硬脑膜或自体脂肪妥善修补，并确保修补材料不发生移位。术后脑脊液漏往往与鞍膈面修补不良或修补材料移位有关。若术后明确发生脑脊液漏，一般需再次手术修补。此外，鞍底切口过高易导致前颅底方向蛛网膜隐窝开放和脑脊液漏，注意避免。

（二）颅内感染

颅内感染一般与术中、术后脑脊液漏相关，多数表现为脑膜炎，抵抗力差者或处理不及时可导致脑炎、脑脓肿。经鼻入路属于非无菌手术，当术中出现脑脊液漏时，围手术期建议联合使用第三代头孢菌素预防感染，并注意覆盖厌氧菌。对于术后发热或精神萎靡的患者，需常规检查脑膜刺激征，必要时腰椎穿刺化验脑脊液，及时发现颅内感染，留取细菌进行培养、做药物敏感试验后根据颅内感染的经验性治疗方案使用抗生素。老年人或体质虚弱、免疫缺陷者，建议联合使用胸腺肽、丙种球蛋白提高免疫力。有效的抗感染治疗效果不佳者，需警惕脑脓肿的可能性，建议复查头颅增强 MRI。根据笔者所在单位的经验，采用二代测序技术检测脑脊液有助于早期明确病原菌，从而指导抗感染治疗。此外，术前合并鼻窦炎亦是颅内感染的高危因素，严重者需至耳鼻喉科处理后再行拉克氏囊肿经鼻-蝶窦手术。

（三）垂体前叶功能减退

术前存在垂体前叶功能减退者，术后需行相应的激素替代治疗，并根据后续随访的内分泌检测结果，调整激素替代治疗剂量，明确是否可停药。术前垂体前叶功能正常者，术后一般不发生垂体前叶功能减退，对于出现功能减退者，同样行激素替代治疗。

（四）尿崩症

拉克氏囊肿患者术前一般无尿崩症，但囊肿合并炎症或脑卒中时，可出现尿崩症。部分患者术后可出现尿崩症，有时表现为迟发性，可能与囊内压力改变或炎症反应有关，其确切机制尚需进一步研究。尿崩症可导致高钠血症。对于尿崩症患者，可给予去氨加压素针剂或片剂对症处理。

（五）低钠血症

低钠血症一般由抗利尿激素分泌失调综合征（SIADH）引起，少数由脑性盐耗综合征（CSWS）引起，需注意鉴别。SIADH 者建议限水，必要时利尿。CSWS 者建议联合使用盐皮质激素、抗利尿激素和浓钠，注意警惕容量不足。

（六）鼻衄

鼻衄是经鼻-蝶窦入路的潜在并发症，术中注意对鼻黏膜切缘进行止血，术后注意保持鼻腔湿润，纠正高血压。若发生鼻衄，即刻至附近大型综合医院急诊请耳鼻喉科医生填塞止血，必要时手术探查。

五、典型病例

（一）病例摘要

患者，男性，53 岁，因"视物模糊半年"入院。患者半年前开始出现双眼视物模糊，未予重视。后近期至当地医院就诊治疗胃肠息肉期间因眼眶不适行头颅 CT 检查提示鞍区占位（图 6-57（a）（b））。患者无眼睑下垂、容貌改变、手足增大、向心性肥胖、紫纹、性功能下降、心悸等其他症状，为求进一步治疗来我院。入院后行垂体 MRI 检查见鞍区占位、压迫视交叉，T1 加权像呈略高信号，增强后病灶无强化，正常垂体位于前方(图 6-57(c)~(f))。入院查体:神清,双瞳等大等圆、直径 2.5 mm、对光反射灵敏,双眼视力 0.8,双颞侧偏盲,眼球各向运动自如,无复视。四肢肌力、肌张力正常,深、浅反射存在,双侧病理征(—)。内分泌评估提示垂体前叶和后叶功能正常。

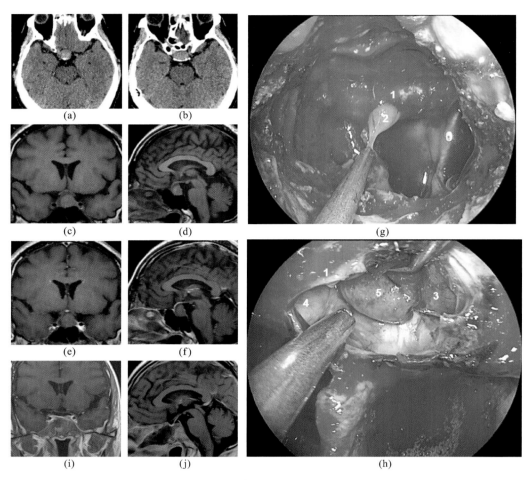

图 6-57　内镜经鼻-蝶窦拉克氏囊肿切除术

(a)(b)术前 CT 影像;(c)(d)术前冠状位和矢状位 MRI T1 加权像;(e)(f)术前冠状位和矢状位 MRI T1 增强像;(g)内镜下切开鞍底硬脑膜后见囊内容物溢出;(h)囊内容物全切除后检视囊腔,确认无残留;(i)(j)术后冠状位和矢状位 MRI T1 增强像。1.鞍底硬脑膜;2.囊内容物;3.鞍膈;4.海绵窦内侧壁(右侧);5.脑棉片

(二)术前评估

1.临床表现　患者以视力下降、视野缺损起病,查体表现为典型的双颞侧偏盲。内分泌评估提示垂体前叶和后叶功能正常。该患者具有视功能障碍,手术指征明确。

2.影像学表现　垂体 MRI 见鞍区占位、主体居中、压迫视交叉,T1 加权像呈略高信号,增强后病灶无强化,正常垂体位于前方。该患者影像学检查符合拉克氏囊肿的典型表现,存在视交叉压迫,手术指征明确。腺垂体位于病灶前方,术中注意在低位切开鞍底硬脑膜,减少对腺垂体的损伤。

3.手术计划　为缓解视交叉压迫,行内镜经鼻-蝶窦入路拉克氏囊肿切除术,同时取囊壁明确病理学诊断,排除其他鞍区囊性病变。

(三)手术步骤与技巧

患者全身麻醉后取仰卧位,头部抬高 30°,后仰和右旋各 15°。采用肾上腺素纱条收敛鼻黏膜后,将双侧下鼻甲和中鼻甲外移,暴露上鼻甲和蝶窦自然口。从蝶窦自然口向鼻前庭横向切开鼻中隔黏膜,约至中鼻甲前缘水平,暴露蝶骨嘴。切除蝶骨嘴并行蝶窦开放,显露鞍底,做鞍底骨窗,暴露鞍底硬脑膜。低位切开鞍底硬脑膜,进一步横向切开腺垂体,见囊内容物溢出,符合拉克氏囊肿的典型表现(图 6-57(g))。将囊内容物吸除干净,30°内镜下确认囊腔内无残留(图 6-57(h))。在鞍底硬脑膜内侧取部分囊肿壁送病理检查。无脑脊液漏。囊肿腔内未做填塞。

（四）预后

术后患者恢复顺利,无并发症发生,双眼视力较术前好转,5 天后患者顺利出院。病理回报(鞍区)极少黏膜上皮组织和伊红色无结构物质(符合拉克氏囊肿的诊断),复查头颅 MRI 示囊肿消失、视交叉压迫解除(图 6-57(i)(j))。

（五）点评

本例患者为症状性拉克氏囊肿,表现为视力下降伴双颞侧偏盲。MRI 见病灶居中,T1 加权像呈略高信号、无强化,增强后见病灶位于垂体前叶和后叶之间,是拉克氏囊肿的典型表现。病灶压迫视交叉,导致视功能障碍。笔者团队采用内镜经鼻-蝶窦入路,行囊肿开窗,排空囊内容物,取囊壁送病理检测。术后患者症状改善,无明显并发症,MRI 检查结果证实囊肿全切除,病理检查结果排除其他病变。内镜手术创伤较小,术后恢复快,囊肿全切除率高,病理取材安全、可靠,并发症发生率低,是治疗拉克氏囊肿的首选治疗方式。

总之,随着内镜技术的发展及临床应用经验的丰富,内镜经鼻-蝶窦入路治疗拉克氏囊肿创伤小,效果确切,并发症发生率低,临床效果良好。

参 考 文 献

[1]　周良辅.现代神经外科学[M].2 版.上海:复旦大学出版社,2015.

[2]　Larkin S,Karavitaki N,Ansorge O. Rathke's cleft cyst[J]. Handb Clin Neurol,2014,124:255-269.

[3]　Marcus H J,Borg A,Hussein Z,et al. Rathke's cleft cysts following transsphenoidal surgery:long-term outcomes and development of an optimal follow-up strategy[J]. Acta Neurochir (Wien),2020,162(4):853-861.

[4]　Solari D,Cavallo L M,Somma T,et al. Endoscopic endonasal approach in the management of Rathke's cleft cysts[J]. PLoS One,2015,10(10):e0139609.

[5]　Wang S S,Nie Q,Wu Z F,et al. MRI and pathological features of Rathke cleft cysts in the sellar region[J]. Exp Ther Med,2020,19(1):611-618.

（王铺斐）

第七节　岩斜脑膜瘤

一、概述

岩斜脑膜瘤的基底位于岩骨斜坡裂隙处,对周围结构的推移形式也独具特点。这类脑膜瘤通常将第 V、Ⅶ、Ⅷ、Ⅸ、Ⅹ、Ⅺ颅神经及基底动脉、大脑后动脉、小脑上动脉推挤至后方,将第Ⅵ颅神经推挤至内侧,将脑干向内后方推挤。正是因为大部分颅神经在肿瘤后方,从前方的入路就具备一定的优势,但是其中的第Ⅵ颅神经位于肿瘤内侧会对手术造成一定难度,在手术入路选择中第Ⅵ颅神经的位置也是一项需要重点评估的内容。有学者将岩斜脑膜瘤分为斜坡型、岩斜型和蝶岩斜坡型;也可根据肿瘤累及范围进行分区,根据累及区域进行分类(图 6-58)。肿瘤靠中线部分是比较容易在内镜经鼻入路下切除的,斜坡型最适宜采用内镜经鼻入路;靠外侧的岩骨部分比较大时,则可能需要借助角度镜和角度器械进行操作,手术难度大;如果肿瘤累及蝶窦或海绵窦,该部分肿瘤采用内镜经鼻手术方式切除。

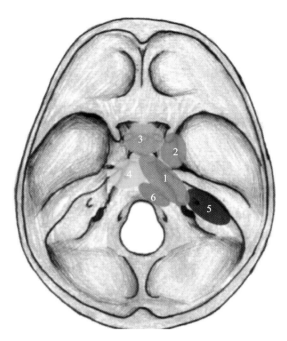

图 6-58　根据肿瘤累及范围进行分区

1. 岩尖区；2. Meckel's 腔/海绵窦/颅中窝区；3. 鞍区/蝶窦区；4. 对侧斜坡区；5. 桥小脑角（CPA）区；6. 下斜坡区

　　2008 年 Gardner 等报道了 2 例累及鞍旁区域的岩斜脑膜瘤，内镜经鼻入路作为方案中的第二期手术完成了肿瘤切除。2010 年 Fraser 等又报道 1 例，达到近全切除。2014 年 Fernandez-Miranda 等报道了包含最多例数的一组样本，共 5 个病例。

二、术前准备

　　入院重点查体：面部感觉、面肌运动、眼球活动、瞳孔直接与间接对光反射、听力、洼田饮水试验、声音、吞咽功能、舌后味觉、共济协调性，四肢肌力、肌张力，四肢感觉等。

　　入院检查：CT 薄层平扫、CT 薄层骨窗位、MRI 平扫＋增强、MRI 增强导航薄层扫描、MRA，其中各个薄层扫描需融合在导航中。

　　术前准备：神经导航用于肿瘤边界定位，确定暴露范围。进行神经电生理监测时需要监测第Ⅴ、Ⅵ、Ⅶ、Ⅷ、Ⅸ、Ⅹ、Ⅺ颅神经电活动，脑皮质电活动和脑干诱发电位。

三、手术步骤及技术

（一）体位与麻醉

　　将患者置于仰卧位，头部后仰 10°，鼻孔朝向术者 15°左右，头架固定，气管插管全身麻醉，将气管插管固定在左口角，从口腔填入纱条封堵后咽部防止鼻腔内清水、血液等流入食管和气管。再完成神经导航注册、电生理监测。

（二）鼻腔阶段

　　鼻腔消毒后，用含有肾上腺素的棉片填塞收缩鼻腔黏膜，做带蒂鼻中隔黏膜瓣藏于后鼻道，黏膜瓣选择肿瘤对侧鼻中隔，黏膜瓣需要向下鼻道扩展，使其宽度足够，切除肿瘤同侧中鼻甲。

（三）蝶窦阶段

　　磨开蝶窦前壁，向两侧扩大至蝶腭孔，肿瘤同侧再向外扩大，暴露翼腭窝的内侧，根据肿瘤范围，可个体化扩大暴露范围，必要时经全翼腭窝入路，切断翼管，将翼腭窝组织外翻。将蝶窦黏膜清理干净，方便颅底重建时黏膜瓣贴敷。暴露范围包括蝶鞍、海绵窦前壁、斜坡隐窝、颈内动脉斜坡旁段隆起等。

（四）颅底骨质阶段

采用蛋壳化和轮廓化技术磨除鞍底、斜坡隐窝、颈内动脉斜坡旁段隆起骨质，如肿瘤累及海绵窦，还需将骨质磨除范围扩大至海绵窦外侧界。

（五）辅助技术阶段

1. 垂体移位技术 主要针对肿瘤累及蝶鞍、鞍旁海绵窦内侧区、鞍后、岩尖的病例，包括硬脑膜间垂体移位和硬脑膜内垂体移位。硬脑膜内垂体移位适用于累及鞍内及鞍后区的肿瘤，硬脑膜间垂体移位主要适用于海绵窦内侧区及其后方区域的肿瘤。

2. 后床突磨除技术 后床突磨除可在鞍底下方的硬脑膜外沿骨质磨除，当不能实现暴露时，再结合垂体移位技术进行磨除。

3. 颈内动脉近远心端控制技术 部分肿瘤累及海绵窦，与颈内动脉关系比较密切，甚至包裹颈内动脉，此时需要提前暴露颈内动脉的斜坡旁段和床突上段，即颈内动脉近心端和远心端，如颈内动脉出现损伤可及时阻断近、远心端，缝合颈内动脉破口。

4. 海绵窦外侧入路技术 主要针对肿瘤累及海绵窦外侧间隙的病例，须暴露眶上裂、外侧视神经-颈内动脉隐窝等。此入路需注意保护海绵窦外侧壁上的神经和外展神经海绵窦段，其中对外展神经的保护是最有难度的，有些病例肿瘤会将其完全包裹。通常，这类病例需要结合应用颈内动脉近远心端控制技术。

（六）肿瘤切除阶段

暴露到肿瘤边界后，导航再次确认肿瘤边界，沿肿瘤边界剪开颅底硬脑膜，遵循显微操作原则，先瘤内减压，再沿肿瘤边界分离周围神经、血管，肿瘤基底所累及的硬脑膜可一并切除。肿瘤分离需要重点关注血管及其分支的位置，包括基底动脉、小脑上动脉、小脑前下动脉等。另外还需要保护相邻神经，外展神经通常会被推挤至内侧，应当首先寻找到其脑池段的全程，然后沿肿瘤边界向后分离脑干组织和后方颅神经脑池段。

（七）颅底重建

流动性生理盐水反复冲洗术区后，脂肪内嵌入瘤床，人工硬脑膜嵌于硬脑膜下，边缘超出硬脑膜边缘2 mm，生物胶封闭缝隙，自体筋膜覆盖后，将带蒂鼻中隔黏膜瓣贴于颅底骨质表面，需要将其下软组织全部覆盖，边缘贴于颅底骨质表面。四周纤丝固定后胶水再固定，使用碘仿带金霉素眼膏纱条均匀填塞蝶窦和鼻腔，需要注意将黏膜瓣表面填塞均匀，使其受力均匀。

四、术后管理

与其他内镜经鼻颅底硬脑膜内病变术后一样，岩斜脑膜瘤术后的脑脊液漏也是需要重点关注的，但是从既往的经验来看，脑脊液漏的发生率是非常低的。术后常规予以第二代头孢菌素预防感染，术后14天拔除鼻腔纱条，最好在内镜下观察黏膜瓣的生长情况和是否存在隐匿性脑脊液漏。涉及垂体移位的病例需要复查垂体功能和监测24 h尿量，跟踪结果后予以相应对症处理。术后还需注意对颅神经功能的评估，如有神经功能障碍，适当予以神经营养药物治疗。涉及海绵窦的病例需要关注海绵窦神经功能情况，必要时请眼科或康复科会诊治疗。出院后第2、4周返院行鼻腔清理术，同时观察黏膜生长情况，降低鼻窦炎发生率。

五、典型病例

（一）病例摘要

患者，女性，56岁，主诉"头痛头晕半年"。查体：精神状态可，右眼外展稍受限，面部感觉正常，鼻唇沟额纹对称，听力正常，声音正常，饮水无呛咳，咽反射对称，肢体肌力感觉正常，尿量正常。

术后情况：外展麻痹有所加重，无新增神经功能障碍，垂体功能1个月后恢复，无脑脊液漏。

（二）术前评估

1. 影像学表现　MRI 增强影像见图 6-59。

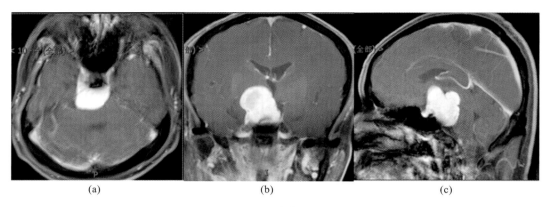

(a)　　　　　　　　　(b)　　　　　　　　　(c)

图 6-59　术前 MRI

(a)(b)(c)轴位、冠状位、矢状位 MRI 增强像，可见肿瘤累及斜坡、岩尖区、鞍内、海绵窦

2. 实验室检查　术前患者垂体激素水平见表 6-1。

表 6-1　术前患者垂体激素水平

指标	TSH/ (μIU/mL)	FT3/ (pmol/L)	T3/ (nmol/L)	FT4/ (pmol/L)	T4/ (nmol/L)	ACTH/ (pg/mL)	PRL/ (ng/mL)	GH/ (μg/L)	FSH/ (ng/mL)	TSTO/ (nmol/L)
值	0.562	2.76	1.06↓	1.38↓	7.58↓	27.72↓	8.36	0.85	4.39	68.40↓

TSH. 促甲状腺激素；FT3. 游离三碘甲腺原氨酸；T3. 三碘甲腺原氨酸；FT4. 游离甲状腺素；T4. 甲状腺素；ACTH. 促甲状腺皮质激素；PRL. 催乳素；GH. 生长激素；FSH. 卵泡刺激素；TSTO. 睾酮；↓. 水平低下

（三）手术过程与技巧

手术主要过程见图 6-60 至图 6-65。

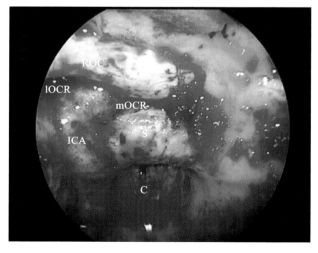

图 6-60　暴露范围

图中所示为骨质磨除范围。ROC. 右侧视神经管；lOCR. 外侧
视神经-颈内动脉隐窝；mOCR. 内侧视神经-颈内动脉隐窝；
ICA. 颈内动脉；S. 蝶鞍；C. 斜坡

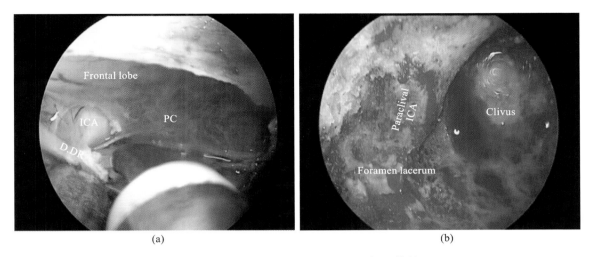

图 6-61　颈内动脉远心端(a)和近心端(b)控制

Frontal lobe. 额叶；PC. 视交叉前池；D. DR. 远环；Paraclival ICA. 颈内动脉斜坡旁段；Foramen lacerum. 破裂孔

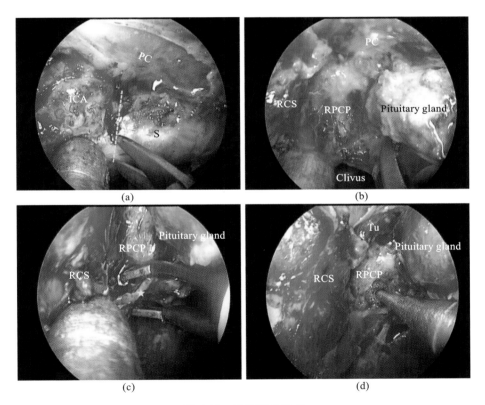

图 6-62　垂体移位技术

(a)黄色虚线为垂体移位硬脑膜切开位置；(b)垂体移位后暴露后床突；(c)切断垂体下动脉；(d)磨除后床突。PC. 视交叉前池；ICA. 颈内动脉；S. 蝶鞍；C. 斜坡；RCS. 右侧海绵窦；RPCP. 右侧后床突；Pituitary gland. 垂体；★. 右侧垂体下动脉；Tu. 肿瘤

(四)预后

术后患者复查 MRI 示肿瘤全切除，见图 6-66。

术后患者垂体激素水平见表 6-2。

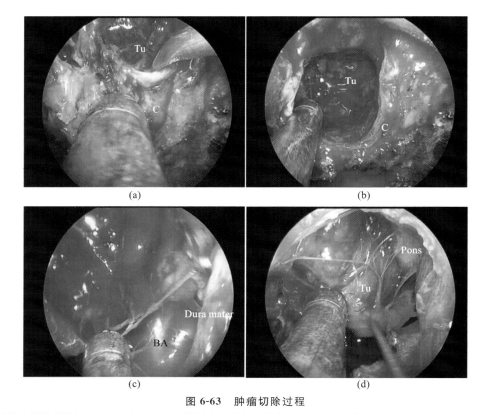

(a) (b)
(c) (d)

图 6-63 肿瘤切除过程

（a）切开硬脑膜暴露肿瘤；（b）瘤内减压；（c）（d）沿肿瘤边界切除肿瘤。Tu. 肿瘤；C. 斜坡；Dura mater. 硬脑膜；BA. 基底动脉；Pons. 桥脑

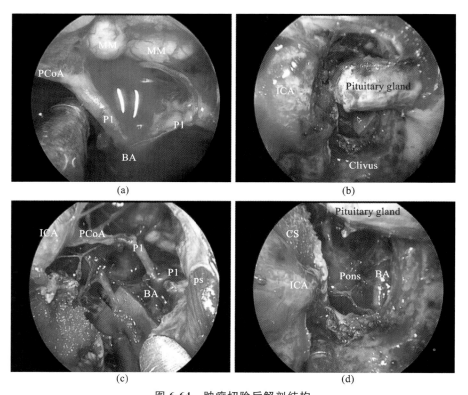

(a) (b)
(c) (d)

图 6-64 肿瘤切除后解剖结构

MM. 乳头体；PCoA. 后交通动脉；P1. 大脑后动脉 P1 段；BA. 基底动脉；ICA. 颈内动脉；Pituitary gland. 垂体；ps. 垂体柄；Pons. 桥脑；CS. 海绵窦

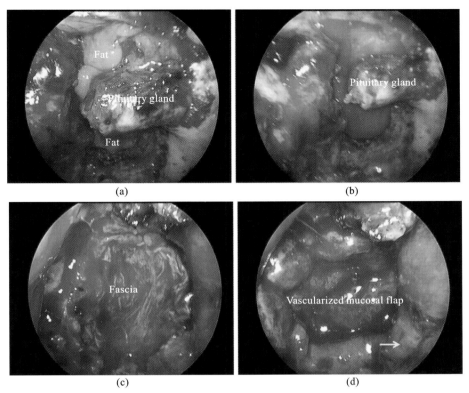

图 6-65 颅底重建

(a)瘤床内嵌自体脂肪;(b)硬脑膜下内嵌人工硬脑膜;(c)硬脑膜外覆盖自体筋膜;(d)带蒂黏膜瓣覆盖颅底。Fat.自体脂肪;Pituitary gland.垂体;Fascia.自体筋膜;Vascularized mucosal flap.带蒂黏膜瓣;黄色箭头所示为黏膜瓣蒂部

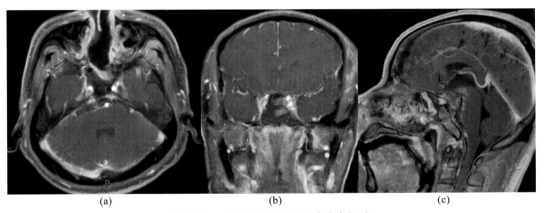

图 6-66 术后复查 MRI 示肿瘤全切除

(a)轴位;(b)冠状位;(c)矢状位

表 6-2 术后患者垂体激素水平

指标	TSH/ (μIU/mL)	FT3/ (pmol/L)	T3/ (nmol/L)	FT4/ (pmol/L)	T4/ (nmol/L)	ACTH/ (pg/mL)	PRL/ (ng/mL)	GH/ (μg/L)	FSH/ (ng/mL)	TSTO/ (nmol/L)
值	0.487	1.67	0.71	1.23	7.23	15.23	7.65	0.86	4.11	40.43

参 考 文 献

[1] Gardner P A,Kassam A B,Thomas A,et al. Endoscopic endonasal resection of anterior cranial base meningiomas[J]. Neurosurgery,2008,63(1):36-52.

[2] Fraser J F,Nyquist G G,Moore N,et al. Endoscopic endonasal minimal access approach to the clivus:case series and technical nuances[J]. Neurosurgery,2010,67(3):ons150-ons158.

[3] Fernandez-Miranda J C,Gardner P A,Rastelli M M Jr,et al. Endoscopic endonasal transcavernous posterior clinoidectomy with interdural pituitary transposition[J]. J Neurosurg,2014,121(1):91-99.

[4] Hadad G,Bassagasteguy L,Carrau R L,et al. A novel reconstructive technique after endoscopic expanded endonasal approaches:vascular pedicle nasoseptal flap[J]. Laryngoscope,2006,116(10):1882-1886.

[5] Shiley S G,Limonadi F,Delashaw J B,et al. Incidence,etiology,and management of cerebrospinal fluid leak following transphenoidal surgery[J]. Laryngoscope,2003,113(8):1283-1288.

[6] Stamm A C,Pignatari S S,Vellutini E. Transnasal endoscopic surgical approaches to the clivus[J]. Otolaryngol Clin North Am,2006,39(3):639-656.

[7] Bricolo A P,Turazzi S,Talacchi A,et al. Microsurgical removal of petroclival meningiomas:a report of 33 patients[J]. Neurosurgery,1992,31(5):813-828.

[8] Natarajan S K,Sekhar L N,Schessel D,et al. Petroclival meningiomas:multimodality treatment and outcomes at long-term follow-up[J]. Neurosurgery,2007,60(6):965-979.

[9] Cavallo L M,Messina A,Cappabianca P,et al. Endoscopic endonasal surgery of the midline skull base:anatomical study and clinical considerations[J]. Neurosurg Focus,2005,19(1):E2.

（洪　涛　唐　斌　谢申浩）

第八节　三叉神经鞘瘤

一、概述

三叉神经鞘瘤(trigeminal schwannoma,TS)为较少见的颅内良性肿瘤,是仅次于前庭神经鞘瘤的第二常见的颅内神经鞘瘤。其好发于 20～50 岁青壮年,男女发病率无明显差异,占颅内肿瘤的 0.07%～0.36%,占颅内神经鞘瘤的 0.8%～8%。其可出现在三叉神经根、半月节和周围分支的任何部位,分别形成颅后窝、颅中窝和颅外占位,根据周围支的分布,颅外肿瘤可分别向眼眶(V1 眼支)、翼腭窝(V2 上颌支)及颞下窝(V3 下颌支)延伸。TS 可以在很长一段时间内缓慢生长,患者没有或只有轻微不适,出现症状时肿瘤往往较大,常见临床表现有面部麻木、面部疼痛、头痛、视力下降、复视、步态不稳、咀嚼无力和眼球运动障碍等,这主要取决于肿瘤的位置以及生长的大小和方向。既往报道表明 TS 在颅中窝和颅后窝更为常见。

TS 存在多种分型方法,1955 年,Jefferson 在对 TS 进行深入研究后,将其分为 ABC 三种类型;1986年,Lesoin 等根据其起源加以区分,并指出三种类型之间的过渡形式是可能存在的;1998 年,Day 和 Fukushima 在前人的基础上,根据解剖位置将 TS 进一步分为 ABCD 四型;1999 年,Yoshida 和 Kawase 提出了另一种六分类法;之后,Samii 等于 2014 年根据 TS 主要位置及其与海绵窦的关系改良了其在过去提出的分型方法。这些分型基本上决定了我们对手术方法的选择。目前常用的分型方法如表 6-3 所示。

除此之外,Abou-Al-Shaar 等报道了数例罕见的多灶性 TS,推测可能是 TS 的一种形式,对此类多灶性 TS 还需要更多的研究以加深认识。目前 TS 的病因还不清楚,关于 TS 的自然史亦尚不明确,相关内容仍需更多研究完善。

表 6-3 三叉神经鞘瘤常用分型方法总结

位置	分型方法		
	Kawase 分型	Fukushima 分型	Samii 分型
颅中窝	M:颅中窝肿瘤 ME:肿瘤同时占据颅中窝和颅外(哑铃型)	B:起源于半月节,与海绵窦下侧壁相邻 Db:起源于半月节,延伸至神经分支(哑铃型)	A:主要占据颅中窝 　A1:前海绵窦旁伴或不伴延伸至眶上裂和(或)眼眶 　A2:后海绵窦旁和 Meckel's 腔 　A3:同时占据前、后海绵窦旁
颅后窝	P:肿瘤位于颅后窝	C:起源于三叉神经根	B:主要占据颅后窝
颅中、后窝	MP:肿瘤同时占据颅中窝和颅后窝(哑铃型) MPE:肿瘤同时占据颅中、后窝和颅外	Da:起源于半月节,沿三叉神经根近端延伸至三叉神经纤维环(哑铃型)	C:主要占据颅中、后窝 　C1:颅中窝肿瘤在后海绵窦旁和 Meckel's 腔 　C2:颅中窝肿瘤延伸超过后海绵窦旁
颅外	E:颅外肿瘤 　E1:眼眶 　E2:翼腭窝或颞下窝 ME MPE	A:起源于三叉神经分支 　Aa:V1 眼支 　Ab:V2 上颌支 　Ac:V3 下颌支 Db	D:主要占据颅外 　D1:无明显颅内延伸 　D2:有明显颅内延伸

二、内镜下三叉神经鞘瘤切除术

(一)概述

自从 Guiot 等将内镜技术引入经蝶手术以来,内镜手术被认为是治疗绝大多数鞍区病变的优先选择,这一经验引导着神经外科医生思考是否可以在内镜下切除 TS。近年来,在国内外众多鼻颅底外科医生的共同努力下,内镜手术已成为一种全新的 TS 切除技术,特别是对于颅中窝和颅外肿瘤,内镜的运用使得肿瘤全切除率进一步得到提高,这主要归功于其抵近观察的优势和术野的充分照明和可视化。

内镜经鼻入路手术可直接进入眼眶、翼腭窝、颞下窝和颅中、后窝等部位,与传统的经颅入路相比,内镜经鼻入路可提供到达目标病灶的最短路径,且无脑组织牵拉,通过内镜手术可以实现微创治疗,以避免切口过大和离断颧弓导致的美容问题,尤其在儿童中,保留面部骨骼和避免颞肌萎缩对于面部对称性发育非常重要。

要想在最大限度保护神经功能的前提下实现肿瘤全切除,术前影像学检查也是必不可少的,尤其是 MRI,可以在术前判断肿瘤分型,选择合适入路,如有必要,亦可根据肿瘤分型将肿瘤分为不同组成部分,并通过相应手术入路切除每个部分肿瘤,从而达到肿瘤完全切除的目的。因此,应该根据术前影像学检查结果,为患者制订个体化手术治疗方案。

(二)手术入路及相关解剖

内镜治疗 TS 的手术入路可分为内镜经鼻入路、内镜经眶入路、内镜经口经前庭下颌骨入路等。现就内镜切除 TS 涉及的手术技术和解剖结构系统描述如下。

(三)内镜手术技术方法及难点

1. 内镜经鼻手术入路(endoscopic endonasal approach,EEA)

(1)经 Meckel's 腔入路(trans-Meckel's cave approach,TMCA):TMCA 的鼻腔阶段采取经翼腭窝入路,做病灶对侧带蒂鼻中隔黏膜瓣,切除病灶同侧中鼻甲并广泛打开蝶窦。在钩突与筛泡之间确定上颌窦开口后,使用反向咬骨钳和磨钻进行上颌窦内侧壁开放。进入上颌窦后,可以看到上颌窦的后壁和鼻腭动脉。鼻腭动脉是上颌骨动脉的终末分支,通常在彻底电凝后被离断,以方便手术操作和术中观察。

　　为了充分暴露翼腭窝,上颌窦后鼻的黏膜将被去除,然后用磨钻磨除上颌窦后壁骨质,可充分显露翼腭窝内容物。此时,在翼突根部翼腭窝内容物后方可见翼管神经,可在术中用于定位颈内动脉破裂孔段。当然,神经导航和术中多普勒也同时会被用来精准确定颈内动脉的位置,以防止术中损伤。暴露完成后,通常会将上颌神经作为解剖学标志,以暴露棱形区即 Meckel's 腔所在位置,其组成结构如下:下界和内侧界由颈内动脉构成,上界由外展神经构成,外侧界由上颌神经构成。

　　接着,需磨除覆盖在 Meckel's 腔表面的骨质,这些骨质通常会被肿瘤所隆起。去除骨质并切开硬脑膜即可暴露 Meckel's 腔内肿瘤。TS 通常质地较为柔软,可采取瘤内减压后沿着肿瘤边界分离的方式,当分离肿瘤上界时应注意保护外展神经,在肿瘤内侧和下方需保护好颈内动脉,如肿瘤同时伴有颅后窝延伸且三叉神经孔被肿瘤推挤明显扩大,无明显"束腰征",通常会选择通过扩大的三叉神经孔切除向颅后窝延伸的肿瘤,但需注意保护小脑上动脉(图 6-67(a)(c))。

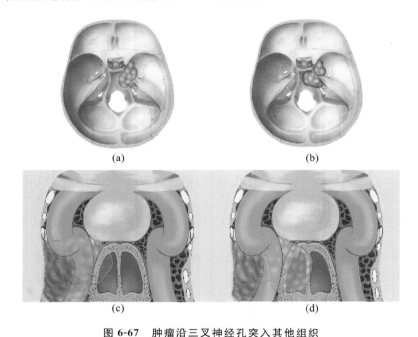

(a)　　　　　　　　　　　　　　(b)

(c)　　　　　　　　　　　　　　(d)

图 6-67　肿瘤沿三叉神经孔突入其他组织

(a)(c)肿瘤将三叉神经孔明显扩大后突入颅后窝,无"束腰征";(b)(d)肿瘤从
相对窄颈的三叉神经孔突入后颅骨,甚至延伸至对侧桥前池

　　(2)经斜坡入路(transclival approach,TCA):当肿瘤沿相对窄颈的三叉神经孔突入后颅骨,有明显"束腰征",甚至侵犯到对侧桥前池时,在完成 Meckel's 腔内 TS 切除后需同时行辅助性 TCA(图 6-67(b)(d))。斜坡隐窝处骨质磨除的范围:上界为鞍底,外侧界为颈内动脉斜坡旁段,下界为蝶窦底壁,内侧界一般不超过中线,由于 TS 和周围结构(如桥脑、外展神经和脑干周围的穿孔血管)之间有明确的边界,切除时必须沿着肿瘤包膜小心分离。当切除颅后窝部分时,外展神经和基底动脉通常分别被推挤至肿瘤下方和对侧,应注意保护这些神经、血管结构。TCA 切开硬脑膜的过程中可能会引起基底窦出血,但这种静脉出血大部分可以用明胶海绵或流体明胶压迫来达到止血目的。

　　(3)经泪前隐窝入路(trans-prelacrimal recess approach,TPRA):泪前隐窝是上颌窦气化发育充分时,由上颌窦内侧壁骨性鼻泪管前方与上颌窦前壁的内侧汇合形成的。该入路最早在 2007 年由北京同仁医院周兵教授提出,适用于上颌窦、翼腭窝和颞下窝内的病灶,相对于以往经上颌窦的手术入路,其最大的优点在于对包括下鼻甲和鼻泪管在内的鼻腔结构有较好的保护作用。手术过程主要是在鼻腔外侧壁下鼻甲根部前缘做弧形切口,黏膜剥离至下鼻甲外侧壁附着最前端,磨除部分上颌窦内侧壁(上颌骨额突)暴露泪前隐窝和鼻泪管,将鼻泪管及下鼻甲黏膜内推,即可暴露上颌窦。通过移除上颌窦后壁和外侧壁黏膜和骨质后,可暴露翼腭窝和颞下窝,此时应注意蝶窦动脉和上颌神经及其分支的游离,必要时可电凝离断蝶腭动脉,肿瘤的切除过程采取瘤内减压方式减小肿瘤体积以便于分离肿瘤边界。由于翼腭窝和颞下窝内肿瘤切除过程中较少涉及脑脊液漏,故术后应原位缝合鼻泪管-下鼻甲瓣。最后,在下鼻道造瘘引流上颌窦腔并用鼻腔纱条填塞止血。

(4)经眶纸板入路(trans-lamina papyracea approach,TLPA):TLPA适用于视神经下内侧方向(鼻侧)的肿瘤,手术过程根据肿瘤位置和术者习惯可采用单鼻孔或双鼻孔入路,制作病灶对侧鼻中隔黏膜瓣,切除病灶同侧中鼻甲,开放中、后组筛窦和蝶窦以暴露同侧的眶纸板,通常眶纸板因肿瘤长期压迫较为菲薄,仅需磨钻或剥离器就能轻松去除。此时,可根据神经导航定位,水平切开眶周硬脑膜,分离眶周脂肪后在内直肌下方进入眶内,暴露肿瘤后同样是先行瘤内减压,接着分离肿瘤边界后全切除肿瘤,如术中未见明显脑脊液漏,术后重建眶内侧壁时通常会在复位眶周脂肪后缝合眶内侧硬脑膜,接着覆盖鼻中隔黏膜瓣并填塞鼻腔纱条。如术中出现明显脑脊液漏,可能会取自体阔筋膜或人工硬脑膜内嵌入眶内侧壁缺损处,再行硬脑膜缝合修补。由于眼球和眶周脂肪有天然封堵作用,一般无须腰大池置管,也较少出现脑脊液鼻漏。

2. 内镜经眶入路(endoscopic transorbital approach)　内镜经眶入路适用于颅中窝内的TS,是由韩国成均馆大学三星医疗中心Doo-Sik Kong教授提出。手术过程如下。①眼睑阶段:在放置了润滑的角膜保护器后,做一个向外眦延伸的上眼睑皱褶切口,眼眶轮匝肌抬高后,先将提上睑肌上提,暴露骨性眶缘的外上界。②眼眶阶段:沿眶上外侧壁剥离骨膜,暴露出眶上裂外侧缘,从外侧到内侧进行骨质的磨除,用可延展硅胶牵开器,将眶内容物在内侧下方轻微移位。③颅内阶段:对于Meckel's腔病灶应从硬脑膜间平面进入,通过剪开眶脑膜韧带可在不经过硬脑膜下间隙的情况下,通过海绵窦外侧壁和硬脑膜固有层之间的间隙直达Meckel's腔。

3. 内镜经口经前庭下颌骨入路(endoscopic transvestibular transmandibular approach)　内镜经口经前庭下颌骨入路适用于颞下窝内TS,手术过程是沿着下颌骨升支做一个2 cm的垂直黏膜切口,然后用脑压板推开周围黏膜,置入内镜后根据导航定位分离肿瘤周边组织,其间需注意上颌动脉、翼内肌、翼外肌的识别和保护,相关手术入路的解剖已在相关文献中有详细描述。

四、并发症及处理

(一)颅神经功能障碍

颅神经功能障碍是TS切除术后常见并发症,受损神经多为三叉神经、外展神经和动眼神经等。部分患者神经功能障碍症状在术后可获得不同程度的恢复。

(二)头痛

术后早期头痛较常见,大多数患者随时间推移可逐渐恢复正常,长期持续性头痛少见。

(三)脑脊液漏

脑脊液漏是手术常见并发症之一,尤其是内镜经鼻蝶手术后,常有脑脊液漏发生。一旦发生脑脊液漏,应积极治疗,早期行手术修补。

(四)发热

术后发热常为一过性,低热时可不处理或仅给予药物治疗,此时应积极查找病因,力争做到对因治疗。

(五)颅内感染

中枢神经系统感染的归因死亡率可高达15%～30%,一旦发生,应积极治疗,在留取相应标本进行细菌涂片及培养后,即可开始经验性药物治疗,必要时可行腰大池引流治疗,同时应注意控制颅内压及预防癫痫。

五、典型病例

(一)病例摘要

患者,男性,41岁,因"左侧颌面部麻木半年"入院。患者自诉半年前出现左侧面部三叉神经下颌支

（V3）分布区麻木、头痛，伴吞咽困难，未予重视，10 天前痛觉加重，遂至我院行头颅 CT 检查，提示"左侧颅中、后窝团片状占位"，2 天前在我院颅脑 MRI 检查示左侧颅中、后窝哑铃型占位，大小约 6.1 cm×3.8 cm，边界清，增强扫描呈明显不均匀强化。入院查体：神志清楚，左侧面部三叉神经下颌支（V3）走行区域感觉消失，咽反射减弱，咽部感觉减退，余未见明显异常。

（二）术前评估

1. 临床表现　患者半年前出现左侧面部麻木、头痛伴吞咽困难，10 天前痛觉加重，起病缓，病程长，有明显神经系统定位症状，考虑为肿瘤性疾病可能性大。

2. 影像学表现　MRI 示左侧沿三叉神经走行区域边界清楚的颅中、后窝哑铃型占位，有明显"束腰征"，符合颅中、后窝哑铃型三叉神经鞘瘤典型影像学表现。

3. 手术计划　根据术前影像学表现，肿瘤颅后窝占位明显，且具有明显"束腰征"，经翼腭窝（PPF）入路切除 Meckel's 腔内肿瘤后可能需联合内镜经斜坡入路切除颅后窝内肿瘤，同时应备好术中导航、多普勒超声和神经电生理监测设备，肿瘤切除后应行病理学活检以明确病变性质。

（三）手术步骤与技巧

采用经 PPF 入路打开蝶窦后，在内镜下可以看到蝶鞍、扩大的 Meckel's 腔、斜坡隐窝和颈内动脉骨性隆起（图 6-68（a））。磨除覆盖 Meckel's 腔表面骨质后可暴露肿瘤，此时需准确定位颈内动脉的位置（图 6-68（b）虚线）。从颅中窝切除肿瘤后，可见相对狭窄的三叉神经孔，即"束腰征"中"腰"的位置（图 6-68（c）虚线圆圈）。改经斜坡入路磨除斜坡隐窝部分骨质后可观察到颅后窝肿瘤（图 6-68（d））。在分离肿瘤内侧界时需注意基底动脉（BA）和肿瘤之间应仔细进行钝性解剖（图 6-68（e）），严格沿肿瘤和脑干之间的界面分离。通常，外展神经（CN Ⅵ）会被肿瘤推挤至下方，在分离肿瘤下界时应注意识别和保护（图 6-68（f））。全切除颅后窝内肿瘤后，用人工硬脑膜嵌修补缺损，并用生物胶固定，最后覆盖鼻中隔黏膜瓣（图 6-68（g）（h））。术后 MRI 图像显示肿瘤全切除（图 6-69）。

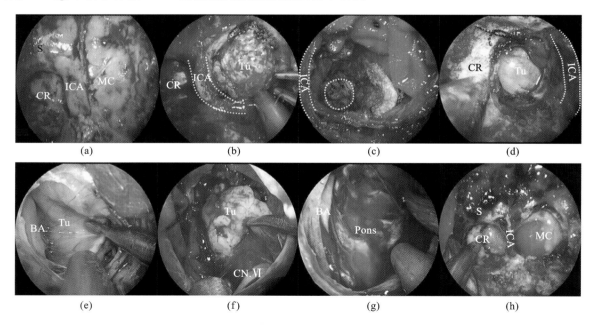

图 6-68　内镜经鼻三叉神经鞘瘤切除术术中图像

S. 蝶鞍；CR. 斜坡隐窝；ICA. 颈内动脉；MC. Meckel's 腔；Tu. 肿瘤；BA. 基底动脉；CN Ⅵ. 外展神经；Pons. 桥脑

（四）预后

患者术后面部疼痛、面部感觉减退、头痛及吞咽困难症状均得到缓解；术后出现外展神经麻痹和干眼表现，其中外展神经麻痹术后 2 个月得到部分缓解，干眼症状在为期 4 年的随访中未进展成角膜眼病。

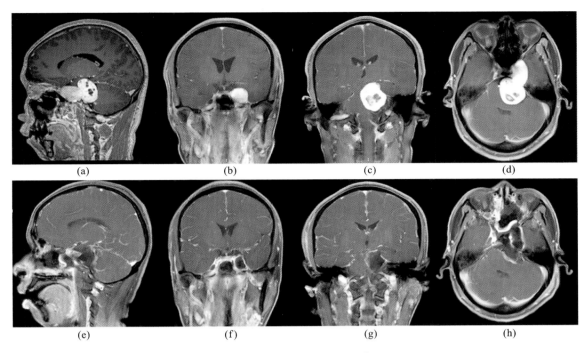

图 6-69　术前、术后 MRI 图像

(a)术前矢状位;(b)术前冠状位颅中窝肿瘤;(c)术前冠状位颅后窝肿瘤;(d)术前轴位:T1 增强像显示一个边界清晰的哑铃状肿块,有"束腰征"标志,肿瘤同时占据了左侧小脑角池和 Meckel's 腔;(e)~(h)术后 MRI 提示肿瘤全切除

(五)点评

TS 的手术入路应根据肿瘤的生长方式个性化选择,内镜手术的发展无疑促进了 TS 手术的进步。对于眼眶内 TS:外上方肿瘤应选择内镜经眶入路,而内下方肿瘤选择经眶纸板入路更为适合。对于颅中窝和翼腭窝内 TS:经翼腭窝或泪前隐窝入路各有优势,但均需注意对翼管和腭鞘管的识别和保护。对于颞下窝 TS:根据术者的熟悉程度,经鼻泪前隐窝或经口经前庭下颌骨入路均可采用。对于颅后窝 TS:经斜坡入路较为合适,术中需注意对基底动脉、外展神经和小脑上动脉进行保护。对于颅中、后窝哑铃型TS,是否选择双入路联合取决于颅后窝部分肿瘤大小和位置以及肿瘤是否伴有"束腰征"。

参 考 文 献

[1] Abou-Al-Shaar H,Cohen M A,Bi W L,et al. Surgical management of multifocal trigeminal schwannomas[J]. Oper Neurosurg,2020,19(6):659-666.

[2] Day J D,Fukushima T. The surgical management of trigeminal neuromas[J]. Neurosurgery,1998,42(2):233-240.

[3] He H Y,Yang Q T,Gong J,et al. Endoscopic transvestibular transmandibular approach for trigeminal schwannoma in infratemporal fossa and parapharyngeal space[J]. World Neurosurg,2018,118:172-176.

[4] Jeon C,Hong C K,Woo K I,et al. Endoscopic transorbital surgery for Meckel's cave and middle cranial fossa tumors:surgical technique and early results[J]. J Neurosurg,2018,131(4):1126-1135.

[5] Jeon C,Hong S D,Woo K I,et al. Use of endoscopic transorbital and endonasal approaches for 360° circumferential access to orbital tumors[J]. J Neurosurg,2020,135(1):103-112.

[6] Samii M,Alimohamadi M,Gerganov V. Endoscope-assisted retrosigmoid intradural suprameatal approach for surgical treatment of trigeminal schwannomas[J]. Neurosurgery,2014,10(4):

565-575.

[7] Samii M, Migliori M M, Tatagiba M, et al. Surgical treatment of trigeminal schwannomas[J]. J Neurosurg,1995,82(5):711-718.

[8] Wu X, Xie S H, Tang B, et al. Single-stage endoscopic endonasal approach for the complete removal of trigeminal schwannomas occupying both the middle and posterior fossae[J]. Neurosurg Rev,2021,44(1):607-616.

[9] Yoshida K, Kawase T. Trigeminal neurinomas extending into multiple fossae:surgical methods and review of the literature[J]. J Neurosurg,1999,91(2):202-211.

[10] Zhou B, Huang Q, Shen P H, et al. The intranasal endoscopic removal of schwannoma of the pterygopalatine and infratemporal fossae via the prelacrimal recess approach[J]. J Neurosurg, 2016,124(4):1068-1073.

（洪　涛）

第九节　内镜经鼻翼腭窝、颞下窝区手术

一、概述

翼腭窝、颞下窝属于侧颅底区域,位置深在,包含众多血管、神经,解剖结构复杂。发生于该区域的原发肿瘤包括纤维血管瘤、神经鞘瘤、脂肪瘤、肉瘤、淋巴瘤等,继发性肿瘤包括鼻咽纤维血管瘤、鼻咽癌、嗅神经母细胞瘤、颅咽管瘤、脊索瘤、垂体瘤等。

因翼腭窝和颞下窝位置深在,该区域手术一直是难点。传统手术入路包括耳前颞下入路、上颌骨外旋或拆装入路、Caldwell-Luc入路等。这些开放手术入路创伤大、并发症多,可能造成面部肿痛及瘢痕形成、口腔上颌窦漏、眶下神经损伤、上颌窦炎、牙槽坏死、永久性听力丧失等。随着内镜神经外科手术技术的发展,内镜经鼻腔-翼腭窝-颞下窝入路手术已逐渐开展,具有创伤小、视野清晰、并发症少等优势,主要适用于切除累及单侧鼻腔、鼻窦、翼腭窝及颞下窝内侧区域的良、恶性肿瘤,如内翻性乳头状瘤、青少年鼻咽部纤维血管瘤、神经源性肿瘤、脊索瘤、其他鼻腔及鼻窦肿瘤等。

二、手术入路及相关解剖

翼腭窝(pterygopalatine fossa,PPF)是位于上颌骨、蝶骨翼突、腭骨之间的间隙,呈倒锥体形。前壁为上颌窦后壁,后壁为蝶骨翼突根部及蝶骨大翼前部下面,内侧壁为腭骨垂直板,顶壁为蝶骨体下面,下部尖端移行为翼腭管。翼腭窝向前上经眶下裂与眶相通;向内经蝶腭孔与鼻腔相通;向外经翼上颌裂与颞下窝相通;向下经翼腭管、腭大孔、腭小孔与口腔相通;向后经圆孔与颅中窝相通,经翼管与破裂孔相通,经腭鞘管与鼻咽部相通。翼腭窝内主要有上颌动脉及其分支、蝶腭神经节、上颌神经、翼管神经等(图6-70)。

颞下窝(infratemporal fossa,ITF)是位于颅中窝及颧弓平面以下的不规则间隙。前方是上颌骨体和颧骨后壁,上方是蝶骨大翼颞下窝面,内侧是翼突外侧板和部分腭帆提肌、腭帆张肌,外侧是下颌支和颞肌起始部。颞下窝向内上经眶下裂外侧部与眼眶相通,向后上经卵圆孔和棘孔与颅中窝相通,向内经翼上颌裂与翼腭窝相通,向外经上、下颌间隙与颊部和面部相通。颞下窝的后方和下方没有骨性结构分隔。其内容物有翼内肌、翼外肌、上颌动脉、下颌神经及其分支等(图6-71)。

内镜经鼻腔到达翼腭窝、颞下窝的手术入路主要包括以下几种。

(一)经鼻腔-腭骨入路

在中鼻道后端前约1cm处做纵行切口,分离黏膜,显露腭骨垂直板和筛嵴,在筛嵴后方定位蝶腭孔,

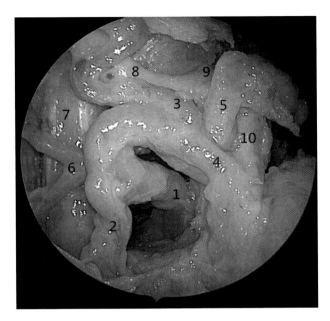

图 6-70 内镜下显露翼腭窝的血管结构

1.上颌动脉;2.下牙槽后动脉;3.眶下动脉;4.腭降动脉;5.蝶腭动脉;6.颊动脉;7.颞肌;
8.眶下神经;9.上颌神经主干;10.腭大神经

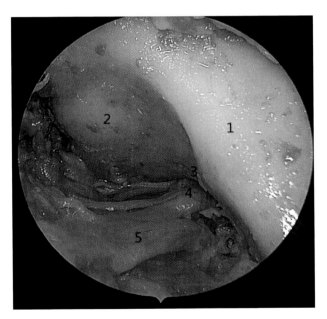

图 6-71 去除部分翼外肌,清除翼丛、脂肪组织和筋膜,显露卵圆
孔、下颌神经及其分支

1.翼突根部;2.颅中窝底面;3.卵圆孔;4.下颌神经及其分支;5.上颌动脉

咬除蝶腭孔周围骨质,可显露翼腭窝内蝶腭动脉、翼腭神经节、翼管神经、腭大神经及腭降动脉等结构。该入路无须处理下、中鼻甲,不开放上颌窦,创伤小,基本不破坏鼻腔的正常结构。但该入路显露范围及操作空间狭小,限于翼腭窝的内上部分,仅适用于单纯的蝶腭动脉结扎术及翼管神经切断术。

（二）经鼻腔-中鼻道-上颌窦入路

通过向内牵开或者切除中鼻甲,从中鼻道开放上颌窦内侧壁和腭骨垂直板,进入上颌窦腔,去除上颌窦后外侧壁骨质,即可显露翼腭窝内上颌动脉翼腭段、腭降动脉、眶下动脉、蝶腭动脉等分支,以及翼腭神经节、翼管神经、翼腭神经、上颌神经等。该入路对鼻腔结构损伤不大,仅去除了钩突、筛泡及上颌窦大部分内侧壁,基本保留了鼻腔的生理功能。经鼻腔-中鼻道-上颌窦入路主要显露翼腭窝上部分,无法显露翼突根部外侧的区域,适用于生长在翼腭窝的病变,从鼻腔、鼻咽部、咽旁间隙、筛窦、蝶窦向翼腭窝生长的病变。

(三)经鼻腔-中、下鼻道-上颌窦入路

在经鼻腔-中鼻道-上颌窦入路的基础上,切除下鼻甲,去除上颌窦内侧壁及后外侧壁,完全开放翼腭窝前壁,显露颞下窝前内侧部。该入路能够更广泛地显露翼腭窝及部分颞下窝,对上颌动脉及其分支、翼腭神经节、上颌神经、眶下神经、翼管神经等结构显露良好。缺点是需切除鼻腔外侧壁结构,对鼻腔正常结构和功能损伤较大,术后并发症较多。切除下鼻甲时可能损伤鼻泪管。因翼突遮挡视角,难以显露卵圆孔和下颌神经主干。

(四)经鼻腔-上颌窦-翼突入路

在充分开放上颌窦后外侧壁的基础上,进一步磨除翼突根部、蝶骨体基底和蝶窦外侧壁骨质,完全显露颞下窝。在此入路的基础上还可显露蝶窦外侧隐窝、海绵窦、眶尖、颅中窝、Meckel's腔、岩尖、岩斜区等部位。

(五)经鼻腔-泪前隐窝-上颌窦入路

在下鼻甲头端与鼻内孔之间的鼻腔外侧壁上做一弧形切口,向鼻底切开黏膜,向后方钝性剥离,显露下鼻甲骨性附着处和骨性鼻泪管的下端。将下鼻甲与鼻腔外侧壁离断,磨开局部骨质,显露膜性鼻泪管,将鼻泪管-下鼻甲瓣内移,显露上颌窦腔及泪前隐窝。去除上颌窦后外侧壁到达翼腭窝、颞下窝。术毕复位鼻甲黏膜瓣并缝合。该入路能够显露整个翼腭窝区和颞下窝内侧区域。经鼻腔-泪前隐窝-上颌窦入路对鼻腔结构的损伤很小,保留了鼻腔的正常生理功能,手术时间短,术后恢复快,并发症少。因手术通道的入口较小,手术路径长,对术者和助手的操作技术要求比较高。该入路适用于切除累及翼腭窝及上颌窦内的肿瘤。

三、内镜手术技术方法及难点

(一)内镜手术技术方法

切除患侧部分中鼻甲,必要时切除下鼻甲。切除钩突,开放上颌窦自然开口,切除上颌窦内侧壁。沿中鼻甲根部前方1 cm处切开鼻腔外侧壁黏膜,并沿腭骨内侧面向后剥离,显露筛嵴、蝶腭孔及蝶腭动脉。去除腭骨眶突,开放蝶腭孔。在蝶腭孔处电凝、切断蝶腭动脉。充分显露上颌窦腔后,可以处理上颌窦内病变。

对于局限于翼腭窝内的病变,需进一步去除上颌窦后外侧壁骨质,充分显露翼腭窝前壁。沿蝶腭动脉向外侧逐步显露上颌动脉翼腭窝段的各分支。腭大动脉和眶下动脉的位置相对固定,易于定位。对于较小的良性肿瘤,可找到病变的边界,分离后完整切除。如肿瘤体积大,需先行囊内切除,内减压充分后再分离、切除囊壁。神经结构位于上颌动脉的深面,在蝶腭动脉的后上方可显露蝶腭神经节。沿蝶腭神经节的分支可显露上颌神经、眶下神经、翼管神经、腭大神经等。对于累及颞下窝的病变,为获得较好的显露,需磨除部分翼突根部和翼突外侧板,在眶下神经外侧去除上颌窦后壁外侧部分,沿上颌动脉逆行分离到颞下窝区域,显露、控制上颌动脉翼肌段。肿瘤通常位于肌肉间隙内,通过分离翼外肌、翼内肌,显露肿瘤并切除。对于颞下窝深部的肿瘤,操作比较困难,避免用力牵拉,以免损伤深部血管造成难以控制的出血。

肿瘤切除后,局部创面用人工硬脑膜、可吸收止血材料、生物胶等封闭。残腔较大时,可用自体脂肪填充。鼻腔内用碘仿纱条填塞。

(二)内镜手术技术难点

(1)内镜经鼻腔入路到达翼腭窝和颞下窝,手术路径长,如经单鼻孔入路,操作空间比较小。

（2）翼腭窝内充满脂肪组织，颞下窝的大部分内容物是翼外肌和翼内肌，需要去除脂肪和肌肉组织后，才能显露血管和神经，特别是肿瘤体积较大时，正常结构往往移位，辨认困难。

（3）翼腭窝和颞下窝内的主要血管是上颌动脉及其分支，上颌动脉的走行非常复杂、多变，且被肿瘤压迫、推挤，发生移位，一旦发生动脉损伤，出血汹涌，术野内无法操作，甚至被迫终止手术。翼丛分布在翼腭窝和颞下窝内，交通复杂，静脉渗血较多时需电凝及压迫止血，影响手术操作。

（4）累及翼腭窝、颞下窝的恶性病变，通常呈浸润性生长，有时广泛累及鼻腔、上颌窦、鼻旁窦、海绵窦、颅中窝，破坏骨质，导致正常解剖结构发生改变，易造成神经、血管损伤，发生脑脊液漏。

（5）内镜图像缺乏立体感，在深部操作需要拥有熟练的内镜手术技术。术者和助手均需经过严格的内镜技术训练及有丰富的手术积累，熟悉翼腭窝区的正常解剖及变异，掌握"二人四手"技术，以及内镜下止血技术。

（6）对于广泛累及颅底、体积巨大的肿瘤，通过单一的内镜经鼻腔入路手术，难以充分显露肿瘤，无法彻底切除肿瘤，建议采用与开放手术联合的手术方式。

四、并发症及处理

（一）出血

内镜经鼻腔入路手术位置较深，术野狭小，一旦发生严重出血，止血往往比较困难，导致解剖结构辨识不清，易造成神经损伤。

1. 蝶腭动脉出血　鼻腔后部的出血多来源于蝶腭动脉及其分支，术中损伤后出血多剧烈。在切除上颌窦内侧壁和腭骨垂直板时，应从黏膜下分离，显露筛嵴后，在其后方定位蝶腭孔。在蝶腭孔处电凝切断蝶腭动脉，将血管结构向下牵开，可显露翼腭窝后面的神经结构。需注意的是，蝶腭动脉分为鼻后外侧动脉及鼻中隔后动脉时，部分在蝶腭孔内侧，部分在蝶腭孔外侧。

2. 上颌动脉出血　肿瘤使上颌动脉及其分支的走行发生改变，直接与上颌窦后外侧壁相邻，在切除上颌窦后壁时可能损伤该动脉，造成严重出血。术前通过 DSA 或 CTA 检查，可提前判断上颌动脉翼腭窝段的形态及位置。蝶腭孔处的蝶腭动脉、眶下动脉、腭降动脉的位置相对固定，可沿这些分支逆行找到上颌动脉主干。对于上颌动脉的分支出血，可用吸引器找到准确的出血点，通过双极电凝可有效止血。

3. 颈内动脉损伤　对于同时累及蝶窦外侧隐窝、斜坡、破裂孔、岩尖的病变，在切除时有损伤颈内动脉的风险。易损伤的部位包括颈内动脉海绵窦段、斜坡旁段和破裂孔段，尤其是在蝶窦气化不良、肿瘤巨大、骨质广泛破坏的时候。术前根据影像学判断颈内动脉走行，术中使用导航及多普勒实时定位颈内动脉，不盲目大块牵拉、撕扯肿瘤，可以避免发生灾难性出血。一旦发生颈内动脉出血，用棉片压迫出血点，换用粗吸引器吸除术野内积血，如出血点较小，可用低功率电凝止血，或用肌肉片、明胶海绵、生物胶加固。如动脉破口较大，出血汹涌，如能置入动脉瘤夹控制颈内动脉近、远端，可考虑缝合修补动脉破口，但因术野深在，血管不能显露足够长度，难以完成缝合。在术野难以保持清晰的情况下，局部多层压迫止血，转入介入手术室行 DSA 检查，应用覆膜支架封闭破口。

4. 翼丛出血　翼丛是分布在翼腭窝和颞下窝间隙内的静脉丛，在分离、切除肿瘤时，易发生静脉丛损伤出血。出血量不大时，可通过双极电凝止血。当渗血较多时，先用可吸收止血材料和棉片压迫止血，当出血控制后，吸尽术野内积血，找到出血点后，通过双极电凝或更换小块可吸收止血材料压迫止血。

（二）神经损伤

1. 上颌神经损伤　上颌神经主干及其分支的损伤主要导致感觉障碍，包括颧弓、颧部、颞部、下睑、鼻侧皮肤，上唇黏膜，上颌黏膜及牙龈，悬雍垂，扁桃体，软腭鼻咽部、鼻中隔、上鼻甲黏膜，中鼻甲黏膜，角膜等。

2. 下颌神经损伤　下颌神经主干及其分支的损伤主要导致颞肌、咬肌、翼内肌、翼外肌萎缩，下颌偏斜，咀嚼无力，以及颞下颌关节、外耳道、腮腺、颞区皮肤，颊部黏膜、舌前 2/3 及口底黏膜，下颌牙及牙龈感觉障碍。

3. 翼管神经损伤　翼管神经由岩浅大神经和岩深神经在破裂孔汇合而成,通过翼管进入翼腭窝。翼管神经的节前纤维至翼腭神经节,分布至鼻腭腺和泪腺。翼管神经和翼腭神经节的损伤可引起腺体分泌减少,引起眼干燥症和鼻干燥症。

五、典型病例

(一)病例摘要

患者,女性,35 岁,主因"吞咽时右咽部疼痛 8 个月,加重 1 个月"入院。患者 8 个月前无明显诱因在吞咽时出现右侧咽部疼痛,为刺痛,持续数分钟后缓解,在当地医院按"咽炎"治疗,效果不明显。近 1 个月来症状加重,出现右侧头面部疼痛,药物治疗效果欠佳,遂在当地医院行头部 MRI 检查,显示"右侧咽旁、翼腭窝、颅中窝占位性病变,T1WI 和 T2WI 呈混杂信号,不均匀强化"。入院查体:神清,语利,精神好,双瞳等大正圆、直径 3 mm、对光反射(＋＋),右侧面部浅感觉减退,面纹、鼻唇沟对称,伸舌居中。四肢肌力、肌张力正常,深、浅反射正常引出,双侧病理征(一)。

(二)术前评估

1. 临床表现　青年女性,慢性病程,表现为吞咽时右咽部疼痛,渐进性加重。查体发现右侧面部浅感觉减退,病变定位于右侧三叉神经。

2. 影像学表现　MRI 示右侧咽旁、翼腭窝、颅中窝占位性病变,T1WI 和 T2WI 呈混杂信号,不均匀强化(图 6-72)。

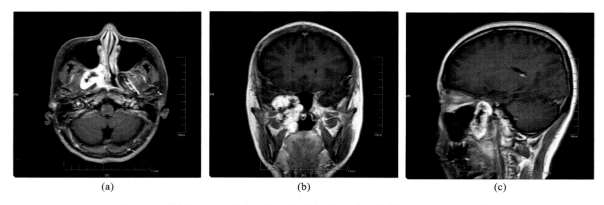

(a)　　　　　　　　　　(b)　　　　　　　　　　(c)

图 6-72　增强 MRI 示右侧咽旁、翼腭窝、颅中窝占位性病变,不均匀强化
(a)轴位;(b)冠状位;(c)矢状位

3. 手术计划　病变累及范围较广,主体在右侧翼腭窝,通过圆孔向颅中窝生长,后方累及咽旁间隙。从 MRI 上看,肿瘤质地不硬,可以采用内镜经鼻腔入路手术切除,术中充分显露翼腭窝,从囊内分块切除肿瘤,再沿囊壁分离,切除颅中窝及咽旁肿瘤,注意保护翼腭窝的神经,上颌动脉分支可电凝切断。

(三)手术步骤与技巧

患者全身麻醉后取仰卧位,头部抬高 15°,向左偏斜 20°,头架固定,注册导航系统。常规消毒鼻、面部,选择右侧鼻孔进入,切除中鼻甲前端、钩突、上颌窦内侧壁,开放蝶腭孔(图 6-73(a))。内镜进入上颌窦腔,上颌窦后壁骨质变薄、隆起(图 6-73(b)),去除后显露翼腭窝,可见肿瘤。肿瘤呈灰黄色,有边界,质地韧,血供中等。去除翼腭窝内部分脂肪组织,显露肿瘤边界,电灼肿瘤包膜后切开,先从囊内分块切除肿瘤(图 6-73(c))。内减压充分后,沿肿瘤包膜分离,肿瘤上极与眶下动脉粘连紧密,分离时出血(图 6-73(d)),用双极电凝止血。切除翼腭窝内肿瘤后,向深部探查,定位翼管开口,在后上方找到圆孔边缘,圆孔已被肿瘤侵蚀而扩大(图 6-73(e)),向颅中窝方向分块切除肿瘤(图 6-73(f)),显露硬脑膜。向咽旁间隙方向分离肿瘤,将残余肿瘤切除(图 6-73(g))。创面覆盖人工硬脑膜,用可吸收止血纱布(速即纱)填塞残腔(图 6-73(h)),上颌窦和鼻腔内填塞碘仿纱条。

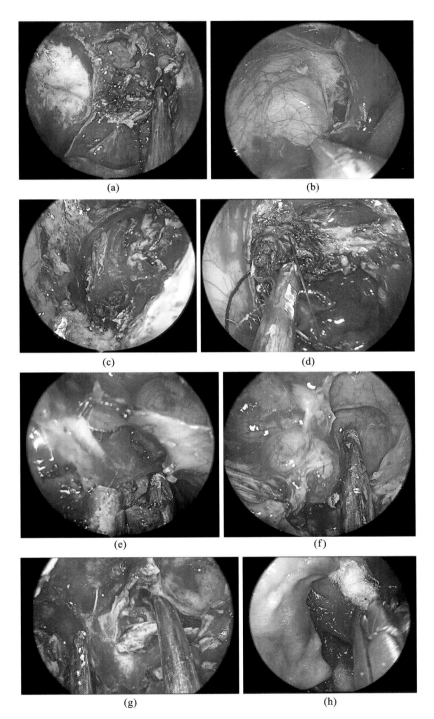

图 6-73 内镜经鼻腔-上颌窦-翼腭窝入路切除肿瘤

（a）内镜下切除右侧中鼻甲前端、钩突、上颌窦内侧壁，开放蝶腭孔；（b）内镜进入上颌窦腔，上颌窦后壁骨质变薄、隆起；（c）内镜下从囊内分块切除肿瘤；（d）眶下动脉出血；（e）圆孔已被肿瘤侵蚀而扩大；（f）显示颅中窝方向的肿瘤；（g）切除咽旁肿瘤；（h）创面覆盖人工硬脑膜，用速即纱填塞残腔

（四）预后

患者术后恢复顺利，诉咽部疼痛消失，面部、颊部麻木。无相关手术并发症，术后 3 天拔除鼻腔内碘仿纱条，术后 1 周出院。病理回报：神经鞘瘤。复查头颅增强 MRI 显示右侧翼腭窝、咽旁、颅中窝无占位性病变（图 6-74）。

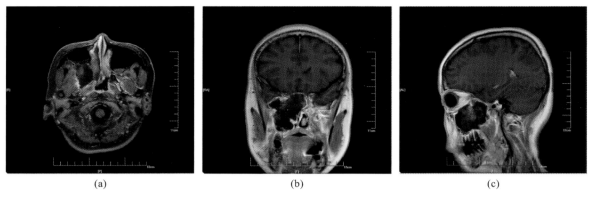

(a)　　　　　　　　　　　(b)　　　　　　　　　　　(c)

图 6-74　术后头颅增强 MRI
(a)轴位；(b)冠状位；(c)矢状位

(五)点评

本例患者的病变为累及翼腭窝、咽旁和颅中窝的神经鞘瘤。肿瘤主体位于翼腭窝内,通过圆孔向颅中窝生长,后方向咽旁生长。肿瘤有完整包膜,质地不硬,血供不丰富,适合在内镜下切除。肿瘤体积较大,内镜经鼻腔切除时需充分显露翼腭窝,因此选择了经鼻腔-上颌窦-翼腭窝入路,充分开放翼腭窝前壁,显露肿瘤边界。良性肿瘤生长时将神经、血管向周边推挤,因此在囊内切除时,不会损伤这些结构。切除外周神经鞘瘤时,在神经束膜内分离出肿瘤边界后,通常易于剥离。上颌动脉及其分支的走行复杂多变,有肿瘤存在时,位置更加不易判断,本例在分离肿瘤时损伤眶下动脉,经电凝后成功止血。因肿瘤体积较大,翼丛神经往往已被压闭,在本例患者的手术中,未遇到翼丛出血的情况。对于向颅中窝和咽旁生长的肿瘤,位置深在,切除时不可强行向外牵拉,以免损伤深部神经、血管。在切除翼腭窝肿瘤后,获得足够的操作空间,再进一步显露、切除颅中窝和咽旁肿瘤。本例手术从单鼻孔操作,器械和内镜在入口处比较拥挤,对助手和术者之间的配合度要求较高。总体来讲,该病例适合采用内镜经鼻腔入路手术,手术效果好,创伤小,充分体现了内镜手术的优势。

(裴　傲)

第十节　内镜经鼻颈静脉孔区手术

一、概述

颈静脉孔区解剖结构复杂,位置深在,毗邻重要的神经、血管结构(如低位颅神经,颈内动脉和颈静脉),导致该区域的手术仍是神经外科的难点之一。目前,对于累及该区域的肿瘤,多采用远外侧入路或枕下乙状窦后入路进行手术治疗,其颅内部分肿瘤切除多较满意,但对于起源于中线向外侧侵袭的肿瘤(如脊索瘤、软骨肉瘤等),采用上述入路切除较为困难,故肿瘤复发率较高。随着神经内镜技术的发展,已有文献报道神经内镜经鼻入路颈静脉孔区相关的解剖研究和初步的临床应用效果,我们在既往研究的基础上,进一步探索了该入路的优势,并采用该入路切除主体位于硬脑膜外的颈静脉孔区肿瘤,取得了良好的临床效果。

经鼻入路切除颈静脉孔区肿瘤主要包含两个毗邻舌下神经管的路径,即经枕髁入路和经颈静脉结节入路,分别是以通过切除紧邻舌下神经管下方的枕髁和上方的颈静脉结节形成的。经枕髁入路通往椎动脉、小脑后下动脉、副神经脊髓支,经颈静脉结节入路通往小脑前下动脉、后组颅神经(舌咽神经、迷走神经、副神经)、面听神经复合体。

二、手术入路及相关解剖

该手术大体分为鼻腔操作阶段和颅底操作阶段。具体操作步骤如下所示。

1. 鼻咽部的显露　切除同侧中鼻甲、筛泡和钩突。切除同侧下鼻甲后 1/2，或者制作鼻腔外侧壁瓣，将中、下鼻甲瓣放入上颌窦内，即可见鼻咽部、咽鼓管圆枕和咽鼓管口。如需要，可制作对侧的鼻中隔黏膜瓣，去除鼻中隔后部骨质，增加操作空间。

2. 同侧咽鼓管分离及切断　移动同侧咽鼓管口，在不损伤颈内动脉的前提下切断咽鼓管，与鼻咽部黏膜一起整块切除。

3. 鼻咽部黏膜的切除　鼻咽部黏膜紧密地附着于下面的肌肉上，可用低温等离子或电刀去除鼻咽部上方黏膜，去除后即可显露头长肌和咽缝。

4. 分离咽颅底筋膜　咽颅底筋膜常与腭鞘管紧密连接在一起，所以在广泛暴露并进入蝶窦后，确定腭鞘管后即见咽颅底筋膜。咽颅底筋膜分开后即可显露颈内动脉和破裂孔。咽颅底筋膜与破裂孔处颈动脉周围的软组织是延续的。因此在分离咽颅底筋膜时应注意避免损伤颈内动脉。

5. 犁骨切除术　磨除犁骨，进一步显露头长肌。

6. 确定同侧翼突内侧板　剥离翼突内侧板上的黏膜，识别出腭降动脉和腭大/小动脉，并向侧方移动，然后磨除翼突内侧板，即可辨认翼内肌和腭帆张肌。

7. 横断咽旁肌　找到咽隐窝，去除头长肌插入斜坡下 1/3 和寰枕关节的肌纤维，即可显露寰枕关节的关节囊。

8. 显露枕髁　斜坡下 1/3 切除，进行局灶性骨质切除，显露枕髁。

9. 颅底操作阶段　切除头前直肌，充分显露枕髁和髁上沟，髁上沟位于舌下神经管前外侧开口的上方。去除舌下神经管前内侧骨壁，以显露舌下神经和咽升动脉的脑膜支。颈静脉结节连接于舌下神经管的后方。切除斜坡下段骨膜和舌下神经管，以显露舌下神经，舌下神经起自延髓，并穿过椎动脉后方。用钝性剥离子将椎动脉移向内侧，可以观察到穿过舌下神经根的小脑后下动脉，大部分小脑延髓外侧池和桥小脑角区被颈静脉结节所覆盖。切除颈静脉结节的内侧部分，可见从延髓至颈静脉孔的舌咽神经、迷走神经和副神经的脑池段。面神经和前庭蜗神经的起始部位于后组颅神经上方和外展神经的外侧（图 6-75 至图 6-79）。

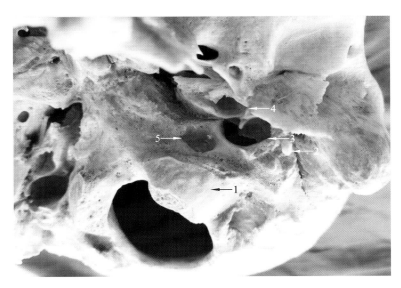

图 6-75　颅底外面观
1. 枕髁；2. 茎突；3. 颈静脉孔；4. 颈动脉管外口；5. 舌下神经管外口

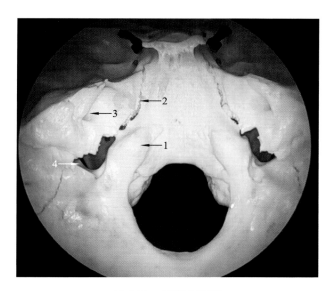

图 6-76　颅底内面观

1.颈静脉结节;2.岩斜裂;3.内听道;4.颈静脉孔

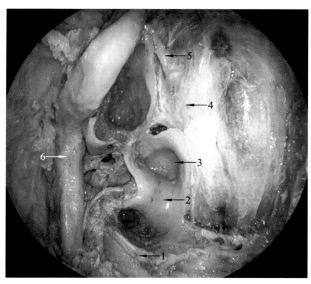

图 6-77　显露舌下神经管

1.寰枕关节;2.舌下神经管;3.颈静脉结节;4.斜坡硬脑膜;
5.外展神经;6.颈内动脉咽旁段

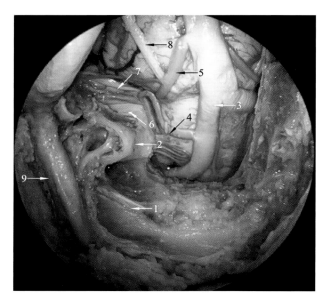

图 6-78　显露低位颅神经结构

1.寰枕关节;2.舌下神经管和舌下神经;3.椎动脉和基底动
脉;4.小脑后下动脉;5.小脑前下动脉;6.后组颅神经;7.面听神
经;8.外展神经;9.颈内动脉咽旁段

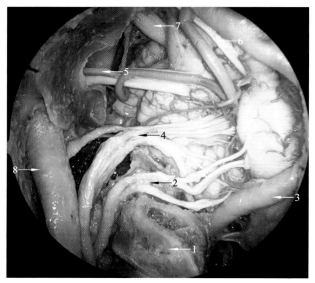

图 6-79　显露颈静脉孔内容物

1.枕髁;2.舌下神经;3.椎动脉;4.后组颅神经;5.面听神经;
6.外展神经;7.三叉神经;8.颈内动脉咽旁段

三、内镜手术技术方法及难点

经典的经远外侧、极外侧入路和枕下乙状窦后入路显微手术切除颈静脉孔区肿瘤已取得良好的临床
效果,但这些入路均利用由外侧至内侧的手术通道,当病变由中线向外侧扩展时,脑干和低位颅神经可能
遮挡手术通道,需要在神经、血管结构缝隙间操作,增加了神经、血管损伤的风险。内镜经鼻-前方外侧-
颈静脉结节或枕髁入路提供了由内至外的手术通道显露颈静脉孔区,我们将其命名为内镜经鼻前方外侧
入路。

与传统的侧方颅底入路相比,内镜经鼻前方外侧入路具有以下几个优点:①对枕髁内侧部和舌下神

经孔周围结构的显露效果更佳;②几乎不需要牵拉脑组织;③不需要反复穿行神经、血管结构缝隙进行操作;④对于主体位于腹侧颅底硬脑膜外的肿瘤,手术主要在硬脑膜外操作即可切除肿瘤,创伤更小。结合内镜广角显露和抵近观察的优点,直视下操作可以最大限度地减少相关并发症的发生。但由于经鼻前方外侧入路利用由内至外的手术通道,如神经、血管结构位于肿瘤的内侧或腹侧,需要在到达病变前在神经、血管结构缝隙进行操作,则不宜采用该入路。另外,该入路需要牵开或切除部分咽鼓管,术后可能发生咽鼓管功能障碍,需要长期随诊观察。

因此,临床实践中,应综合考虑肿瘤位置和生长方式,血管、神经、脑干的受侵情况和患者的临床症状,选择经典开颅手术或内镜经鼻前方外侧入路手术,以取得最佳的临床效果。对于骨源性肿瘤,如脊索瘤和软骨肉瘤,其多起源于斜坡,主体位于硬脑膜外,沿颈静脉结节和岩骨骨质向颈静脉孔侵袭,采用经鼻前方外侧入路,经肿瘤通道多可到达颈静脉孔,手术以硬脑膜外操作为主,创伤小,并发症的发生率低。对于主体位于颅外的低位颅神经鞘瘤,经鼻前方外侧入路优势更为明显,仅需磨除部分颈静脉结节和枕髁骨质,即可充分显露肿瘤组织,手术路径更为直接,效果良好。

由于经鼻前方外侧入路主要包括经枕髁和经颈静脉结节两个手术通道,分别位于舌下神经管上、下,因此,以舌下神经管为中心的上、下方骨质磨除是整个手术的关键点。术中可依次采用下鼻甲尾端、头前直肌及其颅骨附着点的骨性凹陷(即髁上沟)作为定位舌下神经管外口的解剖标志。通过行骨膜下切除斜坡下段外侧缘,直至出现漏斗状硬脑膜皱褶,可定位舌下神经管内口。经解剖学研究证实,髁上沟与枕髁关节面之间的距离为(8.36±1.77)mm。因此,可在不损伤舌下神经的情况下,磨除部分枕髁,利用舌下神经下方的手术通道切除肿瘤。通过磨除舌下神经管上方的颈静脉结节,可以获得向外侧方更广泛的显露,可获得高度为(7.08±2.23)mm的外侧手术通道,当经颈静脉结节入路与经枕髁入路结合时,可形成1个高度约为14.44 mm的手术通道,有利于直视下切除肿瘤。磨除舌下神经管后外侧骨质时应谨慎,因为该操作需要磨除50%以上的枕髁,从而导致寰枕关节不稳定,如继续切除寰椎关节面滑膜和枕髁,往往需要行枕颈融合手术。

预防静脉大量出血:穿经此颅底区域的通道被几个向颈内静脉汇集的静脉血管和静脉丛如岩下窦、岩斜静脉、舌下神经管静脉丛所包绕。需要预防并合理处理潜在的术中严重的静脉出血。

作为经斜坡下段入路的延伸,经鼻前方外侧入路更难实现硬脑膜无渗漏封闭。肿瘤切除后的颅底重建是减少术后脑脊液漏发生的关键步骤,由于在实施内镜经鼻前方外侧入路手术时,多数情况下需要切断肿瘤同侧蝶腭动脉,因此,对于原发肿瘤,需要选择对侧的带蒂鼻中隔黏膜瓣,但因颈静脉孔位置深在,多无法覆盖完全,需要结合脂肪、阔筋膜、肌肉组织进行多层加固,由带蒂鼻中隔黏膜瓣为阔筋膜提供血供,提高重建成功率。对于复发肿瘤,已经不能留取带蒂鼻中隔黏膜瓣时,要尽量缩小鼻咽部黏膜、肌肉的切除范围,保护周围血供,结合游离材料多层加固,也能取得良好临床效果。

经鼻前方外侧入路的位置较深且斜行,使用此入路进行肿瘤切除时需要有专业的器械、高水平的专业知识和内镜经鼻的精准操作技术。

四、并发症及处理

术后并发症包括咽鼓管功能障碍、一过性硬腭麻木、脑脊液漏、颅神经麻痹加重。部分咽鼓管功能障碍患者会出现分泌性中耳炎,需要行鼓膜手术治疗。一定要重视脑脊液漏,一旦出现,应立即行修补手术。

五、典型病例

(一)病例摘要

患者,男性,38岁,术前诊断为斜坡脊索瘤,累及颈静脉孔区。患者因出现声音嘶哑,饮水呛咳半年就诊,查体示伸舌偏向右侧。CT提示斜坡前方偏右侧肿物,呈稍低密度影,寰椎前弓破坏,斜坡骨质,右侧岩骨局部受侵蚀。MRI提示斜坡肿物,累及右侧咽旁区、颈静脉孔区,与右侧颈内动脉斜坡旁段关系密切，增强扫描见肿瘤强化不明显。

（二）术前评估

1. 影像学表现　患者术前 CT 检查结果见图 6-80，MRI 检查结果见图 6-81 和图 6-82。

2. 手术计划　行导航下内镜经鼻前方外侧入路肿瘤切除术，手术大体过程同解剖操作过程。

（三）手术步骤及技巧

由于肿瘤岩骨侵袭较严重，岩尖区存在肿瘤，术中将颈内动脉斜坡旁段向外侧移位，增加侧方暴露，利于肿瘤全切除。肿瘤切除后，斜坡硬脑膜局部破损，蛛网膜未破损，应用脂肪、筋膜进行颅底修补重建，术后未出现脑脊液漏（图 6-83 至图 6-86）。

（四）预后

患者术后恢复顺利。图 6-87 和图 6-88 显示手术切除范围比较满意。

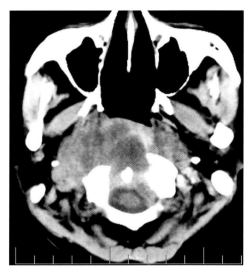

图 6-80　CT 显示斜坡前方偏右侧肿物，局部骨质破坏

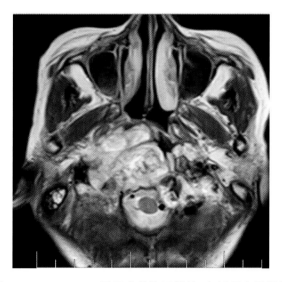

图 6-81　MRI T2WI 显示病灶位于斜坡、右侧咽旁及颈静脉孔区，与颈内动脉关系密切

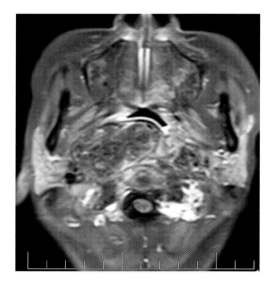

图 6-82　MRI 增强扫描见肿瘤强化不明显

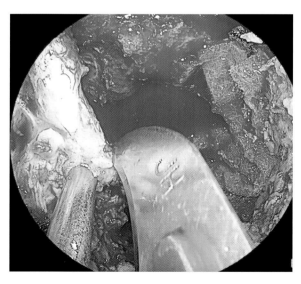

图 6-83　术中将颈内动脉向外侧移位，应用镰状刀片切开破裂孔纤维环

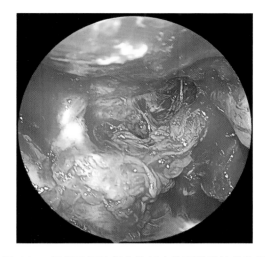

图 6-84 显露舌下神经上外侧方的颈静脉结节位置

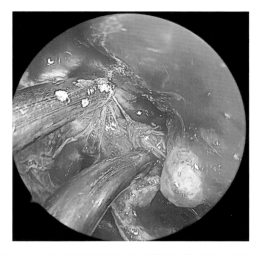

图 6-85 轻度抬起舌下神经,切除枕髁部位肿瘤组织

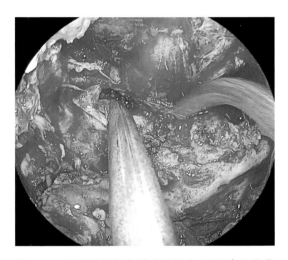

图 6-86 切除枕髁部分肿瘤过程中,显示寰枕关节

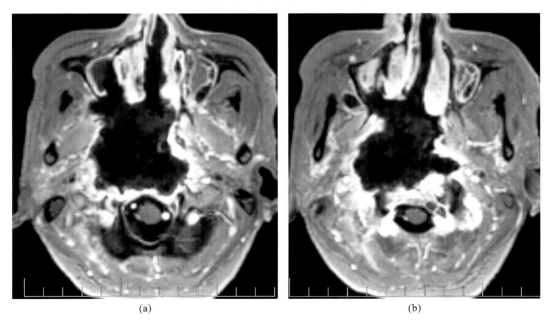

(a)   (b)

图 6-87 术后 MRI 显示切除范围

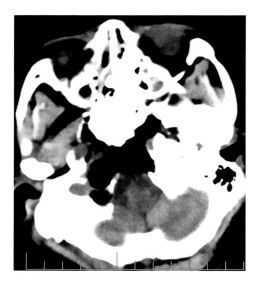

图 6-88　术后 CT 显示切除范围

参 考 文 献

［1］ 李西西,何科君,徐小平,等.枕下经颈-颈静脉突入路切除颈静脉孔肿瘤的临床研究［J］.临床神经
　　 外科杂志,2020,17(3):254-258.

［2］ Luzzi S,Giotta Lucifero A,Del Maestro M,et al. Anterolateral approach for retrostyloid superior
　　 parapharyngeal space schwannomas involving the jugular foramen area:a 20-year experience［J］.
　　 World Neurosurg,2019,132:e40-e52.

［3］ Bernard F,Zemmoura I,Cottier J P,et al. The interperiosteodural concept applied to the jugular
　　 foramen and its compartmentalization［J］. J Neurosurg,2018,129(3):770-778.

［4］ 王祥宇,袁贤瑞,刘定阳,等.颈静脉孔区神经鞘瘤的手术治疗［J］.中国微侵袭神经外科杂志,2018,
　　 23(10):437-440.

［5］ Liu J K,Dodson V N,Meybodi A T. Far lateral transcondylar transtubercular approach for
　　 microsurgical resection of foramen magnum meningioma:operative video and technical nuances
　　 ［J］.J Neurol Surg B Skull Base,2021,82(Suppl 1):S19-S21.

［6］ Zhang K,Qu P,Zhang E D,et al. Primary temporal bone chondrosarcoma:experience with 10 cases
　　 ［J］.Acta Otolaryngol,2019,139(10):837-842.

［7］ Metcalfe C,Muzaffar J,Kulendra K,et al. Chordomas and chondrosarcomas of the skull base:
　　 treatment and outcome analysis in a consecutive case series of 24 patients［J］. World J Surg Oncol,
　　 2021,19(1):68.

［8］ Dallan I,Bignami M,Battaglia P,et al. Fully endoscopic transnasal approach to the jugular
　　 foramen:anatomic study and clinical considerations［J］.Neurosurgery,2010,67(3):ons1-ons8.

［9］ 张秋航,郭宏川,王振霖,等.内镜经口入路颈静脉孔区神经鞘瘤切除术［J］.中华耳鼻咽喉头颈外科
　　 杂志,2012,47(5):363-367.

［10］ Alshafai N S,Klepinowski T. The far lateral approach to the craniovertebral junction:an update
　　 ［J］.Acta Neurochir Suppl,2019,125:159-164.

［11］ 高宝成,张永发,太柏,等.枕下远外侧入路手术切除颅颈交界区腹侧及腹外侧肿瘤［J］.中国临床
　　 神经外科杂志,2019,24(4):193-196.

［12］ Signorelli F,Pace M,Stumpo V,et al. Endoscope-assisted far lateral approach to the
　　 craniovertebral junction with neuronavigation:a cadaver laboratory experience ［J］. Acta

Neurochir Suppl,2019,125:165-169.

[13]　Tang K,Qian Z H,Feng X,et al. Gridding microsurgical anatomy of far lateral approach in the three-dimensional model[J]. J Craniofac Surg,2019,30(1):87-90.

[14]　陈东,陈文裕,陈荷红,等.枕下远外侧入路切除颅颈交界区腹侧肿瘤的临床体会[J].中华神经外科杂志,2015,31(3):243-245.

[15]　罗冬冬,彭彪,秦明筠,等.应用远外侧髁后入路显微手术治疗枕骨大孔腹侧-下斜坡区肿瘤[J].中国微侵袭神经外科杂志,2015,20(5):204-206.

[16]　Morera V A,Fernandez-Miranda J C,Prevedello D M,et al. "Far-medial" expanded endonasal approach to the inferior third of the clivus:the transcondylar and transjugular tubercle approaches[J]. Neurosurgery,2010,66(6):one211-one220.

[17]　王涵,王玉海.经口入路至颈静脉孔区的显微外科解剖[J].解剖学杂志,2018,41(2):175-178,189.

[18]　Tardivo V,Labidi M,Passeri T,et al. From the occipital condyle to the sphenoid sinus:extradural extension of the far lateral transcondylar approach with endoscopic assistance[J]. World Neurosurg,2020,134:e771-e782.

[19]　桂松柏,李储忠,赵澎,等.复发颅底脊索瘤的神经内镜经鼻手术治疗[J].中华神经外科杂志,2018,34(6):546-549.

[20]　Li L F,London N R,Prevedello D M,et al. Endonasal access to lower cranial nerves:from foramina to upper parapharyngeal space[J]. Head Neck,2021,43(10):3225-3233.

[21]　Wang M H,Chae R,Shehata J,et al. Comparative analysis of the subtonsillar,far-lateral,extreme-lateral,and endoscopic far-medial approaches to the lower clivus:an anatomical cadaver study[J]. World Neurosurg,2019,127:e1083-e1096.

[22]　Vaz-Guimaraes F,Nakassa A C I,Gardner P A,et al. Endoscopic endonasal approach to the ventral jugular foramen:anatomical basis,technical considerations,and clinical series[J]. Oper Neurosurg (Hagerstown),2017,13(4):482-491.

[23]　谢天浩,马生辉,丁慧超,等.齿状突切除术后两种后路内固定方式的生物力学比较[J].中国临床神经外科杂志,2020,25(7):447-450.

[24]　中国医师协会内镜医师分会神经内镜专业委员会,中国医师协会神经外科医师分会神经内镜专业委员会,中国医师协会神经修复学专业委员会,等.神经内镜经鼻颅底手术中颅底重建技术专家共识[J].中华神经外科杂志,2020,36(11):1081-1087.

[25]　Dorismond C,Santarelli G D,Thorp B D,et al. Heterogeneity in outcome reporting in endoscopic endonasal skull base reconstruction:a systematic review[J]. J Neurol Surg B Skull Base,2021,82(5):506-521.

[26]　桂松柏,曹磊,宗绪毅,等.颅底脊索瘤内镜经鼻手术后的颅底重建技术[J].中华神经外科杂志,2014,30(10):1027-1030.

（刘春晖　李储忠）

第十一节　内镜经鼻眼眶病变手术

一、概述

眼眶病变种类繁多、复杂多变,眶内、眶尖部解剖结构复杂,处理该部位的病变一直是神经外科相当棘手的难题。传统的眼眶病变切除术包括经眼眶(经外侧、内侧以及下方,经结膜、眶上)开眶术和经颅入路开眶术,但是眼眶内空间狭小,重要结构居多,因此组织损伤和并发症发生风险均较大,而随着解剖研究和内镜经鼻手术技术的不断进步,对于位于眼眶肌锥内外,内侧毗邻筛窦的部分肿瘤(如海绵状血管瘤),越来越多临床医生选择内镜经鼻切除。

眼眶常见肿瘤有海绵状血管瘤、神经鞘瘤、表皮样囊肿和恶性肿瘤等,手术切除仍是目前治疗眶内、眶尖区肿瘤的主要方法。海绵状血管瘤是最常见的成人眶内肿瘤,占所有眼眶肿物的 6%～8%。本病一般发病缓慢,肿瘤对眼眶内周围组织产生压迫,主要损害表现为眼部外观改变和视功能障碍。尽管海绵状血管瘤是良性病变,但如果侵犯眶内或邻近结构,通常需要手术治疗。本节以眼眶海绵状血管瘤为例,详细介绍内镜经鼻眼眶病变手术入路及相关解剖、技术方法及难点、并发症及其处理等。

二、手术入路及相关解剖

(一)鼻腔阶段

进入鼻腔后可见下鼻甲、中鼻甲和鼻中隔,钩突和筛泡位于中鼻甲的外侧,切除钩突和筛泡壁,可见筛窦气房。

(二)筛窦和蝶窦阶段

去除筛窦气房内分隔,可见筛前动脉位于筛顶,筛后动脉位于后筛。打开最后筛房的后壁,可见外上部分的蝶窦,去除蝶筛隔、蝶窦分隔及黏膜,即可暴露蝶窦腔,蝶窦内可见蝶骨平台、鞍结节、鞍底、斜坡、视神经管隆起、颈内动脉隆起和视神经-颈内动脉隐窝。

(三)视神经管减压阶段

蝶窦内可见视神经管隆起和视神经-颈内动脉隐窝(OCR),视神经从视神经管内向眶尖方向走行,在内直肌和下直肌交点的总腱环区域,视神经穿过总腱环进入眶内。

(四)眶内阶段

去除筛窦分隔后可见眶纸板,磨除眶纸板、切开眶骨膜可见眶内脂肪,分离眶内脂肪、内直肌、下直肌,可见视神经的眶内段和眼动脉走行其中。眶内眼动脉从视神经的外侧越过视神经的上方到达视神经的内侧,眼动脉在眶内发出筛前动脉和筛后动脉两条终支。

三、内镜手术技术方法及难点

(一)手术步骤

(1)体位及麻醉:患者取平卧位,头略偏向术者 10°～15°;采用气管插管全身麻醉,术中控制性降低血压。

(2)用 1% 丁卡因 15 mL 加 1‰ 肾上腺素 2 mL 浸润棉片使鼻腔黏膜局部收缩,行表面麻醉。

(3)0° 4 mm 内镜下取患侧鼻腔入路。辨认中鼻甲、钩突、筛泡等结构。于中鼻甲外侧切除钩突、筛泡,如鼻道狭窄或鼻甲肥大,可切除中鼻甲下部以扩大操作空间。

(4)开放筛窦和蝶窦后,充分暴露眶纸板,定位眶尖区,显露眼眶内侧壁和蝶窦侧壁视神经管,显微磨钻行眶尖视神经管减压。

(5)如肿瘤较大或突入蝶窦,可见眶骨膜隆起(图 6-89)。切开眶骨膜后,对于肌锥外肿瘤,即可见肿瘤组织(图 6-90);对于肌锥内肿瘤,需以棉片推开眶内脂肪和内直肌扩大视野,剥离眶内脂肪后,方可显露肿瘤(图 6-91)。术中边向鼻腔轻轻牵拉肿瘤边分离粘连,暴露肿瘤基底(图 6-92),仔细观察无血管、神经附着后再予切除。

(6)病变切除后用含有庆大霉素和地塞米松的盐水冲洗术腔,用人工硬脑膜修补眶筋膜并将脱出的眶内脂肪向眼眶内推挤,鼻腔内填塞可降解耳鼻止血绵(纳吸绵)止血。

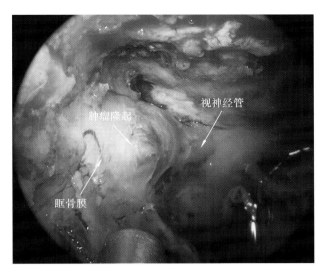

图 6-89 磨除眶内侧壁、视神经管骨质后术中所见
可见眶骨膜及视神经管眶口硬脑膜受肿瘤挤压隆起，视神经管上壁及内下壁骨质已磨除

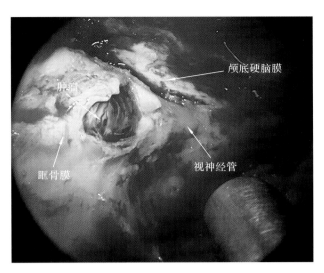

图 6-90 切开眶骨膜后术中所见
切开眶骨膜可见下方紫红色肿瘤组织

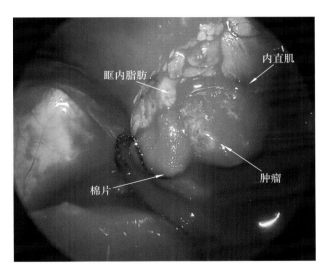

图 6-91 肌锥内海绵状血管瘤术中所见
以小棉块推开眶内脂肪和内直肌，显露肌锥内侧紫红色肿瘤

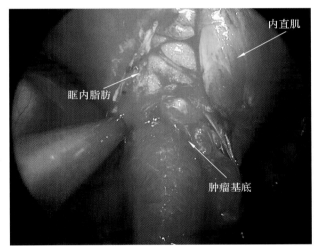

图 6-92 肌锥内海绵状血管瘤的显露与分离
在内直肌的下方，向鼻侧轻轻牵拉肿瘤并分离与周围组织的粘连，逐渐显露肿瘤基底

（二）手术难点

（1）术中眶内脂肪和眼肌的处理：内直肌和眶内脂肪的突出阻挡视野，是术中显露肿瘤的主要困难，尤其是位于肌锥内的肿瘤。可采用1cm小棉块或纱条逐渐推开突出的脂肪和内直肌，将小棉块填塞至肿瘤周围以扩大显露范围。对于内直肌，不可过度牵拉或切开，否则组织水肿将使显露更加困难，并可能因内直肌损伤导致术后眼球活动障碍。

（2）肿瘤一般与周围组织界限清楚、不重叠，可用较尖锐剥离子逐渐分离。在基底部多有小血管供血，可电凝后切断，肿瘤需完整分离切除，分块切除因出血多易导致副损伤。

（3）因眶内空间狭小，对术者和助手的内镜技术要求较高，需要有熟练的"双人四手"单鼻孔操作技术。术中助手向鼻内牵拉肿瘤力度应适当，否则如肿瘤有粘连，可能造成神经、血管，尤其是视神经的损伤。

（4）切除肿瘤后的眶壁重建需要还纳脂肪，并用自体或人工材料重塑眶壁。

（三）术后处理

（1）术后应观察视力、瞳孔、眼底、眼位、眼球运动等情况。

（2）术后予抗感染治疗 3 天，如术后考虑有神经损伤，可予糖皮质激素、适量甘露醇及血管扩张药治疗。

（3）术后少量鼻出血可以局部冷敷及应用止血药物，出血较多应再次填塞鼻腔止血。

（4）术后常规给予鼻用糖皮质激素和黏液溶解促排剂。

四、并发症及其处理

（一）鼻出血

术后少量鼻出血可以局部冷敷及应用止血药物，出血较多应再次填塞鼻腔止血。为防止出现眶内血肿，必要时进行手术探查止血。

（二）眼球内陷

术中切开眶骨膜、清除过多脂肪组织后可能发生眼球内陷，术中应尽量减少去除过多眶内组织，同时应对脱出的眶内脂肪进行还纳，眶内侧壁缺损过大时，需要在术中行眶壁重建。

（三）复视、眼球运动障碍

复视、眼球运动障碍多为内直肌、下直肌或动眼神经受牵拉、损伤所致，术中轻柔操作，避免过度牵拉，肿瘤需完整分离切除，分块切除因出血多易导致副损伤。

（四）视力下降

视力下降多为术中损伤视神经及眼动脉所致，术中应仔细分离肿瘤边界，充分暴露后切除病变，保持术野清晰，不可过度牵拉。术后可适当予以糖皮质激素、血管扩张药治疗。

五、典型病例

（一）病例摘要

患者，女性，57 岁，因"右眼视力下降 10 余年"入院，患者 10 余年前无明显诱因出现右眼视力下降，无眼球突出、视物重影、眼球运动障碍，未予特殊治疗。患者诉 20 天前右眼视力下降加重，眼眶 MRI 检查示右侧眶内占位性病变，海绵状血管瘤可能性大。入院查体：神清语利，双瞳等大、等圆，直径 3 mm，对光反射灵敏，右侧眼球突出，右眼视力 0.06，左眼视力 1.0，眼球运动可，肢体活动可，肌力、肌张力正常，病理征（一）。

（二）术前评估

1. 临床表现　患者出现眶内占位症状，视力下降、眼球突出。

2. 影像学表现　右侧眶内占位性病变，可见肿瘤不均匀明显强化。

3. 手术计划　患者眶内占位诊断明确，出现较明显临床症状：眼球突出、视力下降；肿瘤位于视神经内侧，靠近筛窦一侧，可采用内镜经鼻手术切除肿瘤。

（三）手术步骤与技巧

患者取平卧中立位，头略后仰 10°~20°，1% 丁卡因 15 mL 加 1‰ 肾上腺素 2 mL 浸润棉片使鼻腔黏膜局部收缩，行表面麻醉。0° 4 mm 内镜下取右侧鼻腔入路，切除右侧中鼻甲、钩突、筛泡，切除前、后筛房。显露眶内侧壁，切除蝶筛隔，咬除蝶窦前壁，显露蝶窦，辨认斜坡隐窝、视神经管、颈内动脉隆起，可见右侧眶内侧壁膨出至左侧鼻腔，磨除上颌窦上壁内侧及右眶内侧壁骨质，切开眶骨膜，分离眶内脂肪，可见肿瘤呈暗红色，质地韧，血供一般，大小约为 2 cm×2 cm×2 cm，与周围组织边界清，游离肿瘤，完整切除。术毕，彻底止血，鼻腔、鼻窦予以可降解耳鼻止血绵（纳吸绵）填塞（图 6-93）。

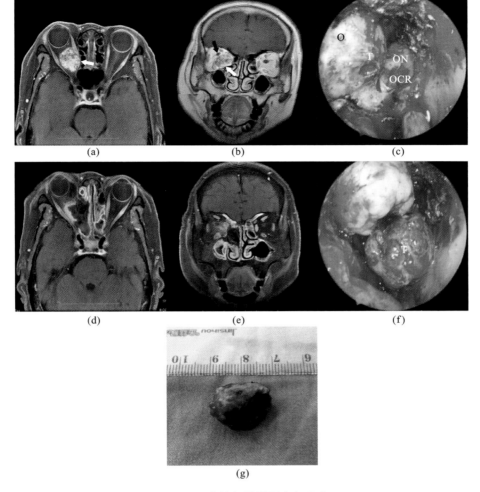

图 6-93　内镜经鼻眼眶病变手术

(a)(b)术前 MRI 影像,白色箭头指向眶尖肿瘤,黑色箭头指向眶内视神经。(c)术中所见结构;ON,视神经;O,眼眶;OCR,视神经-颈内动脉隐窝;T,肿瘤隆起(眶骨膜未切开)。(d)(e)术后 1 个月 MRI 影像。(f)切开眶骨膜后分离出肿瘤;T,肿瘤。(g)肿瘤

(四)预后

术后患者无眼球活动障碍、复视、视力下降,术后 1 个月复查,右眼视力同术前。

(五)点评

内镜经鼻入路切除位于视神经内侧的眼眶病变,无须牵拉视神经和眼动脉,与传统手术相比,具有视野广、直视下操作、创伤小、恢复快的优点,是一种安全、有效的手术治疗方式。

参 考 文 献

[1] Calandriello L，Grimaldi G，Petrone G，et al. Cavernous venous malformation（cavernous hemangioma）of the orbit：current concepts and a review of the literature[J]. Surv Ophthalmol，2017，62(4)：393-403.

[2] Maxfield A Z，Brook C D，Miyake M M，et al. Compartmental endoscopic surgical anatomy of the inferior intraconal orbital space[J]. J Neurol Surg Part B Skull Base，2018，79(2)：189-192.

[3] Jacquesson T，Berhouma M，Jouanneau E. Response to："considerations about endoscopic endonasaloptic nerve and orbital apex decompression"[J]. Acta Neurochir（Wien），2015，157(4)：

631-632.

[4]　El Rassi E，Adappa N D，Battaglia P，et al. Development of the international orbital cavernous hemangioma exclusively endonasal resection（CHEER）staging system[J]. Int Forum Allergy Rhinol，2019，9（7）：804-812.

[5]　Bleier B S，Castelnuovo P，Battaglia P，et al. Endoscopic endonasal orbital cavernous hemangioma resection：global experience in techniques and outcomes[J]. Int Forum Allergy Rhinol，2016，6（2）：156-161.

[6]　Arai Y，Kawahara N，Yokoyama T，et al. Endoscopic transnasal approach for orbital tumors：a report of four cases[J]. Auris Nasus Larynx，2016，43（3）：353-358.

[7]　Yao W C，Bleier B S. Endoscopic management of orbital tumors[J]. Curr Opin Otolaryngol Head Neck Surg，2016，24（1）：57-62.

[8]　Stokken J，Gumber D，Antisdel J，et al. Endoscopic surgery of the orbital apex：outcomes and emerging techniques[J]. Laryngoscope，2016，126（1）：20-24.

[9]　Lenzi R，Bleier B S，Felisati G，et al. Purely endoscopic trans-nasal management of orbital intraconal cavernous haemangiomas：a systematic review of the literature [J]. Eur Arch Otorhinolaryngol，2016，273（9）：2319-2322.

[10]　Tan S H，Prepageran N. Endoscopic transnasal approach to medial orbital lesions[J]. J Laryngol Otol，2015，129（9）：928-931.

（康　军）

第十二节　内镜经鼻视神经减压手术

一、概述

视神经损伤（traumatic optic neuropathy，TON）是指直接或间接原因使视神经被压迫、挤压、牵拉所致的损伤。颅脑损伤合并视神经损伤的发生率为 0.5%～4%。多见于额部或额颞部的损伤，特别是眶外侧缘的直接暴力损伤。创伤导致视神经水肿、缺血，由于视神经管的限制，会继发视神经血液循环和轴浆运输功能障碍，引起视功能障碍。

视神经损伤的诊断主要依靠病史、临床症状和体征以及辅助检查结果。患者有明确的额眶部或者面部外伤史，伤后出现视力下降、视野缺损或者失明，伤侧瞳孔散大，直接对光反射消失，间接对光反射存在，呈传入性瞳孔障碍。CT 可见视神经管有不同程度的骨折和移位，同时伴有前颅底、筛窦、蝶窦以及蝶骨大翼等骨折和移位。

目前，视神经损伤的治疗以视神经减压手术为主，辅助应用药物和高压氧等治疗方法。伤后有残存视力，但是视力<0.1 者，应积极手术治疗；药物治疗过程中出现视力急剧下降者，应行急诊手术减压；无残存视力，受伤时间<14 天者，根据患者的受伤情况，特别是视神经管相关区域的骨折情况，决定是否手术治疗；受伤时间较长者应参照眼动脉彩超结果及视觉诱发电位（VEP）结果，仍存在眼动脉及分支供血障碍或 VEP 波形存在者，可考虑行视神经管减压手术——内镜经鼻视神经减压手术；排除眼球和眶内结构损伤导致的视力下降或失明。内镜经鼻视神经减压手术因手术创伤小、减压充分、术野清晰等优点，逐渐成为主要的手术方式。

二、手术入路及相关解剖

内镜置入鼻腔，可见中鼻甲及其外侧的钩突、筛泡结构，切除钩突、筛泡，即可显露前组筛窦，切除前、后组筛窦,可见中鼻甲外侧为眶纸板,在筛泡基板处可见筛前动脉,筛后动脉位于前、后组筛窦交界处。清除蝶窦前壁,去除蝶窦黏膜,咬除蝶窦间隔,在筛后动脉后方、蝶窦后外侧壁可见骨性隆起,即为视神经管,其眶口一般位于蝶筛交界处。定位并磨除视神经管及眶内侧壁,可暴露包绕管内段视神经的鞘膜及总腱环。视神经管内有视神经及眼动脉走行,根据视神经所在位置,可将视神经分为三段:眶内段、管内段、颅内段。视神经鞘膜附着于管内段视神经之上,因此多数视神经损伤发生于管内段。眼动脉起源于颈内动脉,通常在视神经鞘膜内与视神经伴行。

三、内镜手术技术方法及难点

(一)手术步骤

(1)患者取平卧中立位,头略后仰10°～20°。

(2)用1%丁卡因15 mL加1‰肾上腺素2 mL浸润棉片使鼻腔黏膜局部收缩,行表面麻醉。

(3)0°4 mm内镜下取患侧鼻腔入路,辨认中鼻甲、钩突、筛泡等结构(图6-94、图6-95)。

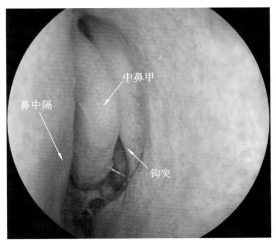

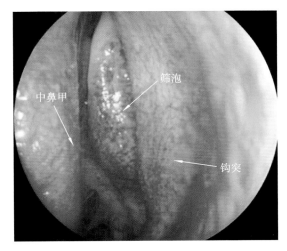

图6-94　示左侧鼻道、中鼻甲与周围结构　　　图6-95　示左侧中鼻甲的内侧钩突与筛泡的位置关系

(4)于中鼻甲外侧切除钩突、筛泡,暴露中鼻甲基板(图6-96)。

(5)切除中鼻甲基板,暴露筛房,清除前、后筛气房,如筛窦内有骨折片及积血,可一并清除(图6-97)。

(6)充分暴露眶内侧壁和蝶窦前壁,切开蝶筛隔,开放并扩大蝶窦前壁进入蝶窦(图6-98)。

(7)判断视神经管位置:充分去除蝶窦内的骨性分隔,视神经管为管状骨性隆起,位于蝶窦外侧壁的顶部,双侧呈"八"字形由内后向前外走行,其下方为颈内动脉隆起。可根据筛后动脉的位置、视神经上方的凹陷和视神经-颈内动脉隐窝定位视神经管和颈内动脉,观察视神经管和蝶窦内的骨折情况(图6-99)。

(8)磨除视神经管骨质:使用内镜专用磨钻磨薄眶尖和视神经管内侧壁骨质,间断用生理盐水冲洗术腔,以防止钻头过热损伤视神经。用小剥离子或钩针小心剥离视神经管内侧壁全长约1/2周径。必要时磨除前颅底和视神经管上壁(图6-100、图6-101)。

(9)切开视神经鞘:以小尖刀自眶尖向后切开眶骨膜、总腱环和视神经鞘,内镜应抵近观察,确保既切开鞘膜又未伤及神经纤维。切开时要在视神经的内侧切开视神经鞘,以免损伤眼动脉(图6-102)。

(10)用含有庆大霉素和地塞米松的盐水冲洗蝶窦,止血材料覆盖出血黏膜,中鼻甲内侧填塞小块可降解耳鼻止血绵(纳吸绵)止血,复位中鼻甲。

(二)手术难点

1. 视神经管的准确定位　术前行薄层视神经管CT,建议术中应用影像导航,特别是外伤导致解剖结构明显改变者。可根据筛后动脉的位置、视神经上方的凹陷和视神经与颈内动脉之间的凹陷定位视神经管和颈内动脉,为了识别视神经管、颈内动脉、眶内侧壁等结构,应充分开放鼻窦。

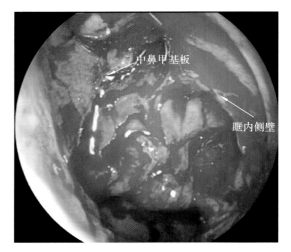

图 6-96　切除筛泡后显示中鼻甲基板和眶内侧壁
中鼻甲基板横贯筛窦,把筛窦分为前、后两组,基板之后为后组筛窦

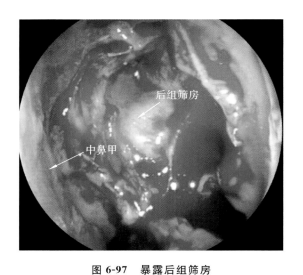

图 6-97　暴露后组筛房
后组筛窦与蝶窦因气化关系,结构复杂,构成筛蝶区,与视神经、颈内动脉相互毗邻,是内镜经鼻手术的危险区域

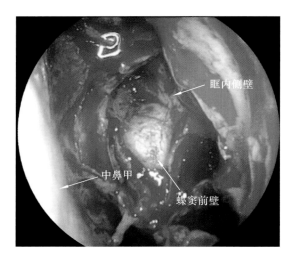

图 6-98　切除前、后组筛窦后,显露眶内侧壁和蝶窦前壁

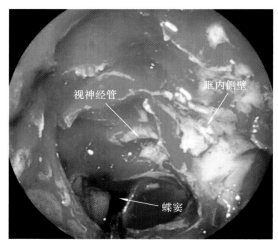

图 6-99　术中左侧视神经管在蝶窦内的走行

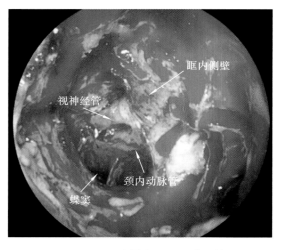

图 6-100　充分暴露左侧视神经管

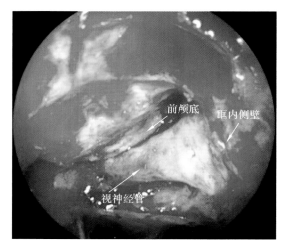

图 6-101　逐步磨除视神经管内侧、上壁、下壁,显露视神经鞘

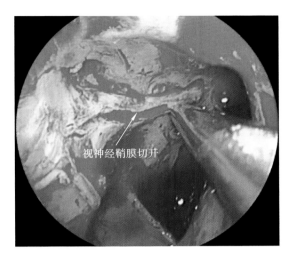

图 6-102　视神经管内侧、下壁及眶尖部骨质全程减压后,以尖刀自眶尖至视神经管颅口切开视神经鞘膜

2.避免手术造成二次视神经损伤　术中采用高速磨钻尽量打薄眶尖和视神经管内侧壁骨质,同时不断用生理盐水冲洗降温,术中应尽量减少使用单极电凝止血,减少对视神经的热损伤。

3.视神经的减压范围　手术最好能做到视神经管内侧、上壁、下壁的减压,即 270°减压。

（三）术后处理

（1）术后予以抗感染药物,按照视神经损伤治疗常规,予适量糖皮质激素及血管扩张药。

（2）术后少量鼻出血可以局部冷敷及应用止血药物,出血较多应再次填塞鼻腔止血。

（3）术后有脑脊液漏的患者应严格平卧,必要时辅以腰大池引流,大多数患者可于 1~2 周自愈,如仍不愈,可考虑行二期漏口修补术。

（4）术后应观察视力、瞳孔、眼底、眼球活动、眼位、视野等情况。

（5）术后应早期行鼻腔冲洗、清理,避免鼻腔、鼻窦感染。

四、并发症及其处理

（一）出血

经鼻腔手术常见的出血血管为蝶腭动脉、筛后动脉和颈内动脉,最严重的出血并发症为颈内动脉损伤出血,可危及生命。

1.颈内动脉损伤出血　视神经管骨折的病例常常合并有严重的颅底骨折,当骨折累及蝶窦侧壁时可造成颈内动脉海绵窦段的损伤,形成假性动脉瘤或颈内动脉海绵窦瘘。对于颅底骨折严重的病例,术前行 CTA 和 DSA 检查是必要的。

2.蝶腭动脉、筛后动脉出血　术中损伤后,止血不严格可能造成术后鼻腔出血,可电凝止血。

（二）脑脊液漏

对于颅底骨折严重的病例,若术中发现脑脊液漏,应在视神经减压的同时,一期修补漏口,并应用抗生素预防感染。

（三）眶内结构损伤

眶内结构损伤多见于眶内侧壁骨折严重的病例。因眶内脂肪突入鼻腔,造成术中解剖关系不清,可能误将脂肪当作筛窦黏膜或积血清除,甚至可能损伤内直肌,造成术后眼球运动障碍。术前应根据眼眶CT,判断眶壁骨折情况,突入鼻腔内脂肪必须还纳,必要时置于充填材料,进行眶壁修补。

五、典型病例

（一）病例摘要

患者，男性，17岁，因"骑电动车摔伤头部后右眼视力下降1天"入院，患者1天前骑电动车摔伤头部，右额眶部着力，伤后患者自觉右眼视力下降，视物模糊伴有右眼下半部分视野缺损。视神经管CT检查示右侧视神经管下壁骨质不连续，右侧眶壁不连续。入院查体：右眼眼前1尺（约33.3 cm）数指，右眼视野下方缺损，左眼视力粗测正常，右侧瞳孔直径5 mm，左侧瞳孔直径3 mm。右眼直接对光反射消失，间接对光反射灵敏；左眼直接对光反射灵敏，间接对光反射消失。

（二）术前评估

1.临床表现　患者有额眶部外伤史；伤后出现右眼视力下降、视野缺损；右侧瞳孔散大，直接对光反射消失，间接对光反射存在，为传入性瞳孔障碍。

2.影像学表现　视神经管CT示右侧视神经管下壁骨质不连续，右侧视神经管骨折。

3.手术计划　患者右侧视神经管骨折，致右侧视神经损伤诊断明确，视力下降明显，符合内镜经鼻视神经减压手术指征。

（三）手术步骤与技巧

患者取平卧中立位，头略后仰10°～20°，用1%丁卡因15 mL加1‰肾上腺素2 mL浸润棉片使鼻腔黏膜局部收缩，行表面麻醉。0°4 mm内镜下取右侧鼻腔入路，切除钩突、筛泡，切除前、后筛房。充分暴露眶内侧壁和蝶窦前壁，切开蝶筛隔，清除蝶窦内积血，开放并扩大蝶窦前壁进入蝶窦。可见视神经管下壁线性骨折，磨钻磨薄眶尖和视神经管内侧、上壁、下壁骨质，可见视神经鞘完整，视神经充分减压。生理盐水冲洗蝶窦，止血材料覆盖出血黏膜，中鼻甲内侧填塞小块可降解耳鼻止血绵（纳吸绵）止血，复位中鼻甲。

（四）预后

术后患者恢复较好，无脑脊液漏、鼻腔鼻窦感染等并发症，术后CT示视神经减压充分（图6-103），1个月后右眼视力恢复至0.3。

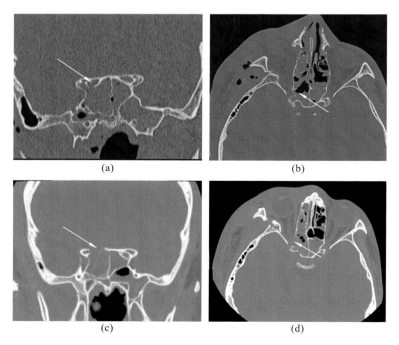

(a)　　　　　　　　　　　(b)

(c)　　　　　　　　　　　(d)

图6-103　视神经减压术前、术后CT

（a）（b）术前；（c）（d）术后。黄色箭头指示视神经管

参 考 文 献

［1］ Gupta D，Gadodia M. Transnasal endoscopic optic nerve decompression in post traumatic optic neuropathy［J］. Indian J Otolaryngol Head Neck Surg，2018，70（1）：49-52.

［2］ Lai I L，Liao H T. Risk factor analysis for the outcomes of indirect traumatic optic neuropathy with no light perception at initial visual acuity testing［J］. World Neurosurg，2018，115：e620-e628.

［3］ Chen M，Jiang Y，Zhang J S，et al. Clinical treatment of traumatic optic neuropathy in children：summary of 29 cases［J］. Exp Ther Med，2018，16（4）：3562-3566.

［4］ Xie D Y，Yu H L，Ju J B，et al. The outcome of endoscopic optic nerve decompression for bilateral traumatic optic neuropathy［J］. J Craniofac Surg，2017，28（4）：1024-1026.

［5］ Yan W T，Chen Y B，Qian Z B，et al. Incidence of optic canal fracture in the traumatic optic neuropathy and its effect on the visual outcome［J］. Br J Ophthalmol，2017，101（3）：261-267.

（康 军）

第四篇

内镜经颅神经外科

第七章　内镜经颅脑室内病变手术

第一节　侧脑室病变

一、概述

脑室肿瘤通常是起源于脑室壁组织或脑室附近部位组织并向脑室内生长侵犯的肿瘤,是临床常见的颅内肿瘤,约占颅内肿瘤的 23.9%。脑室肿瘤发病位置深,周围结构复杂,肿瘤切除困难,术后并发症多。脑室壁与肿瘤间成锐角,周围有脑脊液包绕,可造成脑室系统扩张。这些特点增大了手术切除的难度,手术操作空间狭窄,并且需要保护周围非病变实质结构的重要神经功能。传统手术中构建手术通道以达到病变位置时因为长时间使用较硬的金属拉钩,会引起严重的并发症,如癫痫、局灶性神经功能缺损、脑水肿、认知功能障碍,甚至导致静脉闭塞。显微外科手术是切除脑室病变的常用方法,但其手术时间长,术中出血多,术后并发症常见。近年来随着神经内镜手术技术的发展尤其是内镜经颅手术技术的发展,脑室肿瘤的临床治疗水平有飞跃性的提高,致残率和死亡率都有不同程度的降低。手术方法可采用单纯内镜下操作手术,内镜辅助显微神经外科手术以及内镜与立体定向设备、导航技术、超声设备相结合的手术。对于侧脑室肿瘤,临床上常用经皮质造瘘经侧脑室入路和经纵裂-胼胝体入路。经皮质造瘘经侧脑室入路适用于一侧的侧脑室前部生长的肿瘤,尤其是起源于额角,且偏离中线的小型肿瘤。对于起源于透明隔,并向双侧脑室生长的肿瘤,采用经纵裂-胼胝体入路,利于切除双侧脑室内的肿瘤。若肿瘤在双侧脑室生长,但肿瘤主体偏于一侧脑室,可从另一侧(肿瘤较少侧)半球经皮质造瘘经侧脑室入路,术中可提供较好的操作视角。

目前,神经内镜经通道(neuro-endoport)技术为侧脑室肿瘤的治疗提供了新的选择。Neuro-endoport 技术可在有限脑组织损伤和多角度移动通道的前提下,获得更大的显露空间,在脑室肿瘤的治疗中有较大优势(图 7-1)。

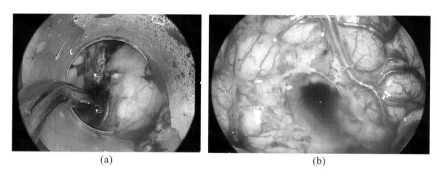

(a)　　　　　　　　　　　　　　(b)

图 7-1　神经内镜经通道(neuro-endoport)置入脑室内,内镜下切除脑室肿瘤,切除后 neuro-endoport 撤除后皮质情况,脑组织皮质静脉保护完好

(a)肿瘤切除前;(b)肿瘤切除后

二、手术相关解剖及入路

1. 手术相关解剖　　侧脑室(lateral ventricle)为大脑半球内的腔隙,延伸至半球内的各个叶内。每一

侧脑室从侧面观均呈一枕部有尾的"C"形,可分为前角、体部、后角和下角 4 个部分。两侧侧脑室体部由透明隔分隔,该隔从胼胝体压部向前伸展至室间孔(图 7-2)。

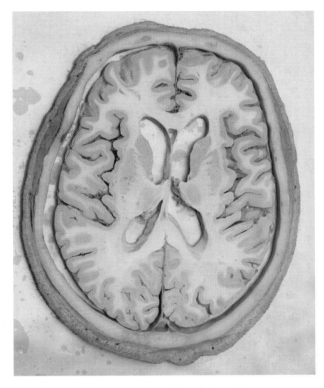

图 7-2　脑室系统断层解剖图片
可见侧脑室前角、体部、后角、下角和室间孔,以及侧脑室与第三脑室之间的沟通关系

(1)侧脑室前角(anterior horn of lateral ventricle):又称侧脑室额角,位于大脑半球额叶内,从其前端延伸至室间孔。其前界为胼胝体膝的后面和胼胝体嘴。其顶为胼胝体干的前部,尾状核的头自前外方突入前角,形成前角的底和外侧壁,但前角的内侧部为胼胝体嘴的上面。两侧脑室内侧均为透明隔。

(2)侧脑室体部(body of lateral ventricle):从室间孔向后至胼胝体压部的部分。位于顶叶内,为一狭窄的水平裂隙。冠状面上为一倒"八"字形。体的顶为胼胝体,底为丘脑背侧与尾状核,向后移行为后角和下角。

(3)侧脑室后角(posterior horn of lateral ventricle):又称侧脑室枕角,自侧脑室体部的后部弯曲进入枕叶,左右常不对称。后角的顶和外侧壁为胼胝体压部所形成的毯,与视辐射相隔,底为枕叶髓质。

(4)侧脑室下角(inferior horn of lateral ventricle):又称侧脑室颞角,是脑室最大的部分,弯曲绕过丘脑枕的后面行向下外,再向前进入颞叶,终于距颞极 2.5 cm 的海马旁回、沟附近。下角的顶和外侧壁由胼胝体毯和视辐射构成,但尾状核尾和终纹也在其内向前伸展,终于下角前方的杏仁体。下角底由外侧的侧副隆起和内侧的海马组成。由海马发出的纤维在海马内侧集成海马伞,再向后延续为穹窿。在海马伞和穹窿上面覆以脉络丛。

(5)室间孔(interventricular foramen):连接第三脑室和侧脑室,端脑由此开始生长形成大脑半球。人胚胎期的室间孔圆而较大,而在成人则为裂隙状,其前界为穹窿柱,后界是背侧丘脑前核,可呈圆形、椭圆形或其他形状,直径 0.3～0.8 cm,平均 0.5 cm。室间孔不仅是侧脑室和第三脑室的天然交通,脉络丛、尾状核前静脉、丘纹静脉外侧部分、脉络丛上静脉和透明隔后静脉也在此汇聚。脉络丛是确定室间孔、侧脑室额角和体部最可靠的定位标志。

2. 手术入路　手术是脑室肿瘤的主要治疗手段,手术目的为获得病变的组织病理,恢复脑脊液循环通畅,最大限度切除肿瘤,缓解局部占位效应。在侧脑室不同部位的肿瘤,采用的手术入路不同,简述如下。

（1）经额叶皮质造瘘入路：适用于位于侧脑室前角或室间孔区的肿瘤，伴有同侧脑室扩张的患者，术中进行右额皮质造瘘，进入侧脑室，显露和切除肿瘤。

（2）经胼胝体入路：适用于侧脑室前部、体部肿瘤，显露范围较广。经胼胝体入路的禁忌证：①肿瘤位于侧脑室体部或第三脑室前部，并引起脑积水。②侧脑室前角、后角或下角的肿瘤，不宜采用该入路。③对于术前提示有交叉性优势半球存在者，即优势语言中枢与右利手的运动中枢分布在两侧半球者，若采用经胼胝体入路，术后可能发生失写症和失语症。儿童期有胼胝体外功能障碍病史的患者，尤其在外伤、手术或感染后发生，易出现交叉性优势半球现象。④术中需切开胼胝体压部，但这会引起优势半球性偏盲和失读症，故不宜采用经胼胝体入路。根据肿瘤位置，做额部或顶部骨瓣，骨瓣到中线。切开硬脑膜后，在显微镜下沿纵裂分离，切开胼胝体，进入侧脑室，分离并切除肿瘤。术中注意保护向上矢状窦引流的皮质静脉，减轻脑组织牵拉，辨清脑室内的解剖标志，切除肿瘤后放置脑室外引流管。通常切开部分胼胝体，并不引起重要神经功能障碍。

（3）经三角区入路：适用于三角区肿瘤。做颞顶枕骨瓣开颅，切开硬脑膜后，选最薄处沿脑沟切开皮质，显露并切除肿瘤，注意保护丘脑和脑室壁上走行的静脉。

（4）经颞部入路：适用于颞角内肿瘤。

三、经颅内镜手术技术方法及难点

患者一般取仰卧位，头抬高30°，切口为以额中回为中心的"U"形切口，皮瓣翻向前额。骨瓣大小约3 cm×4 cm，后缘至冠状缝后2 cm，中线旁开2 cm。术中皮质切口的选择应根据肿瘤的大小和位置、局部脑沟和脑回的形态、功能区的位置等来确定。采用经脑沟入路可切除一些小型肿瘤，但不适用于较大的脑室肿瘤。切开皮质时，注意造瘘方向不要过于偏外，以免损伤丘脑。通常先用脑室穿刺针试穿，成功后确定脑室造瘘的方向。置入内镜外鞘，进入脑室。固定内镜，探查脑室、室间孔、肿瘤。用单极、双极电凝或接触性激光烧灼肿瘤的供血动脉。先在囊内分块切取，再分离肿瘤与脑组织间的界限，逐步切除。术中随时止血，保持术野清晰。大多数囊性病变有实性部分，应尽量切除。若脑脊液通路仍难以恢复通畅，可行第三脑室底造瘘术或透明隔造瘘术。严密缝合硬脑膜，可降低术后硬脑膜下积液的发生率。术中注意保护大脑表面和深部的静脉。所有病例在术后当天均进行头部CT检查，出院前进行头部MRI检查。术后3个月、半年及一年时间进行随访，随访内容包括症状改变及影像学检查等。

四、并发症及处理

（一）术后发热

内镜下切除脑室肿瘤的最常见并发症是术后发热，考虑与术中脑组织及肿瘤组织脱落，冲洗液对脑室壁的刺激有关，多在术后4～5天恢复。

（二）颅内感染

颅内感染是影响脑室肿瘤手术后恢复的主要因素。颅内感染一般是一过性，行脑脊液培养的病例一般培养结果阳性，可以根据药物敏感试验结果选择敏感抗生素。通常积极行腰椎穿刺及相关药物治疗，可得到有效的治疗。

（三）脑室内出血

在内镜治疗脑室内病变的手术中，最大的问题就是术中出血，有时虽然出血很少但也可以模糊整个术野。为了保持术野清晰，应用37 ℃的林格液持续冲洗。小的渗血通过冲洗可以自行停止，明显的出血需要双极电凝止血，而对于较大的动脉性活动性出血，必须停止内镜手术改为显微手术止血。有时候在止血过程中可以使用止血材料，比如流体明胶或者生物止血材料来促进顺利止血。另外术后脑室内出血很可能与止血不彻底或者凝血功能较差有关，及早发现可以避免灾难性后果。

（四）脑脊液循环通路不通畅

脑室肿瘤在生长的同时,也造成脑脊液循环通路受阻,在进行脑室肿瘤切除时,是否打通脑室循环通路是影响术后患者恢复的另一个重要因素。同时,术前合并脑积水是影响术后恢复的重要因素。在神经内镜手术中,构建的手术通道使内镜可以抵近观察脑室内情况,在切除肿瘤的同时可进行脑脊液循环通路的重建,比如行透明隔造瘘、第三脑室底造瘘,以及打通室间孔与第三脑室及侧脑室各个部位之间的联系,可以促进患者术后的预后,有效防止术后脑积水的发生。

（五）皮下积液

有些患者尤其是儿童患者手术后出现皮下积液,很可能与手术中硬脑膜缝合不严密,脑脊液渗漏,加之头顶部伤口很难严密包扎有关。注意术中严密缝合硬脑膜,必要时可以选用生物胶粘贴。

五、典型病例

（一）病例摘要

患者,男性,23 岁,双眼视力矫正术后 1 年,右肾结石术后半年。因"右眼视物模糊伴右下肢无力 1 个月"入院,1 个月前无明显诱因出现右眼视物模糊伴右下肢无力,视力下降呈进行性加重,现右眼无光感,到当地医院行头颅 MRI 检查示"颅内占位",为进一步治疗来我院。头颅 MRI 检查示"右侧脑室占位,脑积水"。入院查体:神清语利,左眼视力、视野粗测正常,右眼盲,无光感,双眼各方向眼动充分,双瞳等大(均为 3 mm)等圆,对光反射灵敏,余阴性。

（二）术前评估

1. 临床表现 患者 1 个月前出现视物模糊,视力进行性下降,同时出现右侧肢体无力,步态不稳,考虑可能是肿瘤压迫所致,逐渐出现脑积水引起的临床症状。

2. 影像学表现 术前头部 CT 显示右侧侧脑室内巨大占位,钙化明显,右侧侧脑室明显扩张;头颅增强 MRI 示:透明隔占位,考虑中枢神经细胞瘤可能性大;幕上脑积水(图 7-3、图 7-4)。

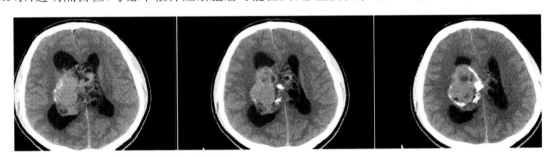

图 7-3 患者术前 CT

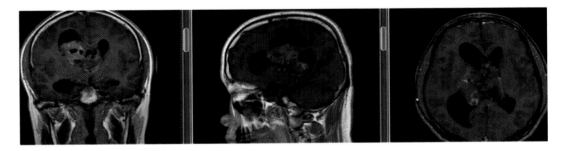

图 7-4 患者术前增强 MRI

3. 手术计划 术前诊断明确,侧脑室占位,脑积水明显,采用内镜经颅侧脑室肿物切除,同时进行造瘘,缓解脑积水症状,可以达到既切除肿瘤又治疗脑积水的目的。

(三)手术步骤与技巧

手术均采用 neuro-endoport 一次性球囊导管造通器(深圳市擎源医疗器械有限公司)以及 Storz 神经内镜系统(德国),同时配备气动臂。患者全身麻醉后取仰卧位,头架固定头部,头部抬高 30°。在神经导航系统的帮助下,确定进入路径。额顶部做马蹄形切口,皮瓣翻向前,暴露颅骨,颅骨钻 1 孔,铣刀铣下骨瓣,约 4 cm×4 cm。沿骨窗悬吊硬脑膜后放射状剪开硬脑膜,电灼硬脑膜边缘出血点。用大脑皮质脑室穿刺针穿入侧脑室,见有脑脊液流出。取 neuro-endoport 一次性球囊导管造通器扩张皮质切口,引导扩张器的管状鞘进入皮质表面切口。反复抽吸扩张球囊入脑组织内,沿通道缓慢推进,将长度为 5~6 cm 的 neuro-endoport 套筒推进至脑室,吸出球囊中生理盐水,取出注水球囊。固定套筒,内镜由套筒内部进入脑室,可见肿瘤,用气动臂固定 Storz 神经内镜,进入脑室。探查脑室、室间孔、肿瘤。用单极、双极电凝烧灼肿瘤的供血动脉。先在囊内分块切取,再分离肿瘤与正常脑组织,逐步切除肿瘤。术中随时止血,保持术野清晰。切除后显露侧脑室脉络丛,术中行透明隔造瘘(图 7-5)。

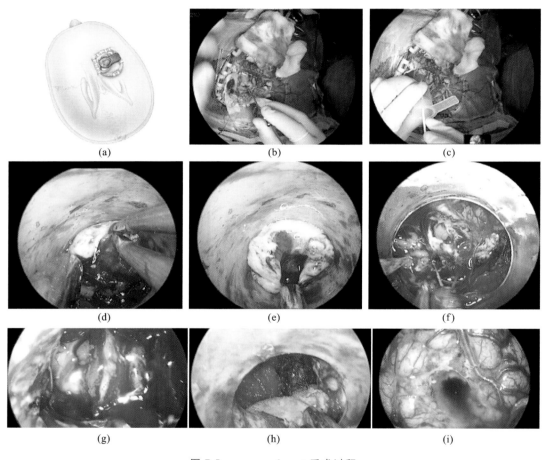

(a)   (b)   (c)

(d)   (e)   (f)

(g)   (h)   (i)

图 7-5　neuro-endoport 手术过程

(a)neuro-endport 示意图;(b)额部开颅;(c)置入 neuro-endoport;(d)神经内镜下切除脑室肿瘤;(e)可见侧脑室透明隔;(f)打通后可见对侧脑室;(g)切除侧脑室前角和体部肿瘤后可见侧脑室脉络丛;(h)肿瘤切除后充分止血;(i)撤出 neuro-endoport 后手术区域静脉保护完好

(四)预后

术后患者恢复顺利,术中放置脑室外引流管,第 1 天拔除,术后未行腰椎穿刺检查。术后患者右眼视力明显好转,四肢肌力 V 级。术后第 12 天,患者体温正常,无明显阳性体征,出院后继续行康复对症治疗(图 7-6)。病理回报示中枢神经细胞瘤,复查头颅 MRI 示肿瘤切除满意,脑积水缓解(图 7-7)。

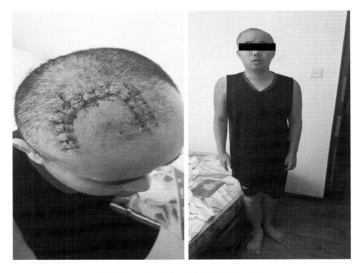

图 7-6 患者恢复好后出院状态

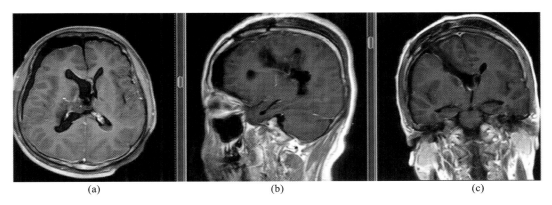

(a) (b) (c)

图 7-7 术后增强 MRI 示肿瘤切除满意

（五）点评

本例患者因侧脑室肿瘤入院，入院时症状明显并存在脑积水的情况。入院后行内镜经颅侧脑室肿瘤切除术。内镜手术是通过自然或人造腔隙将镜体置入病灶近端观察，优点是放大病灶，抵近观察。Neuro-endoport 技术可提供一个独立的人造手术保护通道，并可置入神经内镜、吸引器和常规的手术器械，双手操作完成手术。固定的手术通道，对脑组织的牵拉很小，同时有效限制了手术器械移动造成的对周围组织的损伤。对于供血丰富的脑室肿瘤，通常利用神经内镜通过 endoport 管状牵开器近距离观察部分肿瘤，尽快寻找肿瘤边界，辨别正常解剖结构，电凝供血血管，进而对肿瘤进行小范围分块切除。在切除肿瘤的同时可进行脑脊液循环通路的重建，比如行透明隔造瘘、第三脑室底造瘘，以及打通室间孔与第三脑室及侧脑室各个部位之间的联系，减轻脑积水症状。

总之，侧脑室肿瘤的手术治疗复杂，运用内镜经颅技术可对正常脑组织结构提供较好的保护作用，减少脑组织的损伤，更好地切除肿瘤，同时打通脑脊液循环通路。

参 考 文 献

［1］ Collmann H，Kazner E，Sprung C. Supratentorial intraventricular tumors in childhood［J］. Acta Neurochir Suppl，1985，35：75-79.

［2］ Ortega-Porcayo L A，Perdomo-Pantoja A，Palacios-Ortíz I J，et al. Endoscopic management of a cavernous malformation on the floor of third ventricle and aqueduct of sylvius：technical case report and review of the literature[J]. Surg Neurol Int,2017,8:237.

[3] 韩波,隋大立.手术治疗第三脑室肿瘤的临床分析[J].临床误诊误治,2018,31(12):44-47.

[4] 赵澎,桂松柏,李储忠,等.神经内镜治疗脑室内肿瘤20例临床经验[J].中国神经肿瘤杂志,2009,7(1):10-13.

[5] Jo K W,Shin H J,Nam D H,et al. Efficacy of endoport-guided endoscopic resection for deep-seated brain lesions[J]. Neurosurg Rev,2011,34(4):457-463.

[6] 王翔,刘艳辉,毛庆.无持续牵拉技术在侧脑室中枢神经细胞瘤切除术中的应用[J].中国微侵袭神经外科杂志,2017,22(7):319-321.

[7] 赵澎,张亚卓,宋明,等.快速成长中的神经内镜技术——2007巴黎国际神经内镜学术会议纪要[J].中国微侵袭神经外科杂志,2007,12(10):478-480.

[8] 赵澎,宋明,裴傲,等.神经内镜在颅底中线区域手术中的应用[J].中华神经外科杂志,2006,22(9):579-580.

[9] 宗绪毅,张亚卓.侧脑室肿瘤的显微手术治疗[J].中国微侵袭神经外科杂志,2005,10(9):424-425.

[10] D'Angelo V A,Galarza M,Catapano D,et al. Lateral ventricle tumors:surgical strategies according to tumor origin and development—a series of 72 cases[J]. Neurosurgery,2008,62(6):1066-1075.

[11] 赵澎,李斌,李储忠,等.应用神经内镜技术治疗脑室内肿瘤的并发症及其危险因素分析[J].中华神经外科杂志,2018,34(6):550-553.

[12] 聂丁,程建华,李斌,等.Neuro-Endoport技术辅助神经内镜治疗脑室内肿瘤的临床疗效[J].中华神经外科杂志,2020,36(12):1236-1240.

（赵　澎）

第二节　第三脑室病变

一、概述

第三脑室肿瘤指原发于第三脑室内或由第三脑室外突入第三脑室内生长的肿瘤,其占颅内肿瘤的0.5%～3%,可见于各年龄组,但多见于成人,无性别差异。肿瘤生长前期多无明显症状,当肿瘤生长产生占位效应,即影响脑脊液通路或侵及第三脑室周围结构时可出现相关症状。典型者常有发作性剧烈头痛,头痛的发作与用力、头位或体位变动有关。第三脑室占位的分类方法有两种。按第三脑室占位发生原因,可分为原发性第三脑室占位和继发性第三脑室占位两类。原发性第三脑室占位是指起源于第三脑室内的肿瘤,常见的有生殖细胞瘤、胶质瘤和胶样囊肿等。继发性第三脑室占位是指从第三脑室外突入第三脑室内生长的占位,常见的有颅咽管瘤、松果体瘤。按第三脑室占位生长部位可分为第三脑室前部占位、第三脑室底部占位和第三脑室后部占位,常见的前部和底部的占位有胶样囊肿、结节病、颅咽管瘤、神经胶质瘤、脑膜瘤等。后部占位包括松果体瘤、蛛网膜囊肿、生殖细胞瘤和脑膜瘤等。第三脑室肿瘤位于脑深部,周围有许多重要结构,肿瘤切除困难,术后易出现合并症(图7-8)。

二、手术入路及相关解剖

第三脑室是一个狭窄的、漏斗状的单室中线空腔,通过室间孔连通侧脑室,通过中脑导水管连通第四脑室。第三脑室由"六个壁"组成,包括一个前壁、一个顶壁、两个侧壁、一个下壁和一个后壁。前壁由终板和前连合构成。顶壁从室间孔延伸至松果体上隐窝,有几层结构:第一层由穹窿和海马连合形成。第二层由脉络膜上膜形成,其横向延伸到侧脑室上的脉络丛。第三层是脉络膜上膜和下膜之间的空隙,称

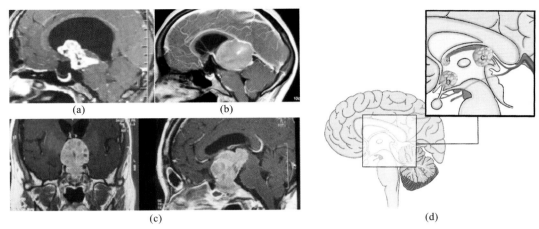

图 7-8　第三脑室肿瘤的起源位置

（a）起源于第三脑室前部、室间孔周围肿瘤；（b）起源于第三脑室后部；（c）起源于第三脑室底部肿瘤；（d）第三脑室肿瘤的不同起源位置示意图

为中间膜。第四层为血管层，有两条大脑内静脉和脉络膜后内动脉的分支。第五层是脉络膜的下膜，它附着在丘脑的外侧，沿着一束细纤维，即髓纹，向丘脑延伸。第三脑室顶壁的脉络丛附着于脉络膜下膜，脉络膜下膜向后附着于松果体上表面，形成松果体上隐窝。侧壁由丘脑间连合（约60%的人有此结构）、下丘脑、丘脑底部构成。下壁从视交叉前部经视交叉、漏斗、灰结节、乳头体、后穿质延伸至中脑。后壁由松果体、后连合和中脑导水管组成（表7-1）。

表 7-1　第三脑室壁的构成

第三脑室壁	周围重要结构
上壁	穹窿、透明隔、胼胝体、扣带回
下壁	第三脑室底，主要由下丘脑构成，还有视交叉、漏斗、灰结节、乳头体
前壁	由穹窿柱、前连合和终板构成
后壁	上部为缰连合、松果体、后连合
侧壁（两侧）	主要由背侧丘脑内侧面构成

　　脉络膜裂是位于穹窿和丘脑之间的狭窄的"C"形裂口，脉络丛附着在其上，该裂从室间孔沿丘脑表面延伸至脉络膜，脉络丛继续以两股平行的分支走行在第三脑室的顶部（图7-9）。脉络膜动脉起源于颈内动脉和大脑后动脉，通过脉络膜裂进入脑室。

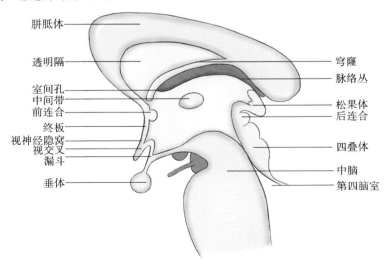

图 7-9　脉络膜裂和脉络丛及第三脑室周围重要结构

　　第三脑室相关的解剖学特征决定了在此区域进行外科手术的高难度、高风险、高要求。不论哪种手术方式,都存在一定适应证、局限性和优势。通常情况下,建议根据病灶的解剖学特点指导手术入路选择:①对于单纯脑室内占位的患者,可采用经胼胝体或经皮质入路;②对于病灶累及下壁和鞍上池的患者,可采用额下经终板入路;③对于累及上壁的患者,可采用经胼胝体-室间孔-脉络膜入路或经胼胝体-穹窿间入路;④对于累及室间孔到鞍上池的患者,可采用经额下-纵裂联合入路(图 7-10、表 7-2)。

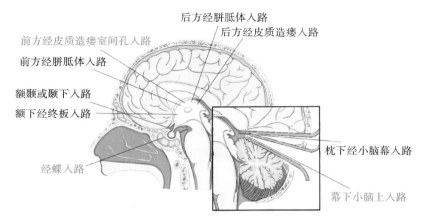

图 7-10　第三脑室病变手术入路相关解剖位置

红色字体标记的入路为内镜切除第三脑室肿瘤常用入路

表 7-2　第三脑室病变手术入路

入路名称	入路适应证及优点	入路缺陷及并发症
经终板入路	第三脑室前部、中部病变,暴露下丘脑充分;利于处理与肿瘤粘连的脉络丛及大脑内静脉	额窦开放;肿瘤体积大易损伤视神经、嗅神经
经室间孔入路	第三脑室前部、中部病变,避免切断穹窿柱	术后癫痫及肢体功能障碍
经脉络膜裂入路	第三脑室中后部肿瘤,损伤小,显露好	同侧处理困难
经胼胝体-透明隔-穹窿间入路	第三脑室前、中、后较大肿瘤;显露充分	影响穹窿,记忆力减退
后纵裂经胼胝体入路	第三脑室后部肿瘤	牵拉枕叶易引起视力、视野障碍,静脉损伤
经小脑幕入路(Poppen 入路)	第三脑室后部肿瘤	牵拉枕叶易引起视力、视野障碍,静脉损伤
幕下小脑上入路(Krause 入路)	第三脑室后部肿瘤,不牵拉枕叶,无视力、视野障碍	体位性空气栓塞

　　根据第三脑室肿瘤起源的位置不同,神经内镜治疗主要采用三种手术入路:第三脑室底部起源肿瘤采用内镜扩大经鼻入路,第三脑室室间孔周围起源肿瘤采用内镜经额上沟皮质 endoport 技术入路,第三脑室后部起源肿瘤采用内镜幕下小脑上入路。根据具体部位采用个性化的手术入路可减少术后并发症的发生。神经内镜技术可用于切除第三脑室的恶性肿瘤、切除良性占位性病变、行术中活检、部分切除后辅助放疗,治疗脑积水等。神经内镜技术因创伤小、视野好等优势在临床中已经广泛应用。

三、内镜手术技术方法及难点

(一)第三脑室室间孔周围起源肿瘤切除术

　　第三脑室室间孔周围起源肿瘤手术入路根据肿瘤位置来选择:通常情况下采用经额叶皮质-侧脑室-

室间孔入路,采用 endoport 技术。患者采用仰卧位,头抬高 20°,右额旁正中线直切口 6～7 cm,距中线 3 cm,切口跨越冠状缝后方 2 cm。用撑开器撑开头皮后,用铣刀形成一直径约 4 cm 的骨窗,骨窗后界为冠状缝、内侧界为中线。弧形剪开硬脑膜翻向矢状窦侧,术中保护引流至上矢状窦的皮质静脉。如颅内压高,先行额角穿刺释放脑脊液。置入 endoport 牵开器。经额叶皮质-侧脑室入路的优点是不损伤回流入矢状窦的皮质静脉,也不会损伤胼周动脉,特别适用于侧脑室扩大或肿瘤突入一侧侧脑室的病例。皮质切口不能太靠后,尤其在优势半球,以免损伤额中回后部的书写中枢以及额下回后部的运动性语言中枢。

如果第三脑室内的肿瘤为囊性、较小、粘连较轻,经室间孔即可切除。如果室间孔不扩大或虽扩大但不足以显露肿瘤时,可采用扩大室间孔的方法或其他的手术方法进入第三脑室。切断一侧穹窿柱使室间孔向前扩大,在室间孔前上缘电凝切开一侧穹窿柱的前外侧部,切开一侧穹窿柱一般不引起记忆障碍。靠中间切开时会损伤对侧的穹窿柱,靠下切开时可能损伤中线结构和前连合;若一侧穹窿柱已经受损,切开另一侧时应慎重,否则将导致持久性记忆丧失。有人提出利用透明隔前静脉和丘纹静脉至大脑内静脉汇入点的变异来向后扩大室间孔。多数情况下,丘纹静脉、透明隔前静脉自室间孔后缘汇入大脑内静脉,大部分透明隔前静脉至大脑内静脉汇入点位于室间孔后缘 3～7 mm 脉络膜裂穹窿带中。切开室间孔后缘至透明隔前静脉和大脑内静脉汇入点,可使室间孔向后扩大,使显露范围扩大为室间孔前缘至透明隔前静脉和大脑内静脉汇入点。进入第三脑室后,囊性肿瘤在吸出囊液后体积缩小,可增大操作空间。实性者先做瘤内切除,再分离肿瘤周围。分离时要轻柔,以免血管撕裂止血困难。肿瘤与第三脑室壁粘连严重时,宁可部分残留,也不可勉强分离。肿瘤切除后,用生理盐水反复冲洗脑室腔,冲出脑室内可能残留的积血。

有几个手术盲点需要注意,如室间孔的前上部和下丘脑壁,这些地方操作时一般难以看到,同时这些部位的出血不可盲目电凝,应代之以小块止血材料。但应注意,若止血材料太大、易漂浮,则易堵塞脑脊液通路导致脑积水。实质性肿瘤应首先使用适当器械(如超声吸引装置(CUSA))掏空内容物,囊性病变可首先吸空囊内容物,然后找到囊壁与脑室壁的界面,以此平面分离病变。如此可减轻对中线结构的牵拉和损伤。

(二)第三脑室底部起源肿瘤切除术

手术入路:多采用经鼻腔-蝶窦-鞍底入路。双人三手或四手、双鼻孔进行操作。内镜进入右侧鼻腔后,扩张中鼻甲和鼻中隔间的手术通道,必要时切除中鼻甲以扩大术野,确定蝶窦开口,制作带蒂鼻中隔黏膜瓣。磨除蝶窦前壁骨质,去除蝶窦间隔,显露鞍底,确认两侧颈内动脉隆起、双侧视神经管和视神经-颈内动脉隐窝。行内镜经鼻入路手术时,首先,磨除的颅底骨质包括鞍底、鞍结节及部分蝶骨平台;同时最好一并磨除鞍旁颈内动脉表面的骨质,以使术中获得更大的牵拉显露范围;其次,硬脑膜"工"字形切开后,需先电凝再剪断中间的前海绵间窦,切开蛛网膜显露瘤体后,先进行瘤内减压,之后紧贴肿瘤包膜分离边界,同时保护好穿支小血管;最后,若肿瘤和视交叉下方以及下丘脑粘连紧密,不能用力牵拉,需使用剥离子和剪刀锐性分离。内镜手术可以很好地暴露鞍上间隙,尤其是交叉下、交叉后区域,以及垂体柄-漏斗轴,在较少损伤脑组织的情况下直接进入第三脑室肿瘤起源部位。

鞍底重建:肿瘤切除后推荐采用以带蒂鼻中隔黏膜瓣为基础的多重加固方法重建,也可常规采用阔筋膜进行鞍底缝合,以减少术后脑脊液漏的发生。术后鼻腔清理:内镜经鼻手术会造成鼻黏膜的损伤、鼻窦炎、嗅觉功能的减退、术后鼻腔不适感,因此术后应常规进行鼻腔清理,通常在出院后 1～2 周、1 个月于内镜直视下清除鼻腔异物、炎性分泌物及焦痂,以促进鼻腔黏膜的修复和嗅觉功能的恢复,减少鼻出血的发生,同时鼻腔清理还可通畅鼻窦引流,避免炎症导致的术后头痛等。

(三)第三脑室后部起源肿瘤切除术

患者采取侧俯卧位,上身抬高,头低位。

(1)经正中幕下小脑上入路:术中患者同样取侧俯卧位,取后枕部中线切口,长约 5.0 cm,同样去除大小约 3.0 cm×3.5 cm 骨瓣后即可显露出窦汇和双侧横窦,以窦汇为基底"马蹄形"剪开硬脑膜。术中将硬脑膜牵拉翻向上方,待小脑塌陷,沿幕下小脑上自然间隙进入,小心剪开四叠体池蛛网膜即可切除肿瘤。肿瘤切除后即可见第三脑室后部及侧壁结构。

(2)经旁正中幕下小脑上入路:术中患者同样取侧俯卧位,于中线旁开3.0 cm处取一长约5.0 cm切口,依次切开头皮各层后铣下大小约3.0 cm×3.5 cm骨瓣,显露横窦。在横窦下方"马蹄形"剪开硬脑膜并向上悬吊。经小脑与小脑幕间置入神经内镜,神经内镜由气动臂支撑。电凝切断一侧小脑下蚓静脉与小脑幕之间细小的桥静脉。将内镜置于小脑与小脑幕间隙缓慢向前移动,可见大脑大静脉系统、小脑幕一同位于上方,其下即可见松果体区肿瘤轮廓。分离肿瘤与周围血管的粘连,瘤内减压后切除肿瘤及包膜,探查第三脑室室间孔及中脑导水管是否通畅。

采用侧俯卧位,增加了患者手术时的舒适性,同时避免了半坐卧位或坐位可能造成的气颅、气体栓塞、硬脑膜外血肿等严重的术中并发症,同时充分屈颈便于观察小脑上结构,右侧位于上方利于必要时行右侧侧脑室枕角穿刺和避免脑脊液过度引流,当然术前有脑积水的患者,需要先进行内镜下第三脑室底造瘘术,以避免颅内高压情况下切除肿瘤可能带来的对正常结构的损伤。

相比于经正中入路,经旁正中幕下小脑上入路小脑上方的引流静脉明显减少,且较细短。术前磁共振静脉造影检查有助于对幕下桥静脉分布进行预估,从而帮助术者选择最合适的一侧施行经旁正中幕下小脑上入路手术。此外,肿瘤是否偏向一侧亦是术者需考虑的因素之一。当肿瘤位于幕下中线处或偏向一侧时,采取经旁正中入路不仅避免了小脑中脑裂静脉对视野的阻挡,还克服了经正中入路对侧方视野的限制缺陷,其优势得以展现。若肿瘤血供丰富,需较大的操作空间,可优先选择经正中幕下小脑上入路。对处于小脑幕切迹水平的肿瘤,采用经旁正中幕下小脑上入路即可获得满意的视野,且能够最大限度保留幕下桥静脉及小脑中脑裂静脉,减少术后并发症。

内镜下经幕下小脑上入路切除松果体区肿瘤的要点主要包括以下几个方面:①与传统显微手术入路一致,内镜下经幕下小脑上入路手术亦需充分显露横窦和窦汇的上缘,必要时需向上牵拉窦汇和横窦以增大手术空间。②可选择性离断上蚓静脉组的部分桥静脉,以获得最佳术野。而小脑半球上静脉组的桥静脉在不影响手术操作时应尽可能保留,其损伤可造成小脑缺血和水肿,术前应充分评估,对桥静脉的取舍要慎重。③由于受小脑上蚓部的遮挡和不同倾斜度小脑幕的影响,松果体区病变可能位于手术平面下方,可在术中向下牵拉小脑蚓部,必要时予以部分切开。④脉络膜后内侧动脉是松果体血供的主要来源,在松果体肿瘤中常被推向一侧,术中在双侧大脑内静脉间隙处进行操作时,应避免从小脑幕缘及大脑大静脉后方分离,以降低损伤脉络膜后内侧动脉的风险。

松果体区肿瘤的治疗是神经外科较具挑战性的领域之一,该区肿瘤的治疗方法至今仍未达成共识。尽管幕下小脑上入路为切除松果体区肿瘤提供了良好的通道及视野,但也有其局限性,小脑幕(又称为天幕)阻挡了上方及两侧的视野,导致肿瘤上极难以完全切除,因此也应根据肿瘤具体位置选择合适的手术入路,如果肿瘤上极不超过直窦延长线,该手术入路可做到肿瘤完全切除,实现个体化、个性化治疗。内镜下经幕下小脑上入路手术最大限度利用了颅内自然间隙,对正常脑组织损伤小,内镜可抵近观察、多角度观察,术中不但能完全切除肿瘤,且通过手术治疗可疏通脑积水,解决脑积水问题,减少总体手术并发症发生。通过幕下小脑上入路是现今切除松果体区肿瘤的较为理想的入路。

内镜下处理颅底病变正逐渐成为主流方式,但其应用于松果体区病变的治疗仍处于起步阶段,直到近几年才得以发展。相比于显微镜下切除松果体区肿瘤,内镜因具有镜身灵活、广角光学照明、高清显像等特点,使得松果体区肿瘤经内镜手术时更利于近距离观察瘤体与周围结构的关系,增大了术野显露的范围,克服了显微外科手术在视觉上的许多死角,降低了术后并发症的发生风险。气动臂的应用使得内镜手术下视野更加稳定,术者在扩大操作空间的同时进一步提高了舒适度,减轻了疲劳感,而且内镜下的双手操作、精细分离技术为手术的安全提供了有效保障,内镜相比显微镜只是换了观察工具,但不变的是手术切除肿瘤的原则和技术。值得注意的是,内镜手术需要术者适应二维图像下操作,同时要避免内镜头端盲区造成的邻近组织损伤。

四、并发症及其处理

(一)颅内出血

颅内出血可因基底动脉损伤、过度牵拉脑组织和止血不充分等因素引起。因此,若术中发现肿瘤血供丰富,内镜下难以止血,应及时改用显微镜止血;退出牵开器后用明胶海绵充分止血;必要时可留置脑室外引流管。若术后出现神志或瞳孔改变,则多为颅内出血,应根据病情考虑行二次手术。

(二)下丘脑功能障碍

常见的下丘脑功能障碍如下所示。

(1)尿崩症:尿量超过 2500 mL/d,并伴有烦渴和多饮。可口服弥凝片或静脉给予垂体后叶素治疗。

(2)电解质紊乱:低钠血症多见,一般应鉴别脑性盐耗综合征和抗利尿激素分泌失调综合征,前者给予输液补充高渗盐水,后者以限制饮水为主要措施。

(三)癫痫

术后首次癫痫发作可根据相关指南给予临时紧急用药,一般可给予地西泮或丙戊酸钠静滴,并完善相关检查,制订中长期治疗方案。

(四)脑脊液漏

内镜经鼻切除第三脑室肿瘤后会出现高流量的脑脊液鼻漏,肿瘤切除后推荐采用以带蒂鼻中隔黏膜瓣为基础的多重加固方法重建,也可常规采用阔筋膜进行鞍底缝合以减少术后脑脊液漏的发生。阔筋膜一般选择右侧大腿纵行切口,切口中央位于大腿中上 1/3 交界处,注意避免整体离断髂胫束,否则术后患者会出现屈髋无力。术后应进行鼻腔清理。内镜经鼻手术会造成鼻黏膜的损伤,导致慢性鼻炎结痂、鼻出血、暂时性嗅觉丧失和鼻窦炎。一般在 3～4 个月康复,鼻腔症状可以恢复到术前程度。但若术中对嗅区黏膜保护不周,鼻腔黏膜损伤范围过大,患者可能需要长期使用雾化喷剂润湿鼻腔或定期进行鼻腔清理。纱条取出后的鼻腔出血,量少时一般无需特殊处理;量大且持续时,应行鼻腔探查,一般是蝶腭动脉及其分支出血,确定出血点后妥善电凝。

(五)颅内感染

颅内感染是第三脑室手术后的严重并发症,特别是对于脑脊液鼻漏患者和行经颅后窝肿瘤切除术患者。术后感染可能对患者造成毁灭性后果。一些有助于减少感染的策略包括有预见性地行内镜下第三脑室造瘘术治疗脑积水,最短化手术持续时间,积极纠正贫血和避免术后脑脊液由切口漏出等。

五、典型病例

(一)病例———第三脑室前部肿瘤

1. 病例摘要　患者,女性,47 岁,因"反复头痛 3 个月,加重半个月"入院。入院查体:神清语利,视力、视野粗测正常,双眼各方向活动充分,四肢活动可,四肢肌力、肌张力正常。无共济失调,余阴性。既往史:无特殊。

2. 术前评估

(1)临床表现:患者以头痛为主要表现,考虑肿瘤阻塞室间孔并且造成侧脑室脑脊液循环阻塞。

(2)影像学表现:术前头部 CT 显示第三脑室内巨大占位,无明显钙化和出血表现。增强 MRI 示肿瘤起源于第三脑室前部,向侧脑室室间孔方向生长,无明显梗阻性脑积水。

(3)手术计划:术前诊断明确,第三脑室前部占位考虑胶质瘤的可能性大。采用内镜经颅皮质造瘘经室间孔第三脑室肿物切除。

3. 手术步骤与技巧　患者采用仰卧位,头抬高 20°,右额旁正中线直切口 6 cm,距中线 3 cm,切口跨越冠状缝后方 2 cm,用撑开器撑开头皮后,用铣刀形成一直径约 3 cm 的骨窗,骨窗后界为冠状缝,内侧界为中线。弧形剪开硬脑膜翻向矢状窦侧,术中保护性引流至上矢状窦的皮质静脉,先行额角穿刺释放脑脊液,植入 endoport 牵开器进入侧脑室,气动臂支撑内镜进入第三脑室后暴露肿瘤,先做瘤内切除增大操作空间,再分离肿瘤周围,分离时要轻柔,以免血管撕裂、止血困难。肿瘤与第三脑室壁粘连严重,严格遵循肿瘤与脑室壁的界面,以此平面分离病变,如此可减轻对中线结构的牵拉和损伤。肿瘤切除后用生理盐水反复冲洗脑室腔。手术中需要注意:室间孔的前上部和下丘脑壁,这些地方操作时一般难以看到,同时这些部位的出血不可盲目电凝,以小块止血材料压迫后取出,否则易堵塞脑脊液通路导致脑积水。对于室间孔前方的穹窿柱和隔静脉、丘纹静脉要严格保护以免损伤导致严重并发症(图 7-11)。

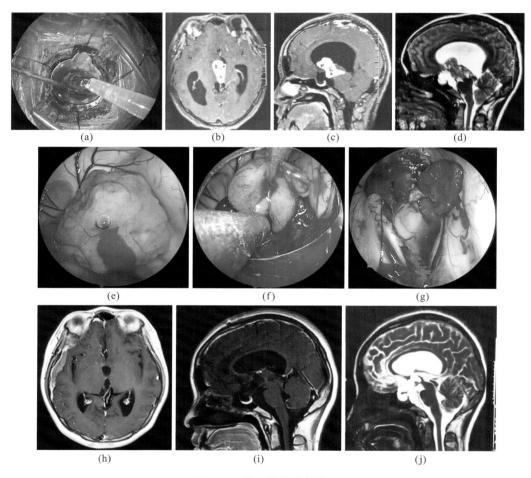

图 7-11 第三脑室前部肿瘤

(a)采用皮质造瘘,植入 endoport;(b)~(d)术前 MRI 示肿瘤起源于第三脑室前部,通过室间孔生长入侧脑室;(e)~(g)术中示肿瘤起源于第三脑室前部,通过室间孔生长入侧脑室,内镜下给予分块切除,肿瘤切除后第三脑室底清晰可见;(h)~(j)术后 MRI 示肿瘤完全切除,无脑积水表现

4. 预后 术后患者恢复顺利,无并发症发生,头痛症状明显好转,一周后患者顺利出院。病理报告示星形细胞瘤Ⅲ级。复查头颅 MRI 示第三脑室结构完整,未见肿瘤残留,无脑积水表现。

5. 点评 应用神经内镜 endoport 技术的优势在于可抵近、广角观察,光线无衰减,提供清晰的视野。不损伤回流入矢状窦的皮质静脉,也不会损伤脚周动脉,特别适用于侧脑室扩大或肿瘤突入一侧侧脑室的病例。皮质切口不能太靠后,尤其在优势半球,以免损伤额中回后部的书写中枢以及额下回后部的运动性语言中枢。总之,第三脑室肿瘤位置深,手术暴露困难,重要结构多,操作复杂,内镜经颅技术可对正常脑组织结构提供较好的保护,减少脑组织的损伤,更好地切除肿瘤,打通脑脊液循环通路,减少并发症的发生。

(二)病例二——第三脑室底部起源复发颅咽管瘤

1. 病例摘要 患者,男性,52 岁,因"颅咽管瘤术后 4 年肿瘤复发伴尿量增多"入院。实验室检查激素水平处于正常水平,入院查体:神清语利,双眼视力 0.2,双眼颞侧视野缺损,双眼球各方向活动正常,尿量每天约 5000 mL,四肢活动可,四肢肌力、肌张力正常。无共济失调,余阴性。既往史:4 年前外院开颅颅咽管瘤切除史。

2. 术前评估

(1)临床表现:患者出现视力下降、视野缺损,以及尿崩,既往有颅咽管瘤手术史,既往肿瘤较大,视神经、视交叉及垂体柄受侵犯。

(2)影像学表现:术前头部 CT 显示第三脑室内肿瘤无明显钙化和出血表现。增强 MRI 示肿瘤起源于第三脑室底部的复发颅咽管瘤,无明显梗阻性脑积水。

(3)手术计划:术前诊断明确,第三脑室底部的复发颅咽管瘤,肿瘤血供一般,结合既往开颅史,优先选择内镜经蝶第三脑室内肿瘤切除。

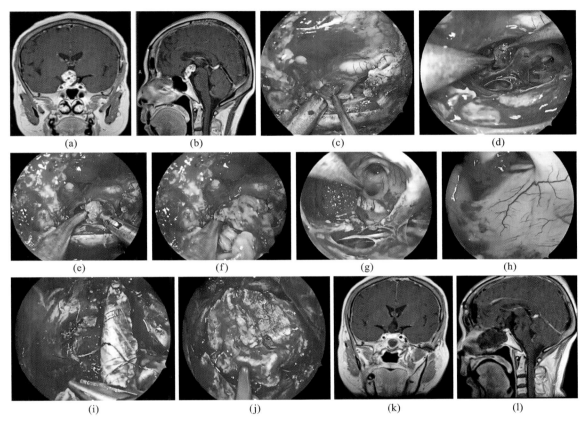

图 7-12 第三脑室底部起源复发颅咽管瘤

(a)(b)术前 MRI 示肿瘤为起源于第三脑室底部的复发颅咽管瘤,无明显梗阻性脑积水;(c)~(j)术中示肿瘤起源于第三脑室底部,视交叉下部粘连紧密,肿瘤完全位于第三脑室,内镜下全切肿瘤后可见第三脑室及下丘脑全貌,并行阔筋膜鞍底缝合;(k)(l)术后 MRI 示肿瘤完全切除,无脑积水表现

3. 手术步骤与技巧 采用内镜经鼻-蝶窦-鞍底入路,双人三手双鼻孔进行操作,内镜进入右侧鼻腔后扩张中鼻道,切除中鼻甲以扩大术野,确定蝶窦开口,制作带蒂鼻中隔黏膜瓣,磨除蝶窦前壁骨质,去除蝶窦间隔,显露鞍底,确认两侧颈内动脉隆起、两侧视神经管和视神经、颈内动脉隐窝。内镜下磨除的颅底骨质包括鞍底、鞍结节及部分蝶骨平台,同时并磨除鞍旁颈内动脉表面的骨质,使术中获得更大的牵拉显露范围。硬脑膜"工"字形切开后再电凝剪断中间的前海绵间窦,切开蛛网膜显露肿瘤主体位于第三脑室内,紧贴肿瘤包膜沿第三脑室边界,全程直视下保护下丘脑及穿支小血管,肿瘤和视交叉下方以及下丘脑粘连紧密,不能用力牵拉,需使用剥离子和剪刀锐性分离。神经内镜手术可以在较少地损伤脑组织的情况下直接进入第三脑室肿瘤起源部位,先进行瘤内减压后全切肿瘤。肿瘤切除后采用阔筋膜进行鞍底缝合,行以带蒂鼻中隔黏膜瓣为支撑的鞍底重建以减少术后脑脊液漏的发生。

4.预后 术后患者恢复顺利,无新增并发症发生,2周后患者顺利出院。病理报告示颅咽管瘤。复查头颅MRI示第三脑室结构完整,未见肿瘤残留,无脑积水表现。

5.点评 神经内镜经鼻蝶手术可以很好地暴露鞍上间隙,尤其是视交叉下、视交叉后区域,以及垂体柄漏斗轴。在较少地损伤脑组织的情况下直接进入第三脑室肿瘤起源部位,可以在直视下处理肿瘤基底,完全直视下保护下丘脑和垂体柄,并全切肿瘤,全程手术无视野死角。

(三)病例三——第三脑室后部松果体区肿瘤

1.病例摘要 患者,男性,58岁,因"反复头痛1个月伴呕吐,视力下降2周"入院。入院查体:神清语利,双眼视力0.1,双眼各方向活动正常,四肢活动可,四肢肌力、肌张力正常。无共济失调,余阴性。既往史:无特殊。

2.术前评估

(1)临床表现:患者以头痛、呕吐、视力下降为主要表现,考虑肿瘤挤压阻塞中脑导水管造成脑脊液循环受阻,视力下降系四叠体上丘受压所致。

(2)影像学表现:术前头部CT显示第三脑室后部巨大占位,无明显钙化和出血表现。增强MRI示肿瘤起源于第三脑室后部,与中脑关系密切,与周围结构粘连紧密,无明显梗阻性脑积水。

(3)手术计划:术前诊断明确,第三脑室后部松果体区占位,肿瘤血供丰富,需较大的操作空间,优先选择内镜经颅正中幕下小脑上入路肿物切除。

3.手术步骤与技巧 经正中幕下小脑上入路,术中患者取侧俯卧位,取后枕部中线切口,长约6 cm,去除大小约3.0 cm×3.5 cm骨瓣后即可显露窦汇和双侧横窦,以窦汇为基底马蹄形剪开硬脑膜。术中将硬脑膜牵拉翻向上方,待小脑塌陷,经小脑与小脑幕间置入神经内镜,神经内镜由气动臂支撑,电凝切断小脑下蚓静脉与小脑幕之间细小的桥静脉,将神经内镜置于小脑与小脑幕间隙缓慢向前移动,可见大脑大静脉系统及松果体区肿瘤轮廓,小心剪开四叠体池蛛网膜,分离肿瘤与周围血管的粘连,瘤内减压后切除肿瘤,探查第三脑室室间孔及中脑导水管是否通畅。

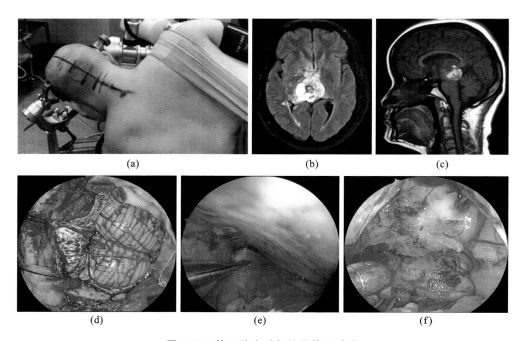

(a)　　　　　　(b)　　　　　　(c)

(d)　　　　　　(e)　　　　　　(f)

图7-13　第三脑室后部松果体区肿瘤

(a)手术体位取侧俯卧位,经正中幕下小脑上入路;(b)(c)术前MRI示肿瘤起源于第三脑室后部松果体区,与中脑关系密切,与周围结构粘连紧密,无明显梗阻性脑积水;(d)~(i)术中示肿瘤起源于第三脑室后部,与四叠体等粘连紧密,内镜下给予分块切除;(j)(k)术后MRI示肿瘤完全切除,无脑积水表现

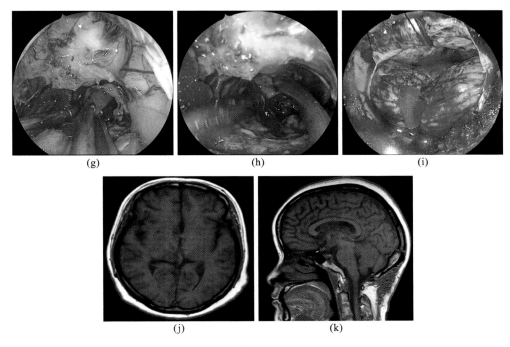

(g)　　　　　　　(h)　　　　　　　(i)

(j)　　　　　　　(k)

续图 7-13

4. 预后　术后患者恢复顺利,无并发症发生,头痛症状明显好转,视力也有好转,2 周后患者顺利出院进行放、化疗。病理报告示星形细胞瘤Ⅳ级。复查头颅 MRI 示第三脑室结构完整,未见肿瘤残留,无脑积水表现。

5. 点评　神经内镜下松果体区病变的治疗仍处于起步阶段,直到近几年才得以发展,相比于显微镜下切除松果体区肿瘤,神经内镜因具有镜身灵活、广角光学照明、高清显像等特点,使得松果体区肿瘤经神经内镜手术时更利于近距离观察瘤体与周围结构的关系,增大了术野显露的范围,克服了显微外科手术在视觉上的许多死角,减少了术后并发症的发生。经幕下小脑上入路是现今切除松果体区肿瘤的较为理想的入路。

参 考 文 献

［1］　Seo Y,Kim Y H,Kim J H,et al. Outcomes of the endoscopic endonasal approach for tumors in the third ventricle or invading the third ventricle[J]. J Clin Neurosci,2021,90:302-310.

［2］　Elshamy W,Burkard J,Gerges M,et al. Surgical approaches for resection of third ventricle colloid cysts:meta-analysis[J]. Neurosurg Rev,2021,44(6):3029-3038.

［3］　Deopujari C E,Karmarkar V S,Shaikh S T,et al. Neuroendoscopy in the surgical management of lateral and third ventricular tumors:looking beyond microneurosurgery[J]. Neurol India,2021,69(6):1571-1578.

［4］　Li D,Ravindra V M,Lam S K. Rigid versus flexible neuroendoscopy:a systematic review and meta-analysis of endoscopic third ventriculostomy for the management of pediatric hydrocephalus[J]. J Neurosurg Pediatr,2021,28(4):439-449.

［5］　李十全,卢志辉,伍铭,等.内镜下第三脑室底造瘘术治疗梗阻性脑积水的疗效观察[J].中国临床神经外科杂志,2017,22(5):336-337.

［6］　李伟,王增武,秦时强,等.经额底纵裂终板入路手术切除侵犯第三脑室肿瘤[J].中国临床神经外科杂志,2017,22(9):646-647.

［7］　郭英,何海勇,李文胜,等.神经内镜技术在侧脑室和第三脑室病变的临床应用[J].中国微侵袭神经

外科杂志,2016,21(11):484-487.

[8] Tubbs R S,Nguyen H S,Loukas M,et al. Anatomic study of the lamina terminalis:neurosurgical relevance in approaching lesions within and around the third ventricle[J]. Childs Nerv Syst,2012, 28(8):1149-1156.

[9] Hu X,Liu J P,Qin K M,et al. Transcallosal-lateral ventricle-choroid fissure approach for excising large pineal region tumors extending into the third ventricle:experience in 15 pediatric cases[J]. Childs Nerv Syst,2021,37(2):671-676.

（姜晓兵　王海均）

第三节　第四脑室病变

一、概述

第四脑室病变作为脑室系统病变的一个亚群,常见的病理类型有室管膜瘤、毛细胞星形细胞瘤、髓母细胞瘤、室管膜下瘤、脉络丛乳头状瘤、血管母细胞瘤、转移瘤、囊肿等,其中室管膜瘤最为常见。第四脑室病变患者可能出现由脑积水导致的高颅内压体征和症状,包括头痛、恶心/呕吐、眩晕等,或由于对附近结构(小脑半球、蚓部或脑干)的直接占位效应而导致的平衡失调、步态不稳、构音障碍或复视等局灶神经功能障碍。手术治疗以恢复脑脊液通路,改善临床症状为主要目的。

第四脑室病变位置深在,与小脑、脑干关系密切,常常与重要的神经核团毗邻,手术切除第四脑室病变具有挑战性。

二、经膜髓帆入路第四脑室切除术

(一)概述

Matsushima 等在 1992 年首先描述了小脑延髓裂入路的显微外科解剖结构,即小脑延髓裂,又称为后外侧裂。2000 年 Mussi 和 Rhoton 进一步描述和总结了这种方法并将其命名为经膜髓帆入路。随后该入路被推广至全世界。经膜髓帆入路通过自然通道切除第四脑室病变,相较于传统入路,手术暴露大大增加,并且极大地避免了由于小脑损伤带来的手术并发症。此外,通过经膜髓帆入路可以早期暴露整个第四脑室底部进而帮助术者更安全地切除肿瘤。

(二)手术入路

经膜髓帆入路通过小脑延髓裂充分显露第四脑室,该入路的技术要点是需要切开脉络膜和下髓帆。首先进行从枕骨粗隆延伸到 C2 或 C3 棘突水平的枕后中线开颅术,"Y"形切开硬脑膜,切除 C1 后弓可获得第四脑室嘴侧更多的视野暴露,然后暴露扁桃体下缘,分离小脑延髓裂和小脑扁桃体内侧与小脑蚓蚓垂的间隙,向外牵开小脑扁桃体表面显露脉络膜系带和下髓帆,注意保护小脑后下动脉及基底内侧干和外侧干。接着从正中孔向上至脉络膜系带与下髓帆交界处的两侧切开第四脑室下半部尾侧的脉络膜系带,并经下髓帆向上延伸至小脑扁桃体与蚓垂间隙深处,显露出两侧上外侧隐窝,提供进入第四脑室底的通路。最后还可切开小脑扁桃体和延髓之间的脉络膜组织显露侧隐窝的下后壁,为显露侧隐窝全长和侧孔提供额外入路。

(三)第四脑室显微解剖

第四脑室为小脑与桥脑、延髓之间的空隙,包括 1 个顶,1 个底,2 个侧壁。

顶:从中脑导水管下方狭窄的头端开始向后和向外延伸,至尖顶和外侧隐窝水平达到最高和最宽,自尖顶向下逐渐变窄,至正中孔水平形成狭小的尾端。尖顶将顶壁分为上、下两部。上部由室管膜构成,内衬薄层胶质物质,两层形成上髓帆。这两个结构在小脑上脚之间伸展,在小脑处向下和向后附着。其上顶点在两侧滑车神经处通过髓帆系带与丘板相连。

底:又称"菱形窝"。包括 1 条正中沟,2 条界沟,正中沟与界沟之间为内侧隆起,界沟外侧为前庭区。髓纹是桥脑和延髓在脑干背面的分界线。舌下神经三角位于菱形窝髓纹以下靠内上方的三角区,内含舌下神经核。迷走神经三角位于菱形窝髓纹以下舌下神经三角外下方的三角区,内含迷走神经背核。分隔索为菱形窝迷走神经三角下外缘处的一条斜行增厚的室管膜层的窄嵴。最后区为位于分隔索与薄束结节之间的区域,属室周器官之一,富含血管和神经胶质等。闩在菱形窝下角处,第四脑室正中孔尾侧,是第四脑室脉络丛组织下部附着于两侧薄束结节之间的部分。

侧壁:每个侧壁的上部由小脑上脚形成,下部由小脑下脚、薄束结节和楔形结节形成。

血供:

(1)第四脑室上部和齿状核的血供是由沿小脑-中脑裂走行的小脑上动脉来确保的。

(2)小脑前下动脉(AICA)沿小脑裂走行,支持侧角和脉络丛的血供。

(3)小脑后下动脉(PICA)支持外侧隐窝底部和内侧部分的第四脑室顶下部和脉络丛的血供。

(4)脊髓前动脉的穿支穿过延髓水平,为第四脑室底供血,来自基底动脉(桥脑水平)和大脑后动脉的P1 段,为第四脑室顶部和中脑导水管(中脑水平)供血。

(5)小脑后下动脉为延髓前外侧部分(后橄榄沟)供血,绕过延髓到达后表面,然后在扁桃体前部的第一个尾环,接着向上到达它所供血的延髓背面。

(6)第四脑室腔无明显的静脉引流。通过在小脑和脑干裂缝中走行的小脑静脉回流。

三、内镜手术方法在第四脑室病变中的应用及难点

(一)内镜控制下第四脑室病变切除

如果不分离脉络膜和下髓帆,只有少数病例适合在内镜控制下进行第四脑室病变切除,如第四脑室底部的海绵状血管瘤病例等。在 Nagata 等的一例病例报道中阐述了完全内镜下切除第四脑室底部海绵状血管瘤的技术说明。

(1)体位:采用俯卧位,上半身抬高 15°。

(2)切开硬脑膜及蛛网膜,暴露出两侧小脑扁桃体。

(3)直径 6.8 mm 的透明膜鞘扩张正中孔,引导直径 2.7 mm 的内镜进入第四脑室内,内镜和引导鞘被分别固定。

(4)引导鞘内保持水流冲洗,以便在"潜水"的环境下切除病变。

(5)病变切除方式:采用分块切除,最终将病变完全分离并切除。

(6)充分止血,在确定中脑导水管、侧孔恢复畅通后撤除引导鞘。

(二)内镜辅助下第四脑室病变切除术

单纯内镜控制下切除第四脑室病变技术仍未成熟,在第四脑室病变切除手术中内镜主要起辅助作用。第四脑室中的肿瘤大多为血供丰富的恶性肿瘤,一般在显微镜下分离脉络丛和下髓帆充分显露第四脑室后进行切除,显微镜下切除肿瘤后术区导入有角度内镜可全景观察第四脑室,以判断肿瘤是否全切除。

四、并发症及其处理

(一)小脑缄默症、颅后窝综合征

经膜髓帆入路通过小脑延髓裂的广泛解剖和温和的扁桃体牵拉可防止患者术后的小脑缄默症或其他小脑功能障碍的发生。

（二）颅神经损伤

最常见的是外展神经和面神经损伤,与第四脑室底的损伤关系密切,术中神经电生理监测可降低颅神经损伤风险。

（三）脑积水

脑积水是第四脑室手术后不可忽略的一个重要并发症。肿瘤向上延伸（进入中脑导水管）和肿瘤全切除失败是第四脑室肿瘤患者术后脑积水发生的重要危险因素。内镜的应用可能通过增加肿瘤的切除部分和直视下明确术中中脑导水管的通畅程度进而减少和预防术后发生脑积水。此外术后脑脊液分流也是改善脑积水的有力措施。

（四）颅内感染

颅内感染是颅后窝手术的常见并发症,特别是儿童患者的颅后窝肿瘤切除术。术后感染可能对儿童患者造成毁灭性后果。一些有助于减少感染的策略包括:有预见性地行内镜下第三脑室造瘘术治疗脑积水、最短化手术持续时间、积极纠正贫血和避免术后脑脊液由切口漏出等。

五、典型病例

（一）病例摘要

患者,女性,23 岁,因"反复眩晕和头痛 8 天,加重 2 天"入院。入院查体:神志清楚,双目视力下降,双侧眼底视神经乳头水肿。左眼视力 0.12,右眼视力 0.3,无共济失调。既往史:无特殊。

（二）术前评估

1. 临床表现　患者以眩晕、头痛和视力下降为主要表现,考虑由于肿瘤压迫小脑与脑干,并且造成第四脑室脑脊液循环阻塞。

2. 影像学表现　MRI 示肿瘤起源于第四脑室脉络丛,向第四脑室侧孔及正中孔生长,侧脑室、第三脑室及中脑导水管明显扩张,梗阻性脑积水诊断明确,小脑延髓池未见扩张,提示正中孔未被堵塞。

3. 手术计划　采用枕下正中开颅经膜髓帆入路切除第四脑室肿瘤,解除脑积水梗阻,缓解颅内压增高症状,改善患者眩晕、头痛症状。

（三）手术步骤与技巧

（1）进行从枕骨粗隆延伸到 C2 或 C3 棘突水平的枕下中线开颅术,打开枕鳞部骨瓣,切除 C1 后弓,"Y"形切开硬脑膜,暴露小脑扁桃体下缘,分离小脑延髓裂和小脑扁桃体内侧与小脑蚓蚓垂的间隙,向外牵开小脑扁桃体表面显露脉络膜系带和下髓帆,注意保护小脑后下动脉及基底内侧干和外侧干。

（2）显微镜下分块切除肿瘤,减容后分离肿瘤包膜与第四脑室顶和底的粘连,向左侧侧孔显露肿瘤,将肿瘤从起源处切断后完全切除肿瘤。

（3）引入 45°内镜（蔡司 KINEVO 900 显微镜内置）观察第四脑室全景,可见中脑导水管口及两侧侧孔通畅,两侧侧隐窝结构完整,未见肿瘤残留（图 7-14(g)）。

（四）预后

术后患者恢复顺利,无并发症发生,眩晕、头痛症状明显好转,1 周后患者顺利出院。病理回报示脉络丛乳头状瘤（CNS WHO Ⅰ级）,复查头颅 MRI 示第四脑室结构完整,未见肿瘤残留复发（图 7-15）。

（五）点评

经膜髓帆入路应作为切除第四脑室病变常规入路,神经电生理监测下手术可降低颅神经损伤可能性。内镜引入第四脑室病变切除手术中,可以观察到第四脑室全景,起到良好的辅助作用。内镜控制下第四脑室病变切除术要谨慎地选择合适的病例。

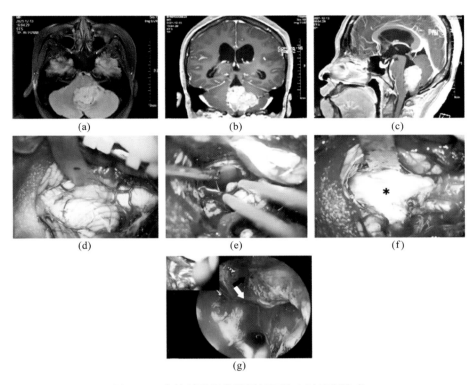

图 7-14 内镜辅助显微镜下第四脑室肿瘤切除术

（a）～（c）术前 MRI 影像；（d）（e）显微镜下第四脑室肿瘤切除术中所见；（f）（g）从正中孔置入内镜后所见，实心黑色箭头为肿瘤位置，黑色星号为第四脑室底，空心白色箭头为中脑导水管口

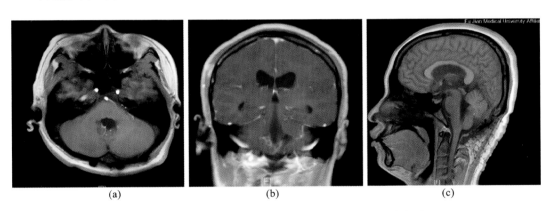

图 7-15 术后影像：第四脑室形态结构正常，肿瘤完全切除

参 考 文 献

［1］ Mercier P，Bernard F，Delion M. Microsurgical anatomy of the fourth ventricle ［J］. Neurochirurgie，2021，67（1）：14-22.

［2］ Dailey A T，McKhann G M Ⅱ，Berger M S. The pathophysiology of oral pharyngeal apraxia and mutism following posterior fossa tumor resection in children［J］. J Neurosurg，1995，83（3）：467-475.

［3］ Grill J，Viguier D，Kieffer V，et al. Critical risk factors for intellectual impairment in children with posterior fossa tumors：the role of cerebellar damage［J］. J Neurosurg，2004，101（2 Suppl）：152-158.

［4］ Deshmukh V R，Figueiredo E G，Deshmukh P，et al. Quantification and comparison of telovelar and transvermian approaches to the fourth ventricle［J］. Neurosurgery，2006，58（4 Suppl 2）：ONS202-ONS207.

［5］ Matsushima T，Fukui M，Inoue T，et al. Microsurgical and magnetic resonance imaging anatomy of the cerebello-medullary fissure and its application during fourth ventricle surgery ［J］. Neurosurgery，1992，30（3）：325-330.

［6］ Mussi A C，Rhoton A L Jr. Telovelar approach to the fourth ventricle：microsurgical anatomy［J］. J Neurosurg，2000，92（5）：812-823.

［7］ Tomasello F，Conti A，Cardali S，et al. Telovelar approach to fourth ventricle tumors：highlights and limitations［J］. World Neurosurg，2015，83（6）：1141-1147.

［8］ Han S，Wang Z，Wang Y，et al. Transcerebellomedullary fissure approach to lesions of the fourth ventricle：less is more? ［J］. Acta Neurochir（Wien），2013，155（6）：1011-1016.

［9］ Zaheer S N，Wood M. Experiences with the telovelar approach to fourth ventricular tumors in children［J］. Pediatr Neurosurg，2010，46（5）：340-343.

［10］ Tomasello F，Conti A，Angileri F F，et al. Telo-velar approach to fourth-ventricle tumours：how I do it［J］. Acta Neurochir（Wien），2015，157（4）：607-610.

［11］ Ferguson S D，Levine N B，Suki D，et al. The surgical treatment of tumors of the fourth ventricle：a single-institution experience［J］. J Neurosurg，2018，128（2）：339-351.

［12］ Winkler E A，Birk H，Safaee M，et al. Surgical resection of fourth ventricular ependymomas：case series and technical nuances［J］. J Neurooncol，2016，130（2）：341-349.

［13］ Chen T，Ren Y，Wang C，et al. Risk factors for hydrocephalus following fourth ventricle tumor surgery：a retrospective analysis of 121 patients［J］. PLoS One，2020，15（11）：e0241853.

［14］ Du R，Tafreshi A，Donoho D，et al. Endoscopic assisted craniotomy for resection of fourth ventricular lesions and confirmation of aqueductal patency via a suboccipital median aperture approach［J］. J Clin Neurosci，2020，80：50-55.

［15］ Sáenz A，Badaloni E，Grijalba M，et al. Risk factors for surgical site infection in pediatric posterior fossa tumors［J］. Childs Nerv Syst，2021，37（10）：3049-3056.

［16］ Nagata Y，Takeuchi K，Yamamoto T，et al. Fully endoscopic transcylinder trans-magendie foraminal approach for fourth ventricular cavernoma：a technical case report ［J］. World Neurosurg，2020，142：104-107.

（江常震）

第八章　内镜经颅颅底疾病手术

颅底疾病指发生在特定的颅底部位的肿瘤、炎症、血管性病变、增生性病变、脑脊液漏和先天畸形等。内镜手术治疗颅底疾病可采用经人体鼻腔、口腔等自然通道，也可以采用开颅的方式经颅腔内潜在的"人工通道"。两者可谓"殊途同归"，各有优劣，应该在临床工作中扬长避短。

第一节　筛板和眶区病变

一、概述

筛板、嗅沟和眶区部位常见的良性病变有嗅沟脑膜瘤、视神经鞘脑膜瘤、鞍结节/鞍膈脑膜瘤、前床突脑膜瘤，恶性肿瘤有嗅神经母细胞瘤、视神经胶质瘤、横纹肌肉瘤、腺样囊性癌等。多种经颅、经眶手术入路可到达筛板、嗅沟、眶区和前中颅底区域，通过内镜抵近观察和深部显微操作，可完成各种颅底疾病的手术治疗。

二、手术入路及相关解剖

经颅内镜治疗筛板、嗅沟和眶区、颅前窝底病变常见的手术入路有经眉弓-锁孔-额底入路、额部开颅经额外侧入路、经眶入路等，本节主要涉及经眉弓-锁孔-额底入路及相关解剖，具体如下。

1.头皮切口　眉弓切口内至眶上切迹，外至额骨颧突（图8-1）。

2.颅骨骨窗　形成 3 cm×2 cm 的眶上外侧骨瓣，骨瓣下缘至颅前窝底，注意保护眶上神经和血管（图8-2）。

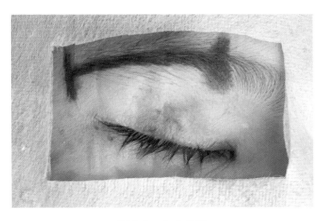

图 8-1　头皮切口

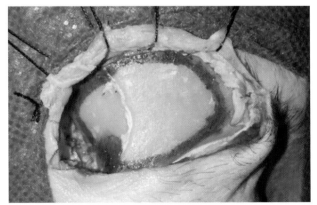

图 8-2　形成 3 cm×2 cm 的眶上外侧骨瓣

3.硬脑膜下入路

（1）经视交叉前间隙，观察所见如图8-3、图8-4所示。

（2）经视神经-颈内动脉隐窝，观察所见如图8-5所示。

（3）经颈内动脉动眼神经外侧间隙，观察所见如图8-6、图8-7所示。

（4）经终板入路，观察所见如图8-8所示。

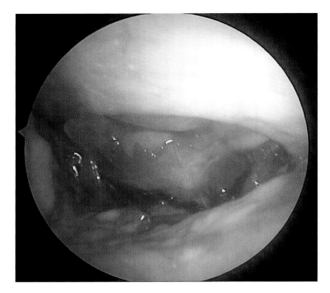

图 8-3　0°内镜下经视交叉前间隙观察

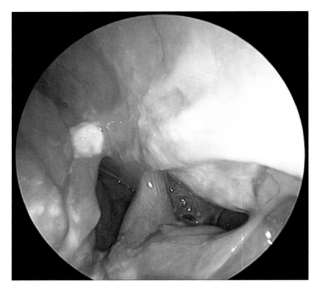

图 8-4　30°内镜下可观察到对侧神经、血管结构

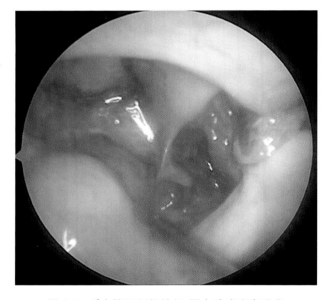

图 8-5　0°内镜下经视神经-颈内动脉隐窝观察

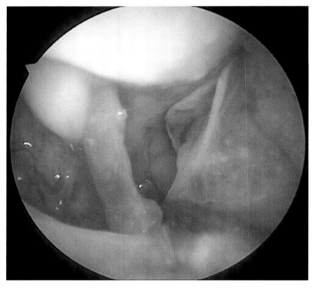

图 8-6　0°内镜下经颈内动脉动眼神经外侧间隙观察

三、内镜手术技术方法及难点

1. 手术技术方法

（1）体位和头位：采用仰卧位，头后仰 15°，根据病变部位向对侧旋转 0°～30°，使额叶脑组织因重力自然下垂获得前颅底与额叶底面之间潜在的生理间隙。

（2）在前颅底与额叶底面之间潜在的生理间隙置入内镜后，可分别于外侧裂池、颈动脉池、视交叉池缓慢释放脑脊液，进一步获得操作空间。

（3）内镜抵近观察病变及其周围组织结构，可经视交叉间隙、经视神经-颈内动脉隐窝、经颈内动脉动眼神经外侧间隙和经终板入路，进行精细的深部显微操作。

（4）运用角度镜、角度显微器械处理视神经管内、前床突、眶上裂等显微镜下手术盲区部位的病变。

（5）可通过切开硬脑膜、磨除部分骨质获得更广阔的操作空间。

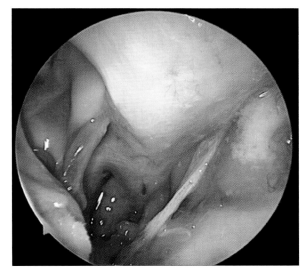

图 8-7　30°内镜下经颈内动脉动眼神经外侧间隙观察
　　　　岩床韧带和眶上裂

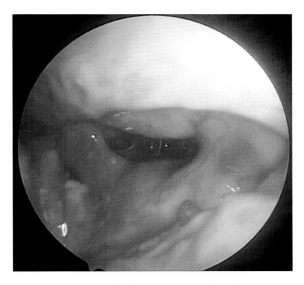

图 8-8　0°内镜下经终板入路观察

2. 难点

（1）前颅底与额叶底面之间手术操作空间相对狭窄，需要良好的显微操作基础和更加精细的显微技术。

（2）由于鱼眼效应、现场效应增加手术难度和限制手术操控性，视觉上局部解剖结构变形，需要扎实的解剖基础知识和更加精准的操作。

四、并发症及其处理

（一）额底脑组织挫伤

由于体位、头位不当或脑脊液释放不充分，额叶脑组织没有充分下垂，造成前颅底与额叶底面之间空间狭窄，以及手术中现场效应，强行操作器械会挫伤额叶脑组织。良好的显微操作技术和内镜经颅操作培训是避免脑组织挫伤的根本，术中应探查并清除挫伤脑组织，充分止血。

（二）术后脑脊液鼻漏

由于额窦发达，骨瓣形成过程中额窦开放，术中窦腔封闭不当可造成术后脑脊液鼻漏。腰大池持续引流数日多可治愈，持久不愈者需要行脑脊液漏修补手术。

五、典型病例

鞍结节脑膜瘤内镜经颅右眉弓-额底入路切除术典型病例如下所示。

（一）患者一般情况

患者，女性，49 岁，主诉双眼视物模糊 2 年，逐渐加重 9 个月。患者术前视力左眼手动，右眼 0.05。术后视力左眼 0.1，右眼 0.15。

（二）术前和术后影像学检查

术前、术后头部增强 MRI 如图 8-9、图 8-10 所示。

（三）手术要点

（1）患者采用仰卧位，头后仰并向对侧旋转 15°，经外侧裂池缓慢释放脑脊液，在前颅底与额叶底面之间获得适当的内镜手术操作空间。

（2）同显微手术操作，首先电凝肿瘤基底，在分离肿瘤与双侧视神经、颈内动脉粘连时，内镜抵近观

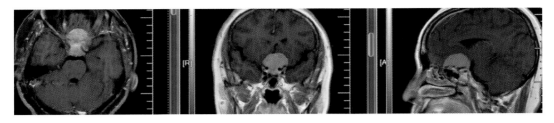

图 8-9　术前头部增强 MRI

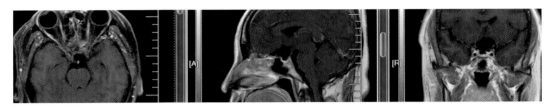

图 8-10　术后头部增强 MRI

察,仔细辨认神经、血管结构并精准分离,确认并保护好视神经、垂体柄、颈内动脉及垂体上动脉等重要结构(图 8-11)。

(3)处理视神经管内肿瘤:可采用 30°内镜下直视肿瘤与神经,保护好视神经,分离并切除视神经管内肿瘤。

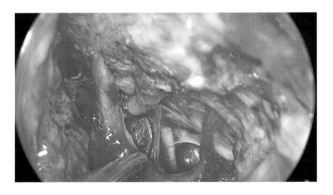

图 8-11　术中确认并保护视神经、颈内动脉、垂体柄等重要结构

(耿素民)

第二节　鞍旁和脚间窝区病变

一、概述

鞍旁和脚间窝位于颅内狭小区域,周围解剖复杂,其间包含神经、血管及脑膜等重要组织结构,累及该区域的病变种类繁多,常见病变有垂体腺瘤、颅咽管瘤、神经鞘瘤、海绵状血管瘤、鞍旁脑膜瘤、生殖细胞瘤、星形细胞瘤及转移瘤等,涉及该区域的手术难度高、风险大、并发症多,对每一个神经外科医生均是不小的挑战。

垂体腺瘤(pituitary adenoma)占颅内肿瘤 10%～15%,尸检中发现率为 20%～30%。起病年龄为30～50 岁,女性多于男性。垂体腺瘤绝大多数为良性,垂体腺癌罕见。按照肿瘤大小可将垂体腺瘤分为垂体微腺瘤(直径<1 cm)、垂体大腺瘤(1 cm≤直径≤4 cm)和垂体巨大腺瘤(直径>4 cm)。根据肿瘤是否侵犯海绵窦、神经、脑组织和鞍区骨质等,垂体腺瘤可分为侵袭性垂体腺瘤和非侵袭性垂体腺瘤。根据临床症状可将垂体腺瘤分为功能性(或分泌性)垂体腺瘤和无功能性垂体腺瘤。功能性垂体腺瘤又可以根据分泌激素不同分为:①催乳素细胞腺瘤(PRL 细胞腺瘤);②生长激素细胞腺瘤(GH 细胞腺瘤);③肾上腺皮质激素细胞腺瘤(ACTH 细胞腺瘤);④促甲状腺激素细胞腺瘤(TSH 细胞腺瘤)。无功能性垂体腺瘤包括促性腺激素细胞腺瘤和裸细胞腺瘤等。

颅咽管瘤(craniopharyngioma)一半发生在儿童,它是儿童最常见的鞍上肿瘤,在成人中仅次于垂体腺瘤。男性多于女性,男女比例约为 1.4∶1,发病高峰为 5~10 岁和 40~60 岁。其起源于 Rathke 囊残存的上皮细胞,组织学上为良性。由于颅咽管瘤位置深在,毗邻重要结构,如何安全地全切除肿瘤对于大多数医生来说仍是巨大挑战。

海绵状血管瘤(cavernous hemangioma)又称海绵状血管畸形,是一种特殊的脑血管畸形,多见于脑内,脑外较少见,主要见于颅中窝底鞍旁。好发于中老年人,女性多于男性。因其腔内充满血液,T1WI 上呈较均匀的低信号,T2WI 上表现为明显高信号,近于脑脊液信号。由于瘤体内病理血管易发生钙化,扩张的管腔之间为菲薄的纤维间隔,病灶内可见点条状低信号影。增强后呈渐进性强化,部分亦可见"脑膜尾征"。

鞍旁神经鞘瘤起源于第Ⅲ、Ⅳ、Ⅴ和Ⅵ对颅神经,最常累及第Ⅴ对颅神经。神经鞘瘤生长缓慢,可侵蚀海绵窦壁,向内推移颈动脉海绵窦段,可见颅中窝底或岩骨尖侵蚀。

鞍旁转移瘤多由邻近肿瘤直接侵犯而来,常见的为鼻咽癌向颅内侵犯而来,也可由其他脏器恶性肿瘤经血液循环转移导致,原发病灶常为肺癌、乳腺癌、甲状腺癌。

近年来微创神经外科理念逐渐普及,随着神经内镜技术的不断发展,神经内镜为该区域手术提供了新的视角和新的思考,推动微创神经外科不断创新与进步。目前内镜经鼻对该区域的病变常见的手术入路包括标准经鼻入路、扩大经鼻入路、扩大经鼻-鞍结节-终板入路。可以处理中线累及脚间池的肿瘤,如垂体瘤、颅咽管瘤、部分海绵状血管瘤以及三叉神经鞘瘤、视路胶质瘤和部分鞍区生殖细胞瘤等。随着内镜经鼻技术不断取得进展,近几年经颅内镜技术进展迅速,能够安全有效地切除鞍区、鞍旁肿瘤,脚间窝肿瘤、脑室肿瘤、松果体区肿瘤等以往显微镜下较难切除的肿瘤,部分区域内镜手术较传统显微手术更具优势。

二、手术入路及相关解剖

鞍旁又称为副鞍区,为位于蝶鞍两侧的狭小区域,是蝶鞍两侧海绵窦内侧硬脑膜反折与颞叶内侧缘之间的所有结构,前缘为视神经孔及眶上裂,后缘为岩骨尖前缘,上缘为鞍上池底部,下缘为颅中窝底,内缘为颈内动脉虹吸部,外缘为颞叶海马回。它是一个代表着重要的相邻结构的关键聚合交集的解剖学复杂的区域。

脚间窝(interpeduncular fossa)是指动眼神经、大脑脚、视交叉及视束后缘所围成的区域。

鞍旁及脚间窝区域间的主要组织结构如下所示。

1. 海绵窦(cavernous sinus)　海绵窦是鞍旁结构的一部分,其位于蝶鞍和垂体的两侧,是两层硬脑膜之间较宽大而不规则的腔隙,其中有许多纤维小梁,把窦腔分成多个相互交通的小腔隙,形似海绵。海绵窦外侧壁为神经板层结构的内层面,即神经膜;海绵窦内侧壁有鞍膈在垂体周围发出的纤维,走向蝶鞍底构成的薄壁,包绕垂体,即垂体囊的外侧壁。海绵窦内侧壁后部明显薄于前中部,这使得侵袭性垂体腺瘤易于向外侧侵犯海绵窦腔及颈内动脉。海绵窦前壁较特殊,与床突间隙分隔,外侧为眶上裂的内侧部,海绵窦借此与眶内联系;后壁由颞骨岩尖、后岩床皱襞、鞍背斜坡外上部之间的硬脑膜内层构成;下壁有颅中窝硬脑膜外层(即由颅骨骨膜构成)与蝶窦以薄骨片相隔。

2. 鞍旁硬脑膜间腔　颅中窝鞍旁两层硬脑膜形成的一个腔:其间主要走行的颅神经有动眼神经、滑车神经、三叉神经、外展神经。在鞍旁硬脑膜间腔内,硬脑膜结缔组织包裹动眼神经、滑车神经、外展神经、Meckel's 腔、三叉神经节及其三个神经分支组成的板状结构,我们称之为神经隔。侵犯 Meckel's 腔的最常见的病变是三叉神经鞘瘤和脑膜瘤。

（1）动眼神经（oculomotor nerve）：起自中脑腹侧脚间窝，行经颅中窝、颅前窝入眶，依照动眼神经的走行及临床应用，将其分为池段（脚间窝发出至后岩床皱襞的前外侧和上方）、岩床段（从后岩床皱襞至进入海绵窦的硬脑膜入口）、海绵窦段（进入海绵窦外侧壁至前床突尖端下缘的下方）、眶上裂段（出入眶上裂段）、眶段（出眶上裂至支配各眼肌段）。

（2）滑车神经（trochlear nerve）：滑车神经在 12 对颅神经中最细，直径仅为 0.75～1.00 mm，但它在颅内的走行区域是最长的，约 60 mm。它起自中脑下丘脑平面对侧的滑车神经核，行经四叠体、环池、大脑脚、海绵窦，与动眼神经和眼神经一起经眶上裂入眶。根据滑车神经在不同断面的走行，将其分为起始段、环池段、海绵窦段、眶上裂段和眶内段。术前确定滑车神经的位置有利于手术方案的制订，尽可能避免术中误伤该神经。

（3）三叉神经（trigeminal nerve）：最粗大的混合性颅神经。这里主要介绍在三叉神经走行过程中，与鞍旁结构联系较为紧密的 Meckel's 腔。Meckel's 腔位于颅中窝前内侧，其是由多层硬脑膜构成的小腔隙，并包绕三叉神经根和三叉神经节，又称为三叉神经节腔。海绵窦后壁延续为 Meckel's 腔前壁及上壁，Meckel's 腔外侧壁的硬脑膜延续为颅中窝硬脑膜内层，Meckel's 腔内侧壁与颈内动脉海绵窦段关系密切。Meckel's 腔内的三叉神经的分支眼支、上颌支与颈内动脉斜坡旁段关系密切，它们由 Meckel's 腔分出后走行于海绵窦外侧壁。

（4）外展神经（abducent nerve）：属于运动神经的一种，起自桥脑腹侧的展神经核，轴突组成外展神经，向前入桥脑前池，沿枕骨斜坡至鞍背，经颞骨岩部尖端，在 Gruber 韧带下方至海绵窦，在海绵窦内走行在动眼神经内侧，经眶上裂入眶，出总腱环，在鼻睫神经下方走行，与动眼神经下支毗邻，接着转向外侧，支配眼外直肌，损伤时致眼内斜视。

此区域解剖位置深在，术前充分了解相关解剖，对手术入路和方式的选择十分重要，有助于制订最佳的治疗方案。该区域常用的内镜手术入路包括：内镜经眶上外侧入路、内镜经翼点入路、内镜经终板入路、内镜经眶颧入路、内镜经额纵裂入路、内镜 endoport 技术经额中回扩大室间孔入路以及神经内镜经鼻入路等。

三、内镜手术技术方法及难点

以内镜 endoport 技术经额中回扩大室间孔入路手术为例进行介绍。

（一）体位与麻醉

患者采用仰卧位，头肩部抬高 20°～30°，使切口位于最高点，气管插管全身麻醉。

（二）手术切口

手术切口的选择应综合考虑患者年龄和头皮情况，成人采用直切口或弧形切口，小儿头皮和颅骨较薄，容易发生脑脊液漏，可采用马蹄形切口，小骨瓣开颅。在冠状缝前 2 cm、后 1 cm 及中线旁开 3 cm 之间形成 3.0 cm×2.5 cm 大小的骨窗。

（三）皮质切开或解剖脑沟，脑室穿刺通道置入后置入操作通道

常规采用右侧额中回入路切开硬脑膜并将硬脑膜牵开，在皮质表面选择无血管区用双极电凝电灼，切开皮质或解剖脑沟，可以借助神经导航将通道置入，在没有导航条件的情况下，有经验的医生可以采用盲穿，但对于无脑积水第三脑室或者丘脑病变的患者，将通道置入脑室的难度较大，可以先经额中回皮质入路穿刺点（位于中线旁 3 cm，冠状缝前 1 cm），沿外耳道假想连线平面垂直穿刺，针稍向中线方向倾斜，若脑室无扩张，则穿刺点内移 0.5 cm，保持穿刺深度为 4～5 cm 进入脑室；进入脑室有突破感，回抽明确脑脊液后引入通道，先置入 TC171107 通道，明确进入脑室后，再换为 TC211507 通道置入，这样会减轻穿刺通道造成的损伤。

（四）置入内镜，固定臂下双手操作，精准切除病变

充分利用内镜广角视野，内镜抵近观察病变的优势，直视下切除肿瘤增加手术操作的精确性和安全

性,不能简单把内镜当成光源使用,抵近病变可以辨别供血血管及重要的脑室内引流静脉以及丘纹静脉,以及病变与脑室壁的关系,从而保护上述结构,减少并发症的发生,离断透明隔前静脉,扩大室间孔,必要时打开脉络膜裂,以获得足够空间,避免造成穹窿及丘纹静脉的损伤。支撑臂(气动/机械)固定下双手操作,精细分离使手术更加安全精准,全切除肿瘤同时兼顾通畅脑脊液循环:室间孔是连接侧脑室和第三脑室的唯一通道,全切除肿瘤,重新建立脑脊液循环,改善患者的脑积水症状,是手术的基本目的。根据肿瘤特点个性化选择手术技巧:若肿瘤较小、质地韧,可先解剖其边界并阻断其血供后整体切除;若病变较大,则首先进行瘤内减压,减小肿瘤体积,再分离肿瘤与脑室壁的边界,强行整块分离可能会对脑室壁或丘纹静脉等重要结构造成损伤,脚间池周围有重要的动脉如大脑后动脉、小脑上动脉、基底动脉及其分支,动眼神经、视神经以及外展神经等,须小心保护。

(五)关颅

肿瘤切除后反复用温生理盐水冲洗脑室,在内镜直视下缓慢退出 endoport 通道。通道周围脑组织铺放可吸收止血纱布(速即纱)并置入引流管,将温生理盐水通过引流管灌入脑室系统使脑组织复张后关闭引流管,硬脑膜缝合后还纳小骨窗,接骨板固定,缝合头皮。

四、并发症及其处理

(一)术中出血

肿瘤较小可以先分离肿瘤基底,离断血供后切除肿瘤;巨大肿瘤边界不清楚,血供丰富,先瘤内减压,再分离边界,特别应注意分离时脑室壁静脉包括丘纹静脉、大脑内静脉等重要静脉不能损伤,否则可能出现严重后果。在脚间池区域,比较大的重要的血管,如基底动脉、大脑后动脉、小脑上动脉及其分支,往往被肿瘤推挤,需严格保护,损伤可能造成严重后果,充分利用内镜近景成角优势,抵近病变观察,耐心行保护血管性肿瘤切除,遇到静脉性出血时,用明胶棉片压迫可以止血。

(二)神经损伤

扩大室间孔入路,处理第三脑室、脚间池区域病变时需注意保护穹窿以及第三脑室壁,肿瘤切除过程中到达后床突时要注意保护被肿瘤推挤的动眼神经,部分肿瘤突入中斜坡,切除过程中须注意保护外展神经。

(三)术后术区出血、远隔部位出血

术后出血可能与手术止血不严、冲洗不彻底有关。若出血量较少,可以通过脑室外引流管引流,出血量多可以通过引流管注射尿激酶,积血引流完拔除脑室引流管后可行腰椎穿刺引流直至引流出的脑脊液正常。脑室手术操作中脑脊液流出后脑组织塌陷,通常将头肩部抬高 30°,以减少脑脊液的丢失,同时在手术操作中间断用温生理盐水冲洗,手术结束前持续灌注温生理盐水排出颅内空气,以避免脑组织塌陷而造成硬脑膜外或硬脑膜下血肿。手术结束时应在内镜直视下逐渐撤回 endoport 管道,使用双极电凝止血或放置止血材料可以避免操作通道出血。

(四)术后发热

脑室手术后多见发热,常为一过性,体温为 38～39 ℃,经对症处理,短时间内即可缓解,常规静脉使用地塞米松可以减少术后发热。手术 3 天后发热需警惕颅内感染,需进一步行脑脊液常规生化及培养检查,若检查提示感染,需静脉使用敏感抗生素、腰大池引流并鞘内注射抗生素。预防术后感染的方法是手术结束时用大量温生理盐水冲洗。

(五)脑脊液漏与皮下积液

术中严密缝合硬脑膜,术后早期恢复脑脊液循环,要释放脑脊液直至脑脊液正常。这样可以减少脑脊液漏及皮下积液的发生。

(六)尿崩症

尿崩症与水、电解质紊乱是鞍区肿瘤手术较常见的并发症,大部分颅咽管瘤累及脚间池,因此在该区

域手术需注意尿崩症的发生。日尿量在 5000 mL 以上,尿比重为 1.001~1.005,称为完全性尿崩症。日尿量为 2500~5000 mL,尿比重为 1.005~1.100,称为部分性尿崩症。尿崩症可在手术中出现。血电解质正常时可肌内注射垂体后叶素。当尿量为 450~550 mL/h 时,根据血电解质情况给予垂体后叶素 10~20 U 持续静脉滴注,控制尿量在 200 mL/h 水平;如血钠浓度>145 mmol/L 时,患者可喝白开水进行补液,促进钠的排出及防止水分的丢失。根据"缺多少补多少"的原则进行补充,同时要注意血钾、血氯和肾功能的变化。当患者可以进食后,可以口服弥凝片,每次 0.05 mg,每日 2~3 次。根据每日尿量调整弥凝片的用药,日尿量控制在 1500~2000 mL。

(七)电解质紊乱

颅咽管瘤术后早期可出现高钠血症,手术 3 日后注意低钠血症的发生。最常见的电解质紊乱是高钠伴高氯血症、低钠伴低氯血症,以及高钠血症和低钠血症交替出现。在手术中与麻醉师配合,尽量少输或不输盐性液体。术后每日查 1~2 次血钠、钾、氯浓度,根据结果调整液体的输入。

1. 低钠、低氯血症　应根据实际血钠浓度结合补钠公式来补充。当患者有尿崩症时,最好用生理盐水。如无尿崩症,为避免补液过多使心脏负担过重,在心、肾功能许可的条件下,可小心静脉缓慢滴注 3%~5% 的氯化钠溶液。抗利尿激素分泌失调综合征(SIADH)患者需要限制液体入量,成年患者液体入量一般控制在每日 1000~1500 mL。

2. 高钠、高氯血症　停止输一切含盐液体,积极补液,静脉滴注 5% 葡萄糖注射液或 10% 葡萄糖注射液。若为顽固性高钠、高氯血症,可以口服氢氯噻嗪,每次 25 mg,每日 1~2 次,根据血电解质变化调整用量。鼓励患者多饮水以稀释血液。必要时根据出入液量留置胃管,注入适当温水以降低血钠浓度,避免高钠血症引起的心脑血管损害。

当血钠水平过高或过低时,患者极易发生癫痫和昏迷。控制癫痫和调整电解质紊乱应同时进行。一般术后常规使用丙戊酸钠预防癫痫。癫痫发作时应快速静脉注射安定 5~10 mg,然后用输液泵控制静脉输注德巴金(注射用丙戊酸钠)1 mg/(kg·h)。

五、典型病例

(一)病例摘要

患儿,2 岁,因"头痛、呕吐、嗜睡 1 周"入院,入院前 3 日患儿无明显诱因出现头痛、嗜睡、呕吐,无抽搐。至当地医院行头颅 CT 提示"鞍上、第三脑室脚间池、桥前池巨大肿瘤合并梗阻性脑积水",行头颅 MRI 检查示"鞍上、第三脑室、脚间池、桥前池巨大肿瘤:生殖细胞瘤?颅咽管瘤?"。入院查体:嗜睡,精神差,双侧瞳孔等大等圆,直径 3 mm,对光反射灵敏,眼球活动正常,四肢肌力、肌张力正常,深、浅反射正常,双侧病理征(一)。入院后评估患儿脑积水症状较重,先行左侧侧脑室 Ommaya 囊置入术缓解颅内高压。

(二)术前评估

1. 临床表现　患儿以头痛、呕吐等颅内高压表现为特点入院,入院后考虑到患儿颅内高压,脑积水症状重,先急诊行左侧侧脑室 Ommaya 囊置入术缓解颅内高压,每日缓慢释放脑脊液 100 mL 左右,完善术前准备后择期手术治疗,释放脑脊液后患儿神志清楚,精神饮食好转,双侧瞳孔等大等圆,直径 3 mm,对光反射灵敏,眼球活动正常,四肢肌力、肌张力正常,深、浅反射正常,双侧病理征(一)。

2. 影像学表现　MRI 增强(图 8-12(a)~(c))提示第三脑室、脚间区、桥前池、鞍上巨大病变,明显强化,边界尚清楚,周围结构水肿不明显,幕上脑室扩张。诊断:鞍上、第三脑室、脚间池、桥前池巨大肿瘤,性质待定。结合实验室检查不考虑生殖细胞瘤,结合头颅 CT 及 MRI 检查,不考虑颅咽管瘤。肿瘤巨大,累及范围广,手术指征明确,但患儿年龄小,手术入路的选择需谨慎,经评估决定采用经右侧额中回扩大室间孔入路切除肿瘤。

3. 手术计划　拟采用经右侧额中回扩大室间孔入路,术中需离断透明隔前静脉扩大室间孔,根据术

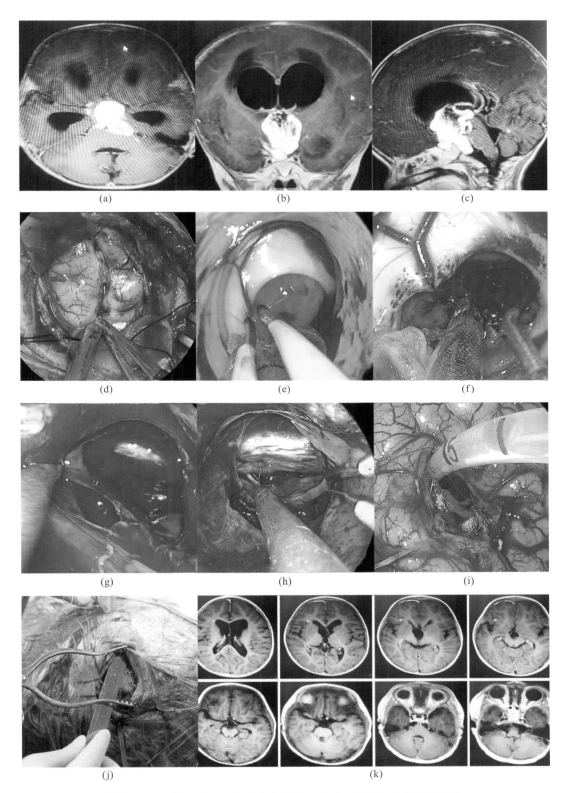

图 8-12　内镜 endoport 技术经右侧额中回扩大室间孔入路切除肿瘤

中情况决定是否打开脉络膜裂。因肿瘤巨大,先瘤内减压,再切除肿瘤与脑室壁、脚间池及桥前池区域病变;注意保护动眼神经。

（三）手术步骤与技巧

患者气管插管全身麻醉,取仰卧位,头肩部抬高30°,经右侧额中回皮质入路,在冠状缝前2 cm、后1 cm及中线旁开3 cm之间形成3.0 cm×2.5 cm大小的骨窗,剪开硬脑膜,灼烧皮质并切开(图8-12(d)),脑穿刺针沿外耳道假想平面垂直进针,有突破感时进入脑室,因颅内压较高,将通道沿穿刺道在内镜直视下送入脑室从而暴露病变。助手扶通道或者蛇形牵引固定通道,气动臂或机械臂固定下双手操作,离断透明隔前静脉(图8-12(e)),扩大室间孔,见肿瘤呈灰红色,肿瘤血供丰富,先行瘤内减压(图8-12(f)),再切除肿瘤与脑室壁、脚间池及桥前池区域病变,在到达脚间窝附近时注意保护基底动脉、大脑后动脉、小脑上动脉及其分支(图8-12(g)),肿瘤累及中斜坡时,注意保护外展神经(图8-12(h)),肿瘤全切除后无明显出血,温生理盐水反复冲洗,内镜直视下退出通道,行通道壁止血,用止血纱布覆盖,置入引流管,持续灌注温生理盐水排出颅内空气(图8-12(i)),复张脑组织,缝合硬脑膜,还纳骨瓣,固定颅骨,缝合头皮。术后抬高头部引流管5～10 cm,复查头颅CT示脑室无积血,第二天将头部引流管拔除,腰椎穿刺释放脑脊液直至脑脊液正常后出院。

（四）预后

术后患者恢复顺利,术后高热两天,静脉使用地塞米松后未再发热,头痛、嗜睡症状明显好转,复查头颅CT肿瘤切除满意,脑脊液正常后出院。病理诊断为星形细胞瘤Ⅱ级,复查头颅MRI增强(图8-12(k))示肿瘤切除满意,脑积水缓解,患儿智力与同年龄段正常儿童相符。

（五）点评

本例患儿肿瘤巨大,位于鞍上、第三脑室,累及脚间窝、桥前池。患儿年龄小,仅2岁,且肿瘤血供丰富,无论何种手术入路都极具挑战。考虑到患儿合并梗阻性脑积水,脑室扩张明显,可以通过内镜endoport技术经右侧额中回扩大室间孔入路切除病变,通道技术的优势在于:①切口小,微骨窗入路,骨窗大小2 cm×3 cm左右;②椭圆形工作管道和钝芯将对脑组织的牵引压力均匀地分布在其周围,从而减轻了对脑组织的牵拉伤害,使力量分布更加均匀,损伤更小,而且深部白质束可以被分割,而不是切断,这可以减少静脉充血,从而减少术后并发症;③对通道的保护可避免进出器械对周围脑组织造成副损伤;④调整通道方向不会造成脑组织牵拉损伤,并可以增大内镜下的暴露范围。

该手术关键点在于:①内镜和endoport的位置应与病变位置相关,通常将内镜固定在管道壁的前部,以减少对手术操作器械的限制。②脑沟和裂隙的表面和深部区域通常含有静脉和动脉,插入内镜管道时有血管损伤的危险,因此,在操作时应注意避免损伤。③术中不需要进行常规的皮质切除造瘘,而是切开皮质或解剖脑沟,通过穿刺针确认进入脑室再置入通道。④脑室手术操作中脑脊液流出后脑组织塌陷,通常将患者头肩部抬高30°可以减少脑脊液的丢失,同时在手术操作中间断用温生理盐水冲洗,手术结束前持续灌注温生理盐水排出颅内空气,以避免脑组织塌陷造成的硬脑膜外或硬脑膜下血肿及颅内积气的发生。⑤在切除肿瘤进行内镜直视下认清后床突标志后,需注意对脚间窝周围神经、血管的保护,放慢手术速度,小心分离。⑥脑室内不用止血材料,如果有出血点,可使用低电流量的双极电凝止血或流体明胶填塞压迫止血,然后用生理盐水冲洗并吸出漂浮物,以预防术后脑脊液循环通道阻塞。⑦常规置入引流管的目的是尽量引流出血性脑脊液,脑室引流管应尽早拔出,这样可以减少颅内感染及迟发性脑积水的发生。

由于该肿瘤为星形细胞瘤Ⅱ级,尽管手术切除满意,但术后须进一步行放、化疗并密切随访。

另附3例典型病例的影像学资料,见图8-13至图8-15。

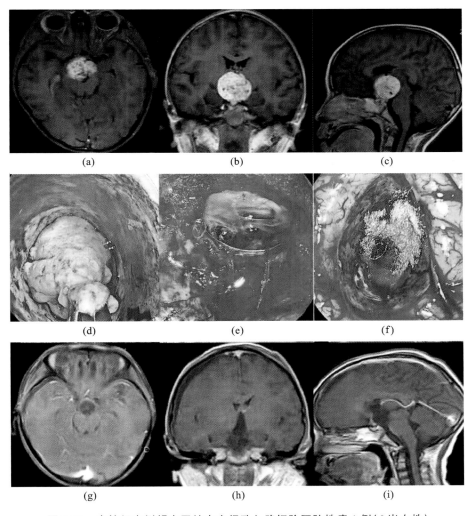

图 8-13 内镜经右侧额中回扩大室间孔入路切除胚胎性癌 1 例 (6 岁女性)

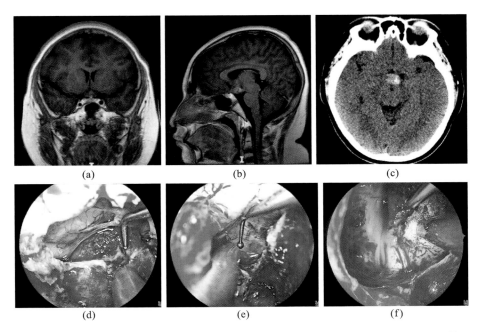

图 8-14 内镜扩大经鼻垂体移位切除垂体瘤合并下丘脑海绵状血管瘤 1 例 (12 岁男性)

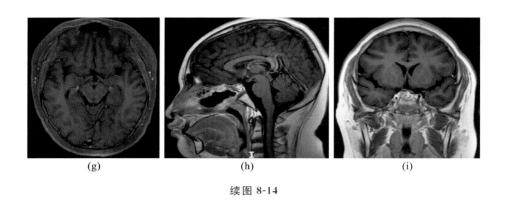

(g)　　　　　　　　　(h)　　　　　　　　　(i)

续图 8-14

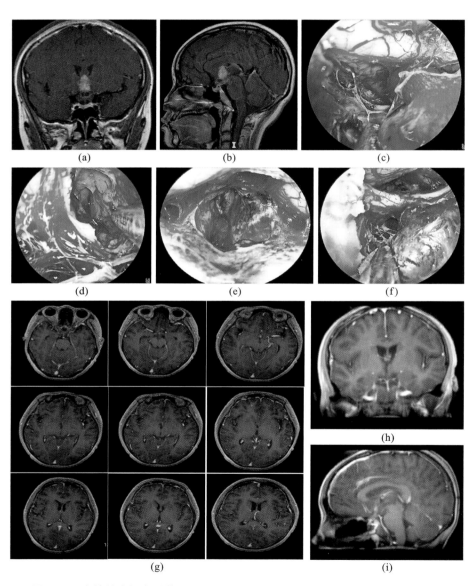

(a)　　　　　　　　　(b)　　　　　　　　　(c)

(d)　　　　　　　　　(e)　　　　　　　　　(f)

(g)

(h)

(i)

图 8-15　内镜扩大经鼻垂体移位视交叉下联合视交叉上终板入路切除下丘脑及
第三脑室前部生殖细胞瘤 1 例(17 岁女性)

参 考 文 献

[1]　邵君飞,傅震,张岩松,等.中颅窝鞍旁区相关结构的外科显微解剖研究[J].中华神经外科杂志,2009,25(2):171-175.

[2]　尹都,杜长生,王社军,等.动眼神经的显微解剖学研究及临床意义[J].中华神经外科疾病研究杂志,2012,11(3):249-252.

[3]　张毅,虞昊,金国华.展神经应用解剖学研究进展[J].中国临床解剖学杂志,2013,31(3):362-364.

[4]　阳昊.内镜经鼻入路至岩斜区的解剖研究及 Meckel 腔的应用解剖研究[D].西安:第四军医大学,2014.

[5]　Kiran Z,Sheikh A,Momin S N,et al. Sodium and water imbalance after sellar, suprasellar, and parasellar surgery[J]. Endocr Pract,2017,23(3):309-317.

[6]　陈孝平,汪建平,赵继宗.外科学[M].9 版.北京:人民卫生出版社,2018.

[7]　Gatto F,Perez-Rivas L G,Olarescu N C,et al. Diagnosis and treatment of parasellar lesions[J]. Neuroendocrinology,2020,110(9-10):728-739.

[8]　Winter F,Blair L,Buchfelder M,et al. Risk factors for poor postoperative outcome and epileptic symptoms in patients diagnosed with cerebral cavernous malformations[J]. J Neurol Surg A Cent Eur Neurosurg,2021,82(1):59-63.

（肖顺武　姜晓兵）

第三节　松果体区肿瘤

松果体位于胼胝体压部的下方、中脑四叠体的上方、小脑蚓部前方和第三脑室的后部,约 1 cm³ 大小。松果体区肿瘤发病率较低,占颅内肿瘤的 0.4%~1.0%。松果体区肿瘤的分类主要有:生殖细胞肿瘤,松果体实质细胞肿瘤,来源于丘脑枕、中脑四叠体、胼胝体压部和小脑蚓部前方的神经上皮肿瘤、海绵状血管瘤和血管母细胞瘤,来源于小脑幕和大脑镰交界的脑膜瘤,及其他肿瘤如胆脂瘤和蛛网膜囊肿等。在松果体区肿瘤的构成比例上,一般按生殖细胞肿瘤、松果体实质细胞肿瘤、神经上皮肿瘤、其他类肿瘤的顺序递减。生殖细胞肿瘤的亚型中,生殖细胞瘤的发病率最高,畸胎瘤居第二位,其余类型的生殖细胞肿瘤如胚胎性癌、内胚窦瘤、绒毛膜癌等的发病率较低;生殖细胞肿瘤可以是有不同亚型混合存在的混合性肿瘤。松果体区肿瘤从发病性别上看,显著好发于男性,尤其在生殖细胞瘤中更为明显。从发病年龄看,可见于各年龄段,而其中生殖细胞瘤、胚胎性癌和恶性畸胎瘤好发于青少年及儿童;松果体实质细胞肿瘤在青少年至老年人中均可见;神经上皮肿瘤和其他类肿瘤则无明显年龄特征。长期以来松果体区肿瘤的手术一直是神经外科中非常具挑战性的领域之一。

由于松果体区位于颅脑的最中心部位,到达此区域的手术入路较多,主要有后纵裂经胼胝体入路、幕下小脑上入路和经枕经小脑幕入路。长期以来这三种手术入路特别是后两种手术入路广为流行。不同的手术入路具有各自的优缺点,我们团队从 2001 年至今都采用幕下小脑上入路切除松果体区肿瘤,积累了很多相关的经验,发现这个手术入路能够切除所有的松果体区肿瘤。

近年来,神经内镜在幕下小脑上入路切除松果体区肿瘤中运用较多,更加显示出这一入路的优势。Lee 和 Nakaji 比较神经内镜中线幕下小脑上入路(midline supracerebellar infratentorial approach,M-SCITA)和神经内镜中线旁幕下小脑上入路(paramedian supracerebellar infratentorial approach,PM-SCITA)切除松果体区肿瘤后,更加推崇 PM-SCITA。

我们在熟练运用神经内镜 M-SCITA 切除松果体区肿瘤的技术基础上,改用神经内镜 PM-SCITA 切除松果体区肿瘤,发现这一入路更加微创和高效。现在我们对几乎所有的松果体区肿瘤都采用神经内镜PM-SCITA进行切除。

一、诊断

(一)临床表现

松果体区肿瘤主要的临床症状有三个发生机制,分别为:中脑导水管堵塞所致的梗阻性脑积水引发颅内压增高;肿瘤对中脑、小脑等周围结构造成压迫;多发肿瘤涉及下丘脑或脑积水压迫下丘脑导致的内分泌功能障碍。具体的临床表现分别为:颅内压增高症状,如头痛、恶心、呕吐和视神经乳头水肿(视力下降),严重者出现意识障碍,儿童患者出现头围增大和前囟张力增加;肿瘤压迫中脑上丘,产生眼球运动的上视障碍(帕里诺(Parinaud)综合征),压迫下丘造成听力障碍,压迫中脑小脑脚产生共济失调等;下丘脑受累表现为尿崩症和垂体功能低下等内分泌功能障碍。

(二)实验室检查

松果体区肿瘤患者可能会出现血清和脑脊液中肿瘤标志物的异常增高,需要进行常规检查。这些肿瘤标志物的异常增高对于肿瘤的定性、进一步治疗策略的制订、随访及预后判断具有十分重要的参考价值。其中,主要检测血清及脑脊液中的 β-绒毛膜促性腺激素(β-HCG)、甲胎蛋白(AFP)和胎盘碱性磷酸酶水平。β-HCG 和 AFP 含量的高低能对明确松果体区肿瘤的性质提供有价值的线索:①AFP 水平升高是内胚窦瘤或混有内胚窦瘤成分的生殖细胞肿瘤的特征;②β-HCG 水平的显著升高以绒毛膜癌最为明显,在混有绒毛膜癌成分的混合型生殖细胞肿瘤或混有合体滋养层细胞的生殖细胞肿瘤中,β-HCG 水平亦会升高,但升高程度不如前者,前者常大于 2000 mIU/mL;③在生殖细胞肿瘤中,胎盘碱性磷酸酶水平可以升高;④肿瘤标志物含量异常升高的患者,在手术和其他治疗后可恢复正常,而在肿瘤复发或播散时再度升高,术后肿瘤标志物的检查作为随访工作的重要手段,甚至比影像学检查更加敏感,有利于早期发现复发或转移;⑤需要与其他会导致 β-HCG 和 AFP 水平升高的颅外疾病如肺癌、肝癌等相鉴别,要考虑到疾病共存的可能。

(三)影像学检查

头颅 CT 平扫在快速诊断松果体区肿瘤中具有不可替代的作用。当患者出现严重的颅内压增高症状时,急诊头颅 CT,可以快速诊断梗阻性脑积水,同时明确松果体区占位。对于脑积水严重患者,需要急诊治疗脑积水,快速缓解症状,为进一步检查和治疗争取宝贵的时间。除了能对脑积水进行诊断外,对于肿瘤钙化、出血和囊变等,CT 都能很好诊断。

通常 CT 诊断梗阻性脑积水和松果体区占位后,需要进行头颅 MRI 平扫和增强检查。MRI 可以对肿瘤进行更全面的评估,不但可了解肿瘤本身的信息,也可以清楚了解肿瘤的周边结构所受的影响。松果体区肿瘤由于种类繁多,不但有单一病理类型,还有混合型肿瘤。MRI 的表现就比较复杂。在术前的手术计划中还可以进行磁共振静脉成像(MRV),了解大脑大静脉系统与肿瘤的关系,以便进行手术方案的优化。本节将最常见的生殖细胞瘤介绍如下。

松果体区生殖细胞瘤是松果体区最常见的肿瘤,常见于男性儿童和青少年,在 CT 上表现为松果体区高密度圆形、类圆形或蝴蝶形影,伴有小的囊变,肿瘤内可以存在松果体的钙化。有时肿瘤内会有出血,出现脑积水加重。MRI 的 T1WI 平扫示病灶呈等或稍低信号,T2WI 呈等或稍高信号,多数病变信号较均匀,不均匀时提示肿瘤内出血、囊变或坏死等,增强后明显强化(图 8-16)。鞍上区或脑室内多发时,高度提示本病。生殖细胞瘤沿蛛网膜下腔播散时,可见脑室壁、软脑膜条片状和结节状强化。生殖细胞瘤常常侵袭两侧丘脑和下方的中脑,也可以侵袭大脑大静脉系统,特别是大脑内静脉。肿瘤侵袭丘脑和中脑时,边界清楚,可以比较方便地分离。但是肿瘤侵袭静脉时,会破坏静脉表面的蛛网膜,侵袭静脉壁,在分离肿瘤和受侵犯的静脉时,会造成静脉损伤出血,需要小心谨慎,无法分离时可以残留部分肿瘤,通过术后放、化疗处理，不必强行分离而损伤重要静脉，造成生命危险。有时肿瘤脆软，可以吸除；有时肿瘤质地较韧又与重要静脉紧密粘连无法吸除，切除则比较困难。肿瘤颜色灰红，切除过程中可以见到灰白的松果体及其钙化组织。

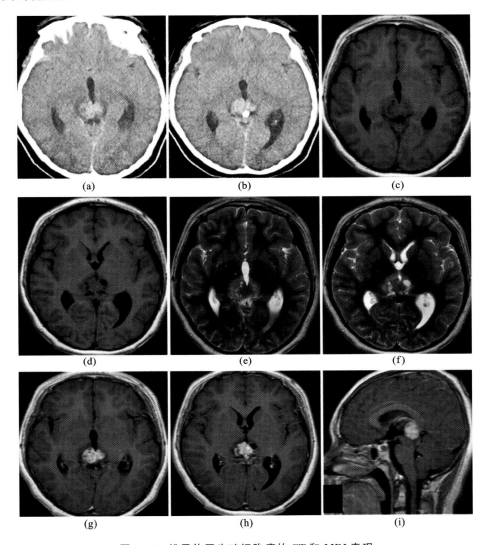

图 8-16　松果体区生殖细胞瘤的 CT 和 MRI 表现

　　图示为一例 14 岁男性患者，因双眼上视不能（Parinaud 综合征）就诊。头颅 CT 和 MRI 检查显示为松果体区类圆形病灶，下方压迫中脑及中脑导水管，前方侵袭双侧丘脑，肿瘤内有小的囊泡和松果体钙化影。(a)(b)为头颅 CT 轴位平扫片，可以看到松果体区高密度、类圆形并向双侧丘脑侵袭生长的肿瘤，肿瘤周围丘脑呈现低密度影，肿瘤内有小的低密度影(a)，可以看到松果体的高密度钙化点(b)。(c)～(i)是头颅 MRI 轴位和矢状位片，可见松果体区类圆形并向双侧丘脑侵袭的病灶。其中，T1WI 轴位平扫为等信号伴有较多的小的低信号影，周围丘脑为稍低信号影((c)(d))；T2WI 轴位扫描为等信号伴有较多的小的高信号影，周围丘脑为高信号影((e)(f))；T1WI 轴位增强扫描为显著增强影伴有较多的不增强的小的低信号影，周围丘脑为稍低信号影((g)(h))；T1WI 矢状位增强扫描为显著增强影，肿瘤压迫中脑导水管(i)

(四)病理诊断

　　松果体区肿瘤的病理类型众多，确切的病理诊断决定患者的治疗和预后。现代病理诊断除了传统的病理诊断手段外，分子病理诊断越来越受到重视这些从相关的专著可以了解到，本节不做详细描述。

　　综上所述，对松果体区肿瘤的诊断要从四个方面考虑。首先依据临床表现如颅内高压症状、Parinaud 综合征等，需要考虑为此区域的病变，及时进行 CT 及 MRI 检查，基本可以明确为松果体区肿瘤。其次，一旦松果体区肿瘤诊断成立，应进一步行脑脊液、血清的肿瘤标志物如 β-HCG、AFP 和胎盘碱性磷酸酶水平检测以及脑脊液脱落细胞检查，对于部分肿瘤可以得到更加具体的诊断，但是由于混合型肿瘤的存在，尚不能断定肿瘤的确切病理。再次，根据临床表现和影像学特征确定是否存在梗阻性脑积水和脑积水的严重程度，是否需要急诊治疗脑积水。这一点非常重要，因为部分严重的脑积水需要急诊手术，以抢救患者生命。最后，松果体区肿瘤手术后确切的病理诊断对于判断患者预后非常重要。应根据术后病理诊断结果决定进一步放、化疗方法和随访计划。

二、治疗

松果体区肿瘤对于患者的危害主要包括三个方面，上述诊断中已经做了介绍，主要是压迫中脑导水管造成的梗阻性脑积水、对周围脑组织压迫的影响和下丘脑侵袭造成的内分泌功能障碍。因此，松果体区肿瘤的治疗也需要考虑这些方面。首先应针对梗阻性脑积水进行处理和切除肿瘤，解除肿瘤对周围结构的压迫以及对下丘脑侵袭的影响。理论上切除肿瘤后上述问题都会得到很好的解决，但是，由于松果体区肿瘤位置深在，周围结构复杂，手术切除的风险巨大，手术技术尚未得到普及，最常见的生殖细胞瘤对放疗非常敏感，患者就诊时常常有严重的脑积水，需要急诊治疗；因此，处理这方面肿瘤的手术方案和具体方法也不完全统一。即使如此，对于这类肿瘤的方案，在现代内镜时代主要有两种：①内镜下第三脑室底造瘘术（ETV）＋肿瘤活检术，这一方案就是优先处理脑积水和获得肿瘤病理，再根据病理诊断确定进一步治疗方法；②根据肿瘤造成的脑积水程度确定是否先行脑积水治疗，如果脑积水非常严重可以先行 ETV 治疗脑积水，缓解病情后，再行肿瘤切除，获得完整的病理诊断结果后，再确定是否进行肿瘤的放、化疗。随着内镜技术的发展，越来越多的单位已经采用第二种手术方案进行松果体区肿瘤的治疗，下面就这一手术方案具体介绍如下。

松果体区肿瘤堵塞中脑导水管上口，造成梗阻性脑积水，由此出现颅内压增高的一系列症状是这一肿瘤的最常见的临床表现。术前脑积水的处理不仅可以缓解症状，而且有利于安全手术。以往采用外引流和脑室-腹腔分流术（VP 分流术）的方法处理脑积水，这样的方法存在容易感染、过度引流或分流等相关的并发症。对于松果体区肿瘤出现严重梗阻性脑积水的病例，我们常规采用 ETV 治疗脑积水。在 ETV 后一周，再运用内镜幕下小脑上入路切除肿瘤。肿瘤切除术前一周行 ETV 处理脑积水，具有以下优势：①迅速解决脑积水、缓解颅内高压，为从容进行肿瘤切除术争取了宝贵的时间。②ETV 后有时间对患者进行全面的检查，了解相关的身体状况等，为择期手术打下基础。③长期颅内压增高，造成患者呕吐，营养状况较差和电解质紊乱，在 ETV 缓解颅内高压后可以进行水、电解质紊乱的纠治和营养补充，改善患者体质，为肿瘤切除术提供身体保障。④长期脑积水会造成脑组织间隙水分增加，脑组织处于水肿状态，特别是在脑室壁周围更加严重。这种状态的脑组织顺应性较低，容易手术损伤；随着 ETV 后脑积水缓解，这样的水肿会逐步好转，脑组织顺应性增加，更加耐受手术过程中的分离和牵拉操作，可以减少手术造成的损伤。⑤不同于外引流和脑积水分流，ETV 后脑室腔相当长时间内不会缩小，加上组织间隙水肿减少，甚至在短时间内脑室腔可能会增大，这样就为手术提供了有利的空间。⑥ETV 后颅内压降低，术中动静脉压也会降低，出血会大大减少。⑦颅内压降低，可以避免使用脑室外引流，直接切开硬脑膜，进入松果体区。⑧我们曾经对一例年轻男性松果体区肿瘤患者进行 ETV 的过程中，发现 MRI 上没有发现的漏斗隐窝处微小肿瘤，造瘘后顺便切除，术后病理诊断生殖细胞瘤，术后直接放、化疗，痊愈。所以 ETV 可以意外发现脑室中的转移肿瘤，提供早期诊断。⑨由于松果体区手术过程中或多或少会电凝切断一些引流静脉，加上手术本身的创伤，术后会出现不同程度的脑水肿，而 ETV 缓解了脑积水和脑组织间隙水肿，这样就有利于患者安全度过术后水肿期。⑩松果体区肿瘤即使完全切除，术后仍然可能发生脑积水。这可能是由手术后中脑导水管粘连闭塞或手术区域粘连堵塞等造成的迟发性脑积水。我们团队曾经于 2017 年 3 月在外院进行一例松果体混合型生殖细胞肿瘤手术，术前未行 ETV，术后化疗期间再次出现脑积水昏迷，急诊行 ETV 治疗好转。2020 年 3 月一例生殖细胞瘤患者手术切除后放、化疗结束后出现梗阻性脑积水,再次入院行 ETV 后改善。⑪手术后肿瘤复发同样会再次出现脑积水,如果曾经行 ETV,可以延缓脑积水的发生,为进一步手术等治疗提供有力的保障。⑫ETV 时可以留取脑脊液,进行相关的肿瘤标志物的检查,为诊断提供依据。关于 ETV 的具体方法,在相关章节已经详细介绍,此处省略。

关于松果体区肿瘤手术的入路在前文已经介绍,在内镜时代采用幕下小脑上入路已经成为国际同行高度认可的手术方法。以往我们采用 M-SCITA。中线入路由于开颅复杂、创伤大和耗时长,小脑向小脑幕引流的桥静脉和小脑前中央静脉牺牲较多,解剖四叠体池蛛网膜困难与大脑大静脉系统阻挡导致松果体区暴露受限,现在已经逐步被 PM-SCITA 取代。下面主要介绍相关解剖和 PM-SCITA 的手术步骤。

(一)手术入路及相关解剖

松果体区肿瘤手术需要开放四叠体池,四叠体池蛛网膜的解剖结构在幕下小脑上入路切除松果体区肿瘤手术中具有非常重要的意义。四叠体池蛛网膜由一层外层和多层内层组成。外层蛛网膜是三角形游离层,两侧起自双侧枕叶内下方蛛网膜,上方顶部源自小脑幕裂孔后上方和大脑大静脉(Galen vein)蛛网膜袖套,下方与小脑前上方蛛网膜相连。内层主要是包绕大脑大静脉及汇入其中的支流静脉表面的蛛网膜袖套和静脉之间连接袖套的蛛网膜组织,有许多层,最内侧是覆盖在前方结构(包括四叠体、松果体、丘脑枕和大脑内静脉等)的蛛网膜,四叠体池内除了静脉外,还有小脑上动脉和脉络膜后内侧动脉及其分支。四叠体池在上方比较窄,外层蛛网膜和大脑大静脉系统的蛛网膜袖套叠加在一起,就比较厚,还有许多蛛网膜系带与小脑幕相连。

四叠体池开放后有一系列向大脑大静脉引流的静脉,主要包括两侧的枕内侧静脉、基底静脉、第三脑室顶部的两侧大脑内静脉和后方中线区域的小脑前中央静脉。小脑前中央静脉接受后方的上蚓静脉、下方中线的小脑中脑裂静脉、下方两侧的松果体静脉和上蚓静脉的汇入。上蚓静脉常常缺如,这样小脑中脑裂静脉就成为主要的回流静脉,因此有人将这一静脉称为小脑前中央静脉。松果体静脉也可以直接汇入大脑内静脉。这些静脉都有自身的蛛网膜袖套,蛛网膜袖套之间有蛛网膜相连,称为四叠体池的内层蛛网膜。在四叠体池的下方外侧,常常只有一层蛛网膜外层,比较容易开放;但是在接近中线顶端,众多静脉向大脑大静脉汇入,这些内层蛛网膜也相互重叠增厚,变得不透明,此处开放四叠体池不仅难以切开,而且容易损伤其内的静脉。在四叠体池内后下方还有较多的小脑上动脉袢,这些动脉袢表面没有蛛网膜,是游离的结构,便于移动,注意避免损伤。侧方有大脑后动脉,以及大脑后动脉分支脉络膜后内侧动脉。脉络膜后内侧动脉进入第三脑室顶部的帆间。松果体区肿瘤主要的供血动脉是脉络膜后内侧动脉和大脑后动脉的分支上蚓动脉;引流静脉主要是松果体静脉和上蚓静脉,这些引流静脉可以向大脑内静脉、基底静脉、小脑前中央静脉或大脑大静脉引流。四叠体池内的动静脉可以有不同的变异,但是根据供血区和引流区,还是比较容易被大家认识和掌握的。

除了相关的动静脉之外,松果体区的上方是胼胝体压部,侧方是第三脑室侧壁丘脑,下方为中脑导水管和四叠体,后方是四叠体池和池内的大脑大静脉系统,前方为第三脑室,前上方为第三脑室顶部结构。四叠体池后部为小脑上蚓部,侧方为小脑幕和枕叶。松果体区肿瘤常常压迫或侵犯第三脑室后侧壁的丘脑、下方压迫或侵犯堵塞中脑导水管和四叠体。

松果体区肿瘤常用的 3 种手术入路分别为:经后纵裂胼胝体入路、经枕经小脑幕入路和幕下小脑上入路(图 8-17)。经后纵裂胼胝体入路需要切断顶叶向上矢状窦回流的桥静脉和切开后部胼胝体,创伤较大,目前已经很少使用。经枕经小脑幕入路术中需要牵拉枕叶,切开小脑幕向下方暴露肿瘤,手术中必须经过大脑大静脉系统,容易损伤相关的静脉,同时解剖不太容易理解,存在向第三脑室暴露不足等缺点,在内镜通过幕下小脑上入路可以充分暴露和切除肿瘤的优势下,也被逐步放弃。幕下小脑上入路早期使用中线进路,后来随着术者技术的进步,人们发现使用中线旁入路具有更大的优势。

通过中线幕下小脑上入路切除四叠体池蛛网膜后可以看到松果体区的相关解剖结构(图 8-18)。首先大脑大静脉系统包括:第三脑室顶部向后部汇入大脑大静脉的双侧大脑内静脉(internal cerebral

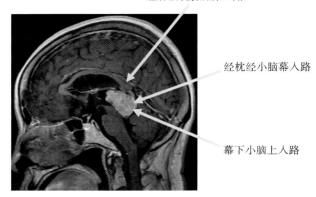

经后纵裂胼胝体入路

经枕经小脑幕入路

幕下小脑上入路

图 8-17　常用的松果体区肿瘤手术入路

vein)，双侧的枕内侧静脉（internal occipital vein）和基底静脉（basal vein），后方的小脑前中央静脉（precentral cerebellar vein）；小脑前中央静脉接受顶盖静脉（tectal vein）和小脑中脑裂静脉的血流汇入。松果体（pineal gland）隐藏在大脑内静脉下方，小脑前中央静脉前方和四叠体上方。此外，还有小脑上动脉和大脑后动脉、滑车神经等结构。

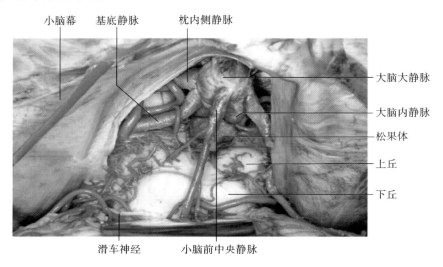

小脑幕　基底静脉　枕内侧静脉

大脑大静脉

大脑内静脉

松果体

上丘

下丘

滑车神经　小脑前中央静脉

图 8-18　幕下小脑上入路松果体区解剖

（二）手术体位

　　良好的手术体位不但是患者安全手术的重要保障，同时也是外科医生能够以非常舒适的方式顺利完成手术的重要前提。以往幕下小脑上入路切除松果体区肿瘤大多数采用的是坐位，这样的手术体位对于小脑的充分下陷，增加幕下小脑上手术的操作空间无疑具有巨大的优势，同时也为患者的安全和医生的舒适操作带来隐患。具体体现在患者术中容易出现静脉空气栓塞和术后容易出现严重的气颅。我们曾经收治这样一例患者，他在坐位治疗后出现严重的张力性气颅，术后患者昏迷不醒，CT 发现严重的气颅，采用经额钻孔引流后改善。侧斜位同样具有充分的小脑下陷的优势，同时大大降低了术中静脉栓塞的概率和术后气颅的严重程度，也使得外科医生能够舒适和从容地进行长时间的手术（图 8-19）。

　　（三）内镜的正确固定和运用

　　神经内镜通常采用直径 4 mm、长度 18 cm 的 0°内镜镜头，极少数情况下可以使用 30°或 45°的内镜镜头观察第三脑室前下方的解剖结构。在连接好镜头后调节白平衡、焦距和视野框，固定镜头。内镜镜头正确地固定在气动固定臂或机械固定臂上，术前准备阶段需要确认符合手术中的要求。同时需要确认固

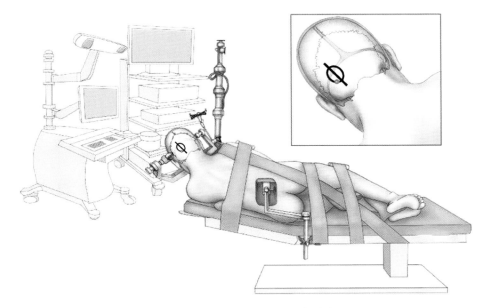

图 8-19 手术体位和手术室设备的布局

患者取左侧斜位，上半身抬高 20°，头部上翘 45°，Mayfeild 三钉头架固定。导航和内镜主机处于患者头端，内镜镜头的气动固定臂固定在手术床的左侧床沿。右上框中为左侧中线旁直切口和开颅示意图，在其下方（红色小圈）处钻孔

定臂在床沿固定牢靠，以防术中滑落，造成镜毁人亡的严重事件（图 8-20）。

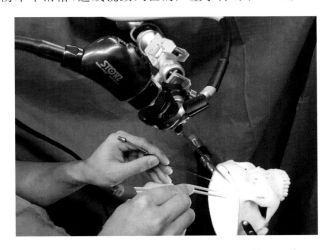

图 8-20 内镜镜头固定在气动固定臂上的模拟照片

固定架的镜头夹向上，可以留有 270°的手术操作空间，外科医生在镜头下方操作，避免手术器械与内镜镜头和固定夹相互干扰

神经内镜的优势是广视角的全景模式和有近距离的观察效果，但是镜头需要通过手术路径置入并接近术野，镜头起雾、血液和水滴的触碰都会造成视野模糊不清，影响手术进行。术中必须通过冲水吸引，保持镜头干净和视野清晰。另外镜体在手术通道上的占位效应会干扰术者的手术器械操作，如果不能正确放置镜头，甚至可能会让手术无法进行。内镜镜头后端是手术视角的盲区，在手术过程中进出手术器械容易造成对正常组织的损伤，必须通过熟练训练和术中小心进出器械进行预防。在手术通道上运用脑棉片或人工脑膜等覆盖脑组织等正常结构，有利于减少正常结构的损伤。没有经验的医生或在极为狭窄的通道内进出手术器械时，需要在直视下进行。通常贴近和平行镜头置入手术器械。手术过程中通常将内镜放置在小脑幕的下缘，外科医生将手术器械放在内镜下方操作。可以在镜头上连接冲水管道或者助手使用注射器冲水清洁镜头。术中使用 37 ℃的生理盐水或林格液冲洗镜头和术野，以防止镜头低温与

术腔温差大造成镜头起雾。右利手的医生一般将镜头放置在左侧上方,左手握持吸引管,右手握持操作器械,这样可以避免右手操作器械与镜头相互干扰,保障手术的顺利实施。当然,术中会根据手术的需要调整镜头的位置,以满足不同区域手术的操作要求。气动固定臂固定镜头时,主刀医生左手保持吸引管在术野不动,右手按动气动固定臂按钮调节镜头到合适位置。内镜镜头距离手术目标区域越近,显露结构越清晰,但是手术的操作也越困难,需要较长时间的学习训练曲线。

(四)中线旁幕下小脑上入路(PM-SCITA)切除松果体区肿瘤

以一例典型病例进行介绍:患者,男性,66 岁,因头痛入院。头颅 MRI 诊断松果体区肿瘤伴梗阻性脑积水。采用中线旁幕下小脑上入路(PM-SCITA)切除松果体区肿瘤。术后病理:松果体细胞瘤(WHO Ⅰ级)(图 8-21)。

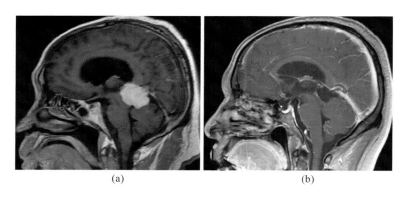

(a)   (b)

图 8-21 患者术前和术后 MRI
MRI T1WI 矢状位增强术前(a)和术后(b)片,显示松果体区类圆形肿瘤,手术切除

1. 手术切口和开颅 导航定位,确认横窦后,画切口线,消毒术区和进行无菌布局。术中采用左侧斜位,中线旁 4 cm 处开 5 cm 直切口,跨横窦开颅。1∶10000 的肾上腺素生理盐水注射入切口皮内,切开皮肤和皮下组织,分离出肌肉筋膜,取出一片筋膜留待硬脑膜缝合时修补缝合。开颅时先在枕下钻孔一枚,然后铣刀跨横窦开颅,在接近横窦时仔细分离,避免横窦损伤。

2. 硬脑膜切开缝吊、分离小脑幕后缘和小脑之间蛛网膜系带 切开硬脑膜前需要确认颅内压不高,否则会造成小脑组织损伤。硬脑膜瓣状切开,硬脑膜瓣翻向横窦方向缝合固定。在中线旁开颅时,可以见到小脑幕下后缘与小脑上后缘之间很少有蛛网膜系带相连,但是极少数病例有丰富的系带,此时须分离蛛网膜系带。

3. 电凝切断桥静脉 中线旁入路涉及的小脑上桥静脉较中线入路明显减少,据统计,有 1/3 的患者没有桥静脉,2/3 的患者桥静脉为 1 根。但是此例患者有 3 根桥静脉,实属罕见。使用滴水低功率细头双极电凝,靠近小脑幕电凝桥静脉,这样减少小脑损伤。确认电凝可靠后,离开小脑幕剪断,留下一小段在小脑幕端,再电凝加固。电凝小脑幕时,少数患者会出现反射性心搏骤停和血压下降,此时立即停止电凝,等待心率和血压恢复,再处理。因此,此步操作前,必须提醒麻醉医生密切观察患者生命体征,以防意外发生。

4. 开放四叠体池左侧部分、暴露和切除肿瘤 进一步向前推进到达小脑幕游离缘,暴露四叠体池,首先将四叠体池左侧下外侧开放,此处仅有一层蛛网膜,开放后可以看到上丘和后突的肿瘤。然后向上方进一步开放四叠体池蛛网膜,越到上方,蛛网膜层次越多。切开上方多层蛛网膜,开放基底静脉和顶盖静脉之间的间隙,从这个间隙分离暴露肿瘤的边界。

首先分离暴露肿瘤右侧边界,明确肿瘤的供血动脉和引流静脉,分别电凝切断。电凝血管时要充分,否则切断时出血会污染术野。继续分离肿瘤上方边界,可以见到第三脑室顶部的脉络膜和其内的大脑内静脉。通常顶部有肿瘤的引流静脉向大脑内静脉引流,需要电凝切断。在电凝处理此处的引流静脉时,要靠近肿瘤侧电凝和切断,防止损伤大脑内静脉。分离左侧边界,电凝切断左侧脉络膜后内侧动脉分支供血。最后,分离肿瘤的下方边界,肿瘤与下方上丘边界清楚。游离肿瘤后整块切除。明确第三脑室已开放(图 8-22)。

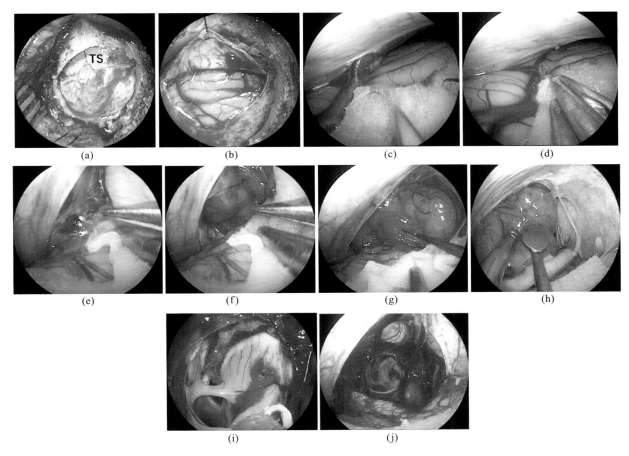

图 8-22　PM-SCITA 切除松果体区肿瘤的主要步骤

(a)开颅后见上方横窦(TS);(b)硬脑膜切开翻向上方缝合固定;(c)(d)处理小脑向小脑幕引流的桥静脉;(e)(f)向前推进显露和开放四叠体池蛛网膜,暴露肿瘤;(g)～(j)分离肿瘤边界并切除肿瘤;(i)(j)暴露第三脑室结构,可见第三脑室顶部两侧的大脑内静脉和脉络丛,第三脑室中间块和右侧室间孔

5.缝合硬脑膜、固定颅骨和缝合伤口　采用 5-0 可吸收无创缝线将预留的筋膜与硬脑膜缝合。颅骨以钛条、钛钉固定。伤口缝合和包扎。

内镜经颅手术推广不如内镜经鼻手术迅速的主要原因不是学习曲线的问题,而是显微手术已经可以较好处理颅内病变,熟练的显微外科医生不愿意放弃显微镜,而重新学习和适应内镜。对于初学者可以先在实验室训练,然后进行内镜经鼻手术和脑出血内镜手术,再采用内镜辅助显微手术,逐步增加内镜在手术中的运用比重,直到彻底放弃显微镜。对于松果体区肿瘤手术,先从内镜辅助显微镜 M-SCITA 开始学习,当手术经验积累到一定程度,可以采用 PM-SCITA。只有当充分认识到内镜的优势,才能下决心去学习和使用内镜。

参 考 文 献

[1] Laios K. The pineal gland and its earliest physiological description[J]. Hormones (Athens),2017,16(3):328-330.

[2] Laios K,Lytsikas-Sarlis P,Kostoulas G,et al. Fedor krause (1857—1937) and his innovations in neurosurgery[J]. Surg Innov,2019,26(5):633-635.

[3] Dandy W E. Extirpation of the pineal body[J]. J Exp Med,1915,22(2):237-246.

［4］ Stein B M. The infratentorial supracerebellar approach to pineal lesions[J]. J Neurosurg,1971,35
(2):197-202.

［5］ Poppen J L. The right occipital approach to a pinealoma[J]. J Neurosurg,1966,25(6):706-710.

［6］ Sekhar L N,Goel A. Combined supratentorial and infratentorial approach to large pineal-region
meningioma[J]. Surg Neurol,1992,37(3):197-201.

［7］ Ruge J R,Johnson R F,Bauer J. Burr hole neuroendoscopic fenestration of quadrigeminal cistern
arachnoid cyst:technical case report[J]. Neurosurgery,1996,38(4):830-837.

［8］ Cardia A,Caroli M,Pluderi M,et al. Endoscope-assisted infratentorial-supracerebellar approach to
the third ventricle:an anatomical study[J]. J Neurosurg,2006,104(6 Suppl):409-414.

［9］ Gore P A,Gonzalez L F,Rekate H L,et al. Endoscopic supracerebellar infratentorial approach for
pineal cyst resection:technical case report[J]. Neurosurgery,2008,62(3):108-109.

［10］ Sood S,Hoeprich M,Ham S D. Pure endoscopic removal of pineal region tumors[J]. Childs Nerv
Syst,2011,27(9):1489-1492.

［11］ Shahinian H,Ra Y. Fully endoscopic resection of pineal region tumors[J]. J Neurol Surg B Skull
Base,2013,74(3):114-117.

［12］ 顾晔,张晓彪,胡凡,等. 松果体区肿瘤的显微手术及内镜辅助作用[J]. 临床神经外科杂志,2010,7
(2):65-67.

［13］ Gu Ye,Hu Fan,Zhang X B,et al. Purely endoscopic resection of pineal region tumors using
infratentorial supracerebellar approach:how I do it[J]. Acta Neurochir(Wien),2016,158(11):
2155-2158.

［14］ 王红章,张晓彪,顾晔,等. 神经内镜下经幕下小脑上入路切除松果体区肿瘤[J]. 中华神经外科杂
志,2017,33(1):12-14.

［15］ Gu Y,Zhou Q,Zhang X B,et al. The purely endoscopic supracerebellar infratentorial approach
for resecting pineal region tumors with preservation of cerebellomesencephalic vein:technical
note and preliminary clinical outcomes[J]. World Neurosurgery,2019,128(4):e334-e339.

［16］ Jean W. Skull base surgery:strategies[M]. New York:Thieme,2019.

［17］ 张晓彪,李文生. 内镜导航微创神经外科手术学[M]. 上海:复旦大学出版社,2019.

［18］ Matsuo S,Baydin S,Güngör A,et al. Midline and off-midline infratentorial supracerebellar
approaches to the pineal gland[J]. J neurosurgery,2017,126(6):1984-1994.

（张晓彪）

第四节　桥小脑角区病变

一、概述

桥小脑角区病变常见的有脑膜瘤、前庭神经鞘瘤、三叉神经鞘瘤、表皮样囊肿、蛛网膜囊肿等,以及面肌痉挛、三叉神经痛、血管畸形等血管性疾病。经多种开颅手术入路内镜下可到达桥小脑角区、上中岩斜颅底区域,通过内镜抵近观察和深部显微操作,配合角度内镜和角度显微器械完成桥小脑角区病变的手术治疗。

二、手术入路及相关解剖

经颅内镜治疗桥小脑角区病变常见的手术入路有经枕下乙状窦后锁孔入路、扩大颅中窝入路、经迷

路入路等,本节主要涉及经枕下乙状窦后锁孔入路,具体如下。

1.头皮切口 耳后 4 cm 直切口(图 8-23)。

2.颅骨骨窗 形成 3 cm×3 cm 枕下骨瓣,骨瓣外上缘暴露横窦乙状窦交角(图 8-24)。

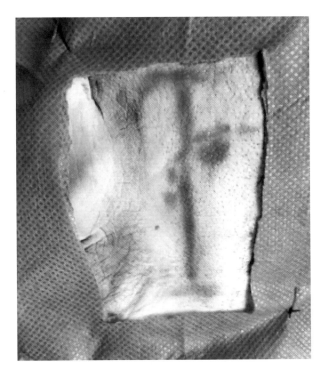

图 8-23 头皮切口

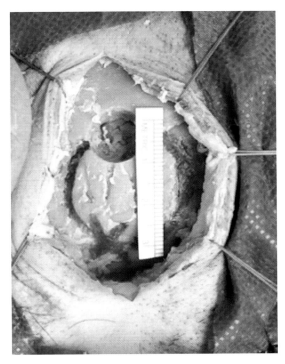

图 8-24 形成 3 cm×3 cm 的枕下骨瓣

3.硬脑膜下入路

(1)三叉神经上、下间隙,观察所见如图 8-25、图 8-26 所示。

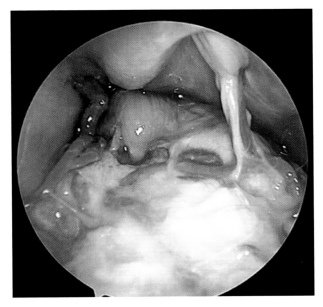

图 8-25 0°内镜下经三叉神经上、下间隙观察

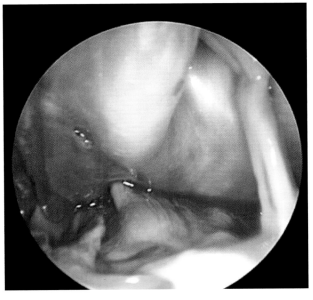

图 8-26 30°内镜下可观察到增生岩骨下方的盲区

（2）面听神经复合体上、下间隙，观察所见如图 8-27、图 8-28 所示。

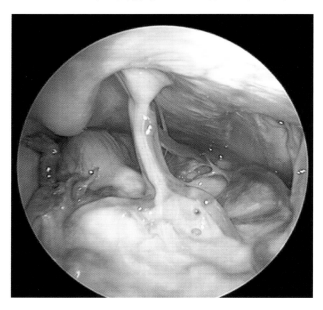

图 8-27　0°内镜下经面听神经复合体上、下间隙观察

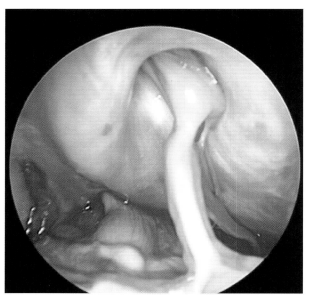

图 8-28　30°内镜下可观察到内听道内的手术盲区

（3）后组颅神经上、下间隙，观察所见如图 8-29、图 8-30 所示。

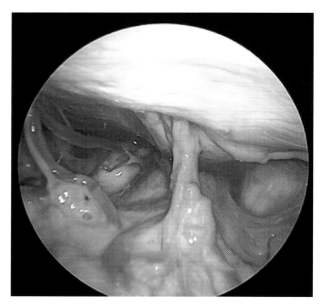

图 8-29　0°内镜下经后组颅神经上、下间隙观察

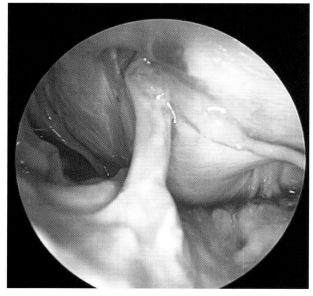

图 8-30　30°内镜下观察颈静脉孔

三、内镜手术技术方法及难点

1. 手术技术方法

（1）体位和头位：采用侧卧位，使小脑半球因重力自然下垂获得岩骨与小脑桥脑之间潜在的生理间隙。

（2）在岩骨与小脑面之间潜在的生理间隙置入内镜后，可分别于桥小脑角池、延髓侧池释放脑脊液，进一步获得手术操作空间。

（3）内镜抵近观察病变及其周围组织结构，进行精细的深部显微操作。

（4）运用角度镜、角度显微器械处理内听道内、颈静脉孔内等显微镜下手术盲区的病变，避免因颈静脉球高位在磨除内听道骨质术后引起的出血。

（5）可通过切开硬脑膜、磨除部分骨质获得更广阔的视角和操作空间。

2. 难点

（1）岩骨与小脑桥脑之间手术操作空间相对狭窄，需要良好的显微操作基础和更加精细的显微技术。

（2）鱼眼效应、现场效应增加手术难度和限制手术操控性，视觉上局部解剖结构变形，需要良好的解剖基础知识和更加精准的显微操作。

四、并发症及其处理

（一）小脑组织挫伤

由于体位、头位不当或脑脊液释放不充分，小脑组织没有得到充分下垂，造成岩骨与小脑之间空间狭窄，以及现场效应和手术中操作不当，器械挫伤小脑组织。良好的显微技术和经颅内镜操作培训是避免小脑组织挫伤的根本，术中应探查并清除挫伤小脑组织，充分止血。

（二）术后脑脊液耳漏

由于气房发达，术中磨除乳突、内听道时气房开放，术中气房封闭不当，术后脑脊液耳漏。持续腰大池引流数日多可治愈，持久不愈则需要行开颅脑脊液漏修补手术。

五、典型病例

前庭神经鞘瘤内镜经颅经枕下乙状窦后锁孔入路肿瘤切除术典型病例如下所示。

（一）患者一般情况

患者，女性，74 岁，主诉右耳耳鸣 5 年伴听力下降 1 年。术前面神经功能正常，听力：纯音听力测试（PTA）R70 dB、L40 dB。术后面神经功能：H-B 分级 I 级，听力同术前。

（二）术前术后影像学检查

术前、术后头部增强 MRI 如图 8-31、图 8-32 所示。

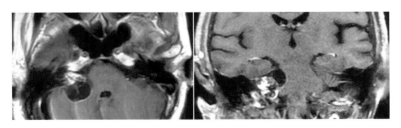

图 8-31　术前头部增强 MRI

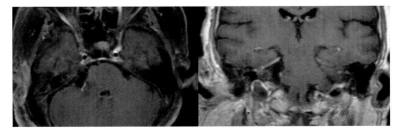

图 8-32　术后头部增强 MRI

（三）手术要点

（1）患者采用侧卧位，使小脑半球因重力自然下垂，于桥小脑角池、延髓侧池释放脑脊液，在岩骨与小脑之间获得适当的置入内镜手术操作空间。

（2）处理内听道内肿瘤，采用可变角度内镜下直视肿瘤与神经，应用角度器械分离并切除内听道内肿瘤，并观察全程内听道有无肿瘤残留（图8-33）。

（3）在分离肿瘤与面听神经复合体、小脑前下动脉粘连时，通过内镜抵近观察，仔细辨认并精准分离，确认并保护好神经、血管等重要结构（图8-34）。

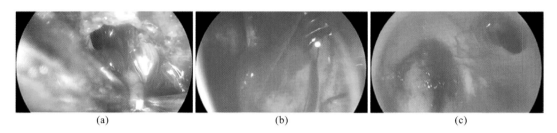

图 8-33　可变角度内镜直视下分离肿瘤与神经，观察全程内听道有无肿瘤残留

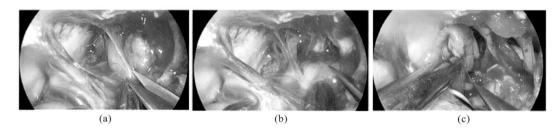

图 8-34　内镜抵近观察，仔细辨认并分离肿瘤与神经、血管的粘连

（耿素民）

第五节　微血管减压

一、概述

微血管减压（microvascular decompression，MVD）是药物治疗无效或药物不耐受的原发性三叉神经痛、面肌痉挛和舌咽神经痛的一种有效治疗方式，也是一种首选的外科治疗方式。早在 1934 年，Dandy 就曾报道三叉神经入脑干区（REZ）的血管压迫可能是原发性三叉神经痛的潜在病因，随后神经、血管压迫（neurovascular compression，NVC）理念逐步得到认可。1967 年，Jennetta 进一步证实了 Dandy 的发现，详细地描述了微血管压迫的概念，发展了神经脱髓鞘引发疼痛的理论，他采用显微外科技术行三叉神经痛血管减压手术，并将微血管减压手术的方法推广至其他颅神经疾病，如面肌痉挛、痉挛性斜颈、舌咽神经痛、顽固性眩晕、耳鸣等。1996 年，Barker 等就曾报道 1185 例三叉神经痛的显微镜下 MVD 术疗效，术后即刻完全缓解率达到 82%，部分缓解率为 16%，每年的复发率低于 1%。面肌痉挛患者行 MVD 术后，90% 以上的患者痉挛得到控制。20 世纪 90 年代后，随着神经内镜设备及解剖研究的不断完善与发展，内镜辅助显微镜或全内镜下 MVD 术治疗三叉神经痛和面肌痉挛的安全性和有效性得到了越来越多的临床研究证实，术后完全/大部分缓解率达 87%～98%。

二、手术入路及相关解剖

MVD 术多选择经乙状窦后-小脑裂入路，暴露三叉神经或面神经全段并探查潜在责任血管。皮肤切口可参考一些解剖标志，Day 等通过 15 例尸体标本解剖研究发现：①横窦的头尾稳定在颧弓根部和枕外降凸连线上,星点并不在该连线上,但星点前后往往是横窦-乙状窦交界点;②乙状窦在乳突中的走行的轴心位于颞鳞-顶乳缝与乳突尖的连线上;③颞鳞和顶乳缝的交点为乙状窦上曲的前缘。也可以结合术前头部 CTA 影像,利用神经导航或 3D Slicer 软件重建颅骨与横窦、乙状窦的关系,直接定位横窦-乙状窦交界点、乙状窦后缘、横窦下缘。结合以上方法,可以在骨表定位横窦-乙状窦交界点,并在其内下方钻孔,行开颅手术或颅骨切除术。硬脑膜显露范围应包括横窦下缘和乙状窦后缘。弧形切开硬脑膜,探查侧方小脑延髓池,释放脑脊液减压。随后即可牵开小脑并暴露桥小脑角、脑干和神经、血管复合体。

三、内镜手术方法及要点

(一)体位与麻醉

一般采用侧卧位或平卧位垫肩旋转头部,同侧肩部向尾部牵拉,头部向下屈曲,头架固定,使小脑因自身重力作用远离岩骨,减少术中对小脑的牵拉。患者气管插管全身麻醉。

(二)手术切口

皮肤切口选择耳后发际内直切口或弧形切口,长 4～5 cm,切口位置可随术中暴露目标进行上下调整。例如,三叉神经痛手术可以 1/3 位于颧弓根部和枕外隆凸连线之上,2/3 位于其下方。骨窗直径 2～3 cm,应尽可能靠近乙状窦后缘,且应暴露横窦-乙状窦夹角和横窦下缘。对于乳突气化良好的患者,乳突开放后应及时用骨蜡封闭和碘伏消毒,降低术后脑脊液漏和感染风险。

(三)硬脑膜剪开

"C"形或"U"形剪开硬脑膜并暴露横窦-乙状窦夹角与面听神经和三叉神经之间的区域。硬脑膜窗略小于骨窗,方便术后水密缝合硬脑膜。硬脑膜切口以乙状窦后缘为基底并向外侧牵拉固定。

(四)小脑裂入路

硬脑膜切开后,锐性分离蛛网膜和小梁,释放脑脊液,待压力下降后自后组颅神经尾端向头端锐性分离蛛网膜,充分分离小脑和后组颅神经。内镜下可清晰显露且可抵近观察面听神经、三叉神经、后组颅神经及其潜在责任血管。术中注意保护岩静脉。

(五)责任血管辨认

三叉神经痛的责任血管,主要包括小脑上动脉及其分支、小脑前下动脉及其分支、岩上静脉及其属支和基底动脉。面肌痉挛的责任血管,主要包括小脑前下动脉及其分支、小脑后下动脉及其分支和椎基底动脉。

(六)MVD 和电生理监测

MVD 的基本原则是将责任血管从三叉神经根或面神经根分离移位并解除压迫。方法包括采用 Teflon 垫片垫开、悬吊和胶水黏附,确保责任血管不再压迫神经根。另外垫片数量也要适量。面肌痉挛 MVD 术中,电生理监测有助于术中判断责任血管、明确血管神经分离以及判断预后,异常肌反应(abnormal muscle response,AMR)消失对术后缓解率具有重要的参考价值,脑干听觉诱发电位 V 波振幅降低超过基线 50%或潜伏期超过基线 1.0 ms 则提示前庭蜗神经潜在损害。

(七)关颅

仔细冲洗术区后撤出内镜,缝合硬脑膜,必要时用人工硬脑膜及生物胶封闭硬脑膜,如行骨瓣开颅,则水密缝合硬脑膜后,行骨瓣复位。逐层缝合肌层皮下及皮肤。

(八)技术要点

(1)术前临床症状和体征结合多模态影像学分析是制订内镜手术预案精准微创治疗和提高疗效的前提。

(2)患者体位设计要合理,要有利于手术通道的无创或微创形成。将患者置于侧卧位,取耳后发际内切口。脑脊液释放很关键,要使小脑自动塌陷,自然形成手术通道。要保护小脑表面,可以铺脑棉片。内镜进入方向要根据不同的病变选择,比如三叉神经痛可以沿岩骨与小脑幕交界处深入。岩静脉要全程保护,手术全程不损伤或切断岩静脉,则可以避免术后脑水肿、梗死并脑出血的发生。

(3)充分利用内镜光照优势,多角度抵近观察,无术野盲区,同时减少对脑干神经、血管的干扰,提高蛛网膜分离效率,对于内听道上方岩骨嵴或麦克氏囊突起的阻挡(可能阻挡显微镜的视角),不需要磨除岩骨嵴和过度牵拉小脑,内镜可以绕过这些阻挡近距离观察和处理责任血管。

(4)术中选择 0°内镜还是 30°内镜要根据观察操作需要和术者经验,笔者认为 30°内镜更有利于观察、处理神经腹侧与血管结构的关系,内镜的控制采用助手结合气动臂模式,动静态结合更有利于术中的稳定操作和动态观察。

(5)全手术过程严格显微操作。内镜"镜后盲区"的问题在深部操作时要时刻注意,一则可以做好小脑等结构的表面隔离保护,如用脑棉片保护;二则可以用器械(如吸引器或显微剪)设置路径深浅及目标参照,克服"镜后盲区"的短板。有学者提出采用内视镜与外视镜联合使用来克服这一缺陷,这种方法在使用过程中稍显烦琐累赘。

四、并发症及其处理

MVD 术的并发症较少,一般低于 5%,致命性并发症较为罕见。

(一)颅神经功能障碍

颅神经功能障碍主要包括面神经损伤导致的面瘫;前庭蜗神经损伤导致的听力减退、耳鸣、头晕、眩晕和平衡障碍;三叉神经损伤导致的颜面部麻木;舌咽神经损伤导致的声音嘶哑,严重者表现为吞咽功能障碍。为了减少颅神经损伤,术中应尽量避免电凝颅神经及其周围穿支血管;避免过度牵拉颅神经导致滋养血管痉挛或撕裂;充分解剖蛛网膜小梁,减少术中对颅神经的牵拉;常规行电生理监测;已经发生颅神经损伤或损伤风险高的患者,术后早期予以扩血管药物、激素和神经营养药物。

(二)颅内感染

术后 3~5 天出现中度热甚至高热,合并脑膜刺激征,脑脊液白细胞计数增大、多个核细胞比例增大、乳酸升高,脑脊液糖含量降低,提示颅内感染存在。颅内感染者,经静脉使用抗生素联合腰椎穿刺或持续腰大池脑脊液外引流后,多可治愈。颅内感染可能与内镜及手术器械消毒、局部污染、手术时间等因素有关。

(三)脑脊液漏与皮下积液

皮下积液较少见,主要与术中脑组织过度牵拉,术后早期小脑水肿,颅内压较高,脑脊液漏有关。随着颅内压的逐渐降低,皮下积液也逐渐消退,局部可进行加压包扎。术中避免过度牵拉小脑和过度电凝硬脑膜,术后应严密缝合硬脑膜。

(四)小脑和脑干损伤

小脑和脑干损伤是 MVD 术中严重的并发症。骨窗应尽可能靠近乙状窦后缘,减少术中对小脑的牵拉;充分锐性解剖蛛网膜,释放脑脊液,充分减压后再进入桥小脑角(CPA)区,尽量避免电凝小脑和脑干表面的血管。全程保护岩静脉,避免其损伤或切断导致术后脑水肿、梗死并脑出血的发生。

(五)头晕和眩晕

部分患者术后出现头晕、眩晕,卧床或下床活动后出现,症状轻重不一,多数在 1~2 周缓解,也有部分患者症状持续 1 个月以上。

五、典型病例

(一)病例摘要

患者,女性,27 岁,因"左侧下颌牙龈疼痛 3 年余,加重 1 年"入院。患者 3 年前因左侧下颌牙龈疼痛,呈电击样,说话和刷牙可诱发疼痛,于当地医院口腔科完善检查后考虑为三叉神经痛,建议神经外科就诊。就诊神经外科完善颅脑 MRI 后考虑原发性三叉神经痛,予以卡马西平治疗后症状部分缓解,但伴有头晕、恶心不适。近 1 年来,患者疼痛较前逐渐加重,卡马西平使用剂量逐渐增大,最多时一天三次,一次口服 400 mg,但最多仅能缓解 2 h,且头晕、恶心症状重。为进一步治疗就诊于我院。行脑干 3D TOF MRA+脑干薄层平扫检查示"左侧三叉神经与血管祥关系密切"。神经系统查体未见其他异常。

(二)术前评估

1.临床表现 患者 3 年多前因左侧下颌牙龈疼痛于当地医院口腔科检查后考虑为三叉神经痛,建议神经外科随诊,口服卡马西平后症状稍缓解,但近 1 年来由于药物疗效较前变差,服用卡马西平后出现头晕、恶心症状重再次就诊于我科。

2.影像学表现 脑干 3D TOF MRA+脑干薄层平扫检查示左侧小脑上动脉呈双干,压迫左侧三叉神经,右侧小脑上动脉与右侧三叉神经关系密切(图 8-35)。

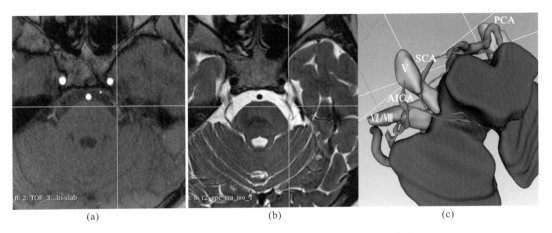

图 8-35 术前 MRI 及 3D Slicer 重建脑干与神经、血管关系
(a)(b)术前 MRI 影像,示左侧三叉神经与血管祥关系密切,黄色十字交叉明确血管压迫三叉神经;(c)重建后的模型,示左侧小脑上动脉压迫右侧三叉神经。Ⅴ,三叉神经;Ⅶ/Ⅷ,面/听神经;SCA,小脑上动脉;PCA,大脑后动脉;AICA,小脑前下动脉

3.手术计划 术前 MRI 联合 3D Slicer 重建脑干、三叉神经和血管的关系,明确左侧小脑上动脉压迫三叉神经。行左侧乙状窦后开颅内镜下经小脑裂入路行三叉神经 MVD 术,术中垫开压迫三叉神经的小脑上动脉,探查其他潜在责任血管并垫开。术后 48 h 内复查脑干 3D TOF MRA+脑干薄层平扫,明确责任血管是否解除压迫。

(三)手术步骤与技巧

患者气管插管全身麻醉成功后,取右侧卧位,Mayfield 头架固定。常规消毒铺巾。取左侧耳后直切口,长约 4 cm,逐层切开头皮、皮下组织、肌层直达颅骨,剥离骨膜,撑开切口。根据解剖标志和术前 3D Slicer 定位的骨表标志,气动钻在横窦-乙状窦交界处钻第 1 个骨孔,即锁孔;第 2 孔一般位于上项线上,距第 1 孔 2 cm,要求显露横窦。第 3 孔一般位于乳突根部后方枕骨上,要求显露乙状窦降部。第 2 孔与第 1 孔、第 2 孔与第 3 孔之间先后用铣刀铣成凸向外的圆弧形。第 1 孔和第 3 孔之间用小磨钻或金刚钻沿乙状窦走行磨开乳突表面骨质及气房间隔,仅剩乙状窦表面一层薄的内板。用骨膜剥离子撬起骨瓣使内板骨折,小心分离乙状窦与内板的粘连,将骨瓣游离。骨窗大小约 3 cm×3 cm。乳突气房暴露开放,给予骨蜡严密填塞。骨窗暴露范围:上方暴露横窦下缘,外侧达乙状窦后缘。"U"形剪开硬脑膜,轻抬小脑半球下极,撕开枕大池蛛网膜,有清亮脑脊液流出。

以下步骤在内镜下操作。充分释放脑脊液,颅内压下降小脑塌陷后,不用脑压板,利用脑组织塌陷后的蛛网膜下腔间隙,以吸引器辅助分离暴露左侧前庭蜗神经、面神经,分离桥小脑角时有轻度粘连,完整保护岩静脉及其分支,暴露左侧三叉神经,使用脑棉片隔离保护小脑表面,见:小脑上动脉(SCA)呈双干与三叉神经伴行,且与三叉神经明显粘连,动脉明显搏动刺激三叉神经根部,该动脉考虑为责任血管,探查面神经周边走行,无其他血管压迫。小心将该动脉与三叉神经分离、分开,并予 Teflon 垫片填于血管、神经之间,将三叉神经隔离起来,用生理盐水冲洗干净(图 8-36)。清点棉片、器械等无误。撤离内镜,用神经补片严密缝合硬脑膜并悬吊。逐层缝合肌层、帽状腱膜、头皮。

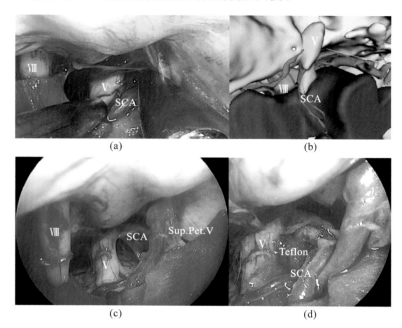

图 8-36   内镜下三叉神经 MVD 术

术中所见与术前神经、血管重建高度吻合。(a)术中示左侧 SCA 压迫三叉神经;(b)术前颅骨、三叉神经、听神经及血管重建模型,模拟术中视野,左侧 SCA 呈双干压迫左侧三叉神经;(c)内镜下锐性分离三叉神经与 SCA;(d)Teflon 垫片隔开责任血管与三叉神经。Ⅴ.三叉神经;Ⅷ.听神经;SCA.小脑上动脉;Sup.Pet.V.岩上静脉

(四)预后

术后患者恢复顺利,无并发症发生,术后患者麻醉清醒即刻下颌牙龈疼痛症状完全消失,1 周后患者顺利出院。复查脑干 3D TOF MRA＋脑干薄层平扫,明确责任血管是否解除压迫(图 8-37)。

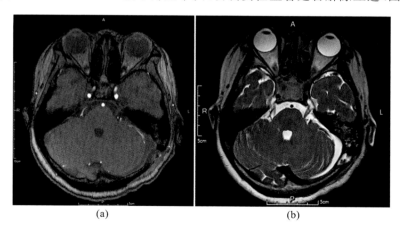

图 8-37   术后 48 h 复查影像

(a)(b)均为术后 MRI 影像,示左侧三叉神经与 SCA 血管袢距离较前增宽

（五）点评

本例患者因下颌牙龈疼痛首诊于口腔科，排除口腔病变后就诊于神经外科。明确原发性三叉神经痛后首选口服卡马西平治疗，但终因无法耐受卡马西平的副作用和疼痛症状无法缓解，选择手术治疗。结合术前 3D Slicer 重建潜在责任血管，经全内镜下证实并行三叉神经 MVD 术，术后即刻疼痛消失且无并发症。

总之，随着内镜技术的发展及临床应用经验的丰富，全内镜下 MVD 治疗原发性三叉神经痛和面肌痉挛的安全性和有效性得到了越来越多的临床研究证实。与显微镜相比，内镜具有视野广、照明好、创伤小等优势。但内镜后和内镜旁的术野盲区也不容忽视，提高内镜下的显微操作技术水平是减少并发症发生的重要因素。

参 考 文 献

［1］ Mizobuchi Y，Nagahiro S，Kondo A，et al. Microvascular decompression for trigeminal neuralgia：a prospective，multicenter study［J］. Neurosurgery，2021，89（4）：557-564.

［2］ Barker F G 2nd，Jannetta P J，Bissonette D J，et al. The long-term outcome of microvascular decompression for trigeminal neuralgia［J］. N Engl J Med，1996，334（17）：1077-1083.

［3］ Flanders T M，Blue R，Roberts S，et al. Fully endoscopic microvascular decompression for hemifacial spasm［J］. J Neurosurg，2018，131（3）：813-819.

［4］ Zhu J L，Sun J W，Li R，et al. Fully endoscopic versus microscopic vascular decompression for hemifacial spasm：a retrospective cohort study［J］. Acta Neurochir（Wien），2021，163（9）：2417-2423.

［5］ Han K W，Zhang D F，Chen J G，et al. Presurgical visualization of the neurovascular relationship in trigeminal neuralgia with 3D modeling using free Slicer software［J］. Acta Neurochir（Wien），2016，158（11）：2195-2201.

（田新华）

第九章 内镜经颅颅内血肿手术

第一节 高血压脑内血肿

一、概述

高血压脑出血是一种具有高致死致残率的神经系统急症,约占全部脑出血病例的80%。根据《柳叶刀》杂志发布的《1990—2017年中国及其各省份死亡率、发病率和危险因素》,脑卒中已成为导致国人死亡的第一位原因,其中高血压脑出血约占所有脑卒中的15%。我国的高血压脑出血发病率为(50.6～80.7)/10万,给我国的社会经济发展带来沉重的负担。

高血压脑出血传统的外科治疗方法包括:①开颅血肿清除术:开颅手术可以在直视下清除血肿并止血,必要时可同时行外减压,适用于颅内高压、已发生脑疝的病例。但手术创伤大,尤其是对于身体状况差的老年患者,术后并发症较多,死亡率高。虽然目前显微手术已普遍应用,但对于深部血肿仍然存在视野死角,边缘血肿难以清除。②血肿抽吸术:此方法操作简便,创伤小,并发症少。但抽吸血肿是在非直视下进行的,血肿清除量有限,对于活动性出血亦无法处理,术后再出血发生率较高。同时,置管引流血肿效率较低,通常需要数日才能清除大部分血肿。因此,引流所致的颅内感染发生率也较高。

近年来,随着内镜临床应用的普及,内镜下血肿清除术已在部分医院开展,取得了较好的疗效。与传统开颅手术相比,内镜手术创伤小,手术时间短,术中对周边脑组织的二次损伤较小。而与血肿抽吸术相比,内镜手术具有清除血肿效率高、速度快、内镜直视下止血彻底、可靠等优点。

二、手术器械

内镜光源和摄像系统主机同常规内镜手术。内镜镜头使用0°内镜和30°硬质观察内镜,直径2～4mm均可(图9-1),可附带一冲洗鞘。其他器械包括:带有穿刺导芯、管壁透明的内镜导引器(图9-2(a)(b)),有效工作长度分别为9.5cm(适用于基底节区脑出血)、6.5cm(适用于丘脑出血)和4.5cm(适用于皮质下出血),外径17mm,内径16mm;细长的吸引器;枪状取瘤钳等。

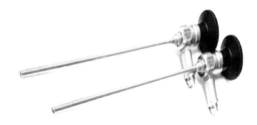

图 9-1 0°内镜和30°硬质观察内镜,直径4 mm

在内镜脑出血清除术中,使用恰当的内镜导引器至关重要。内镜导引器可以扩张脑组织,为内镜手术清除血肿提供手术通道和操作空间,同时,可以在手术过程中,支撑手术通道周围的脑组织,以防脑组织塌陷,阻挡手术通路。

内镜导引器应具备以下特点:①有透明管壁,以便在手术中可以即时观察到通道周边的脑组织情况,其截面外形常呈圆形或椭圆形,内有穿刺导芯,可以避免在穿刺脑组织的过程中过多地损伤脑组织;②分

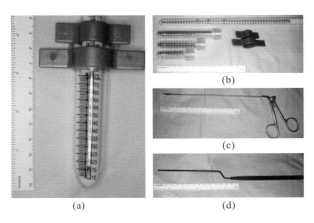

图 9-2　内镜导引器及相关器械

两步或多步将脑组织扩张至工作直径,以减少对脑组织的损伤,降低周边脑组织挫伤的概率;③需具备不同的有效工作长度,以便能适应不同手术入路,最长有效工作长度应大于 9 cm;④导引器系统应能够稳定地附加导航注册架,以便能很方便地转化为导航器械;⑤应设计有稳定的握持系统,并兼容于标准神经外科的脑压板固定系统,以便在术中用标准神经外科自动牵拉系统来固定工作鞘,有较好的稳定性和通用性。

　　常规内镜手术时,常常是单手操作器械,即左手持内镜,右手持器械。这种操作方式可以满足大部分手术的需求,但是对经验不多的术者,或是术中情况较复杂、止血较困难的手术来说,这种操作方式就存在较大困难。因此,最理想的方式,还是双手操作器械,用支架固定内镜,这种操作方式与传统显微神经外科操作非常相似,符合大多数神经外科医生的操作习惯。具体实现办法包括:

　　(1)使用支持臂固定外视镜(exoscope):部分外视镜,如 VITOM(Karl Storz 公司,德国)等,可以使用支持臂固定于导引器外。这样,就可以使用双手操作器械,而且由于镜头位于导引器外,不会占用导引器内本已很狭小的工作空间(图 9-3)。

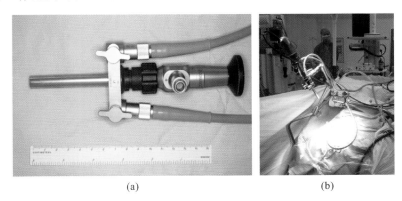

图 9-3　VITOM 外视镜

　　(2)使用支持臂固定内镜镜头:使用支持臂固定内镜镜头,以便于使用双手器械进行止血等操作。该方法很容易通过在原有的内镜设备基础上升级而实现,成本较低。缺点是内镜镜头位于导引器内,会占用一部分导引器内的工作空间(图 9-4)。

三、内镜手术技术

(一)手术体位

1.基底节区血肿手术体位　患者取平卧位,头部处于中立位,颈屈曲 30°,上半身稍抬高。

2.丘脑血肿手术体位　患者取侧卧位,患侧位于上方,颈稍屈。患者也可以使用平卧位,患侧肩部垫

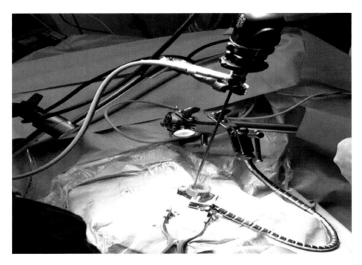

图 9-4　使用支持臂固定内镜镜头

高,头部扭转向健侧,使头颅纵轴与地平面平行。

3. 皮质下血肿手术体位　根据血肿体表投影位置,避开重要的血管和功能区,选取体位,尽量在平卧位的基础上进行改进,以便缩短术前准备时间和减轻手术人员工作量。

（二）手术入路

可以使用导航、立体定向或者其他各种简易方法确定置入内镜的手术通道的方向和角度。基本手术入路分为 A、B、C 三种。手术切口均为直切口,长约 4 cm(图 9-5)。入路的目标点均为血肿腔底部稍偏后位置。A 入路中心点为冠状缝前 2～3 cm,中线旁开 3～4 cm,适合处理基底节区血肿;C 入路进入点为顶结节附近,选取经顶间沟穿刺血肿,该入路适合处理丘脑血肿;B 入路则根据就近原则选择进入点,避开局部的重要功能区和血管,经脑皮质穿刺血肿,该入路适合处理皮质下的浅表小血肿(图 9-6)。

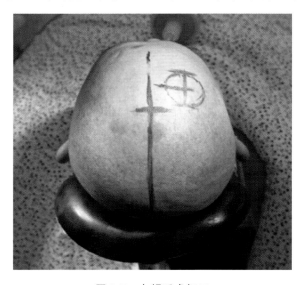

图 9-5　右额手术切口

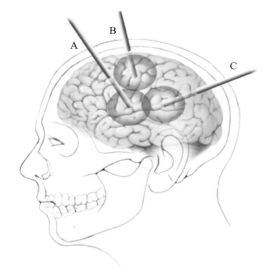

图 9-6　不同位置的血肿手术入路示意图

（三）手术步骤

手术切口确定后,逐层切开头皮和骨膜,并用乳突牵开器牵开。钻骨孔一个,以铣刀做直径 2.5 cm 左右的小游离骨瓣,也可用直径 2.3 cm 的环钻开颅(图 9-7)。开颅后,硬脑膜悬吊 3～4 针后切开,在皮质表面选择无血管区电灼后线性切开软膜(长约 1 cm),用导引器穿刺导芯穿刺血肿腔。穿刺成功后取出穿刺导芯内芯,在穿刺导芯尾部用注射器抽吸,如可抽吸出陈旧性血液,则认为穿刺到位。抽出 5 mL

左右陈旧性血液后,沿穿刺导芯的外围,缓慢置入透明工作鞘,将脑组织分两步扩张。根据使用的工作鞘的规格,当工作鞘尾部到达穿刺导芯上的相应刻度时,工作鞘头部与穿刺导芯的锥形头一致。此时,撤出穿刺导芯,将工作鞘尾部的蝶形固定翼用自动牵开器牵开固定(图9-8)。

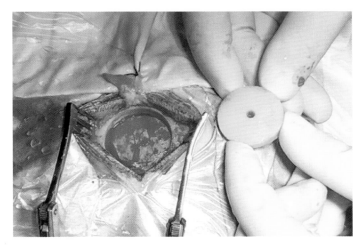

图 9-7　切开头皮,以环钻形成骨瓣

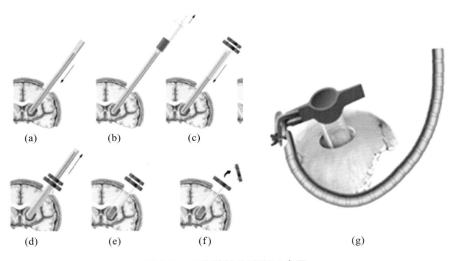

(a)　　　　(b)　　　　(c)

(d)　　　　(e)　　　　(f)　　　　(g)

图 9-8　工作鞘操作流程示意图

　　置入内镜和吸引器,在内镜直视下逐步吸除血块。吸除血肿时自血肿底部中心开始,逐步向四周进行。如果血肿腔周边的血块质地较韧,不易吸出,此时不可过度用力牵拉,可以用吸引器轻柔吸住血块,并将之转动,以便先吸除血块周围的较稀软的血肿和挫伤脑组织,待机化血块转动近一圈后,用取瘤钳轻柔取出。清除血肿过程中,创面上大多数的出血点为小渗血,多数可用止血纱及脑棉片轻压数分钟止血,而较大的活动性出血点,可用双极电凝烧灼止血,或使用有单极电凝功能的吸引器吸住出血点后,用单极电凝止血。血肿大部分吸除后,用 37 ℃林格液冲洗血肿腔。对于附着在血肿腔壁的血块,不必勉强吸除,以免引起新的出血。检查无活动性出血后,撤出内镜,必要时可放置血肿腔引流管 1 根,以便术后引流和注射尿激酶。撤出工作鞘,皮质及手术通道创面覆盖止血纱。严密缝合硬脑膜,行骨瓣复位(图9-9),以钛条(2～3 条)和钛钉(4～6 枚)固定。逐层缝合伤口。手术结束。

四、内镜血肿清除术中的主要困难

　　颅内血肿的内镜清除手术中,常见如下难题。

1. 术中血肿定位问题　因为需要使用导引器先行穿刺血肿,再置入工作鞘,所以穿刺方向的确定非

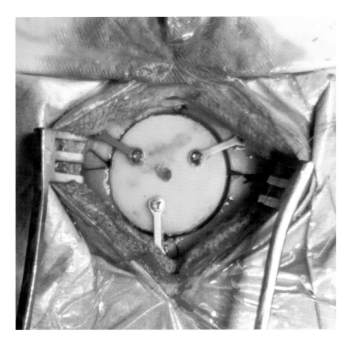

图 9-9　骨瓣复位示意图

常重要。如果穿刺方向不理想,则有可能导致后续导引器置入位置错误,给后续的内镜清除血肿带来很大困难。因此,在穿刺时,准确地定位血肿,并顺利引导导引器穿刺杆到达理想位置至关重要。技术上,可以使用神经导航系统完成定位这一工作。但是,神经导航系统的价格高昂(通常价格在 200 万元以上),很多基层医院没有配置。而且,神经导航的术前准备工作步骤较多,通常还需要术前专门行 CT 或 MRI 检查,准备时间较长,这在处理颅内血肿这一类需要争分夺秒的急症时,显然是存在较大的矛盾的。

2. 术中血肿清除程度的客观、准确判定问题　在使用内镜进行脑内血肿清除时,因为手术通道狭小,通常直径只有 1.5～2 cm,对周边组织的观察欠佳。而且当手术通道旁的脑组织受颅内压影响突入导引器,阻挡手术通道时,深部的残留血肿常常无法直接观察到。这也是常见的血肿术后残留原因之一。术中成像手段,如术中 CT、术中 MRI 都可以解决这一问题,但价格很贵,在我国尚未普及。因此,如何在术中准确、客观地评估血肿的清除程度也是临床难题之一。

神经外科术中超声是近年来逐渐兴起的新型术中成像手段之一。这一技术具有设备轻便、价格较低、术中成像速度快、可以术中实时成像等优点,在神经外科临床应用的报道逐渐增多。经过在本中心两年多的临床使用,笔者认为,使用术中超声,可以很好地解决前述的两个难题。①借助术中超声,术中可以在硬脑膜开放前和穿刺血肿之前就了解深部血肿的准确位置,并实时调整穿刺方向。还可以在实时超声图像的引导下,穿刺血肿,直至到达满意的靶点位置。这就解决了血肿准确定位这一难题。②术中超声可以很好地评估术中血肿的残留量,并能发现在术野深部或侧方的血肿残留,是一种很好的术中即时质量控制手段。而且术中超声的检查时间短,每次扫描仅需 30～40 s,且可以反复进行检查,而不至于明显地打断外科手术流程。部分品牌产品,如 BK5000(BK Medical,美国),还配有小直径(1 cm)的骨孔探头,可以插入内镜导引器进行超声检查,更加适用于脑内血肿的内镜清除手术。

术中超声设备通常体积较小,移动性较好,具有方便、灵活的特点。以 BK 术中超声系统为例,根据笔者的既往经验,在脑内血肿的内镜清除术中常用的探头是小凸阵探头(宽径 3 cm,型号 N13C5,图 9-10(a))和骨孔探头(宽径 1 cm,型号 N11C5s,图 9-10(b))。小凸阵探头可以经过直径 2.3～2.5 cm 的小骨窗进行使用(图 9-11),而骨孔探头除了可以经过直径 1 cm 左右的骨孔进行成像外,还可以插入内镜导引器(内径 1.6 cm)中进行术中成像(图 9-12)。此时,因导引器仍然插在手术区域(血肿)中,所以,可以很方便地根据术中超声影像,调整导引器指向,清除残留血肿。

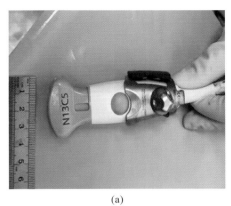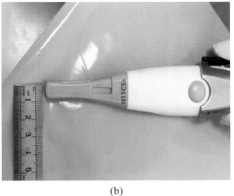

(a)　　　　　　　　　　　(b)

图 9-10　常用术中超声探头

(a)N13C5；(b)N11C5s

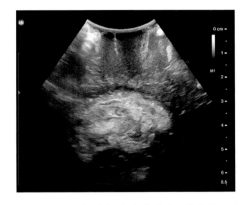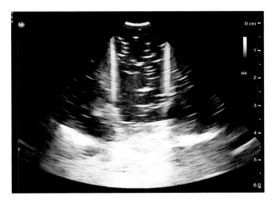

图 9-11　N13C5 超声探头术中影像（基底节区血肿）　　　图 9-12　N11C5s 超声探头术中影像（左枕叶脑内血肿）

普通术中超声虽然可以获得术中的解剖成像，但无法进行周边重要脑功能结构的成像，这是普通超声的一大缺点。新型术中超声配合多模态神经导航，很好地弥补了这一缺点。当条件许可时，术前先进行磁共振多模态脑功能成像，在导航软件中显示血肿周边的重要纤维束或皮质功能区。手术中，将术中超声探头加上专用导航注册架（BrainLAB，德国）并进行注册校准后（图 9-13），就可以按常规流程进行术中超声检查。此时，术中实时超声图像将叠加在术前的磁共振或 CT 多模态成像的图像上。用这种方法，既做到了低成本快速术中成像，也能做到术中多模态成像，有很好的临床实用价值（图 9-14）。

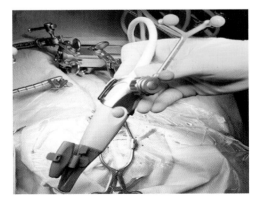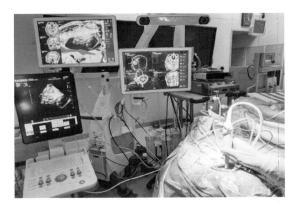

图 9-13　N11C5s 超声探头附加导航注册架　　　图 9-14　术中超声（BK）配合多模态神经导航（BrainLAB）整体解决方案

五、术后常规处理

内镜血肿清除手术的术后处理同常规开颅血肿清除手术,术后 1 天复查头颅 CT,检查脑内血肿残留情况。对于残存血肿,可通过从引流管每次注入尿激酶 2 万~4 万 U,夹闭引流管 1 h 后开放,以促进残存血肿排出。血肿引流干净后,尽早拔除引流管。针对术前血肿较大、有明显颅内高压和脑疝倾向的病例,可进行颅内压监测,以便能在颅内压过高时,及时进行去骨瓣减压。

除监测和管理颅内压外,术后血压的管理至关重要。因硝酸甘油有增高颅内压的可能性,所以建议使用乌拉地尔调控血压。对于既往有高血压病史的患者,建议收缩压调控至 120~140 mmHg 即可。

内镜手术治疗幕上高血压脑出血技术上可行,安全性也较好,但存在一些不足,比如:①因骨瓣很小,无法做到去骨瓣减压,对术后脑水肿严重、颅内高压的病例,需要再次手术,进行去骨瓣减压。②浅部血肿早期清除后,周边的脑组织常常会因颅内高压而突入导引器内,阻碍手术通道,因此,建议内镜导引器穿刺血肿时,以血肿后、下部为目标;穿刺到位后,自深部开始清除血肿,并逐渐向浅部移动。③清除血肿时,通常需单手持镜,单器械操作,做复杂操作较困难。

六、典型病例

患者,男性,65 岁,"因突发意识障碍,左侧肢体偏瘫 6 h"入院。既往有长期高血压病史,不规则服药,血压控制不理想。因"脑供血不足",长期口服阿司匹林。发病后停止服用。

入院后头颅 CT 提示右侧基底节区脑内血肿。将 CT DICOM 数据导入软件 3D Slicer(SPL 实验室,哈佛医学院,美国),计算血肿量为 57.834 mL(图 9-15)。

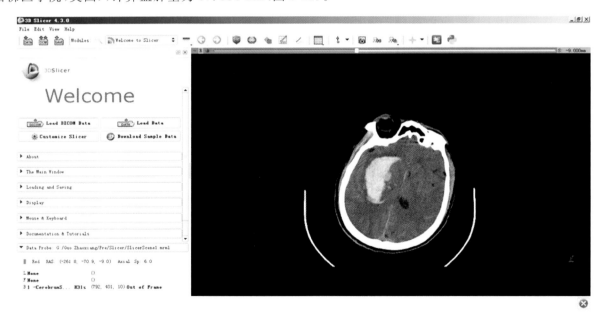

图 9-15　患者术前 CT

经 3D Slicer 软件精确计算,血肿量为 57.834 mL

术前患者静脉输注 1 U 新鲜血小板,并于麻醉开始时静脉输注去氨加压素(0.3 μg/kg)。

全身麻醉成功后,患者取平卧位,颈稍屈,上半身抬高 30°。按前述技术要点,做右额纵行直切口,长约 4.5 cm。环钻开颅,形成直径 2.3 cm 的骨瓣。硬脑膜悬吊后错位切开固定。

软膜电灼后线性切开 1 cm,以导引器穿刺导芯穿刺血肿,目标点位于血肿深部。穿刺到位后,去除穿刺导芯内芯,用注射器抽吸出陈旧性血液约 6 mL。将工作鞘套在穿刺导芯外,并推进至血肿腔中,取出穿刺导芯。用自动牵开器连接导引器固定翼,并固定。

自导引器中置入内镜及吸引器,开始在内镜监视下吸除血肿。对于活动性出血,用单极吸引器电灼进行止血;对于创面少量渗血,用止血纱布及脑棉片轻度压迫止血。血肿清除满意后,冲洗血肿腔。无活动性出血后,撤出内镜及器械。

硬脑膜水密缝合,缺损部分以骨膜修补。骨瓣复位后用钛条 3 条、钛钉 3 枚固定。常规缝合帽状腱膜及头皮,手术结束。

患者于重症监护室进行镇静治疗,呼吸机辅助呼吸,并严密监测和调控血压,要求收缩压为 120～140 mmHg。6 h 后,停用镇静药物。患者逐渐清醒,可遵嘱活动后,拔除气管插管。

患者术后复查头颅 CT,提示血肿清除满意。经 3D Slicer 软件精确计算残余血肿量为 1 mL(图 9-16),血肿清除率约为 98.3%。术后予以调控血压、消水肿及支持治疗。1 周后,患者顺利拆线出院。患者左侧肢体肌力明显好转,出院时肌力Ⅲ级,转当地医院进行后续康复治疗。

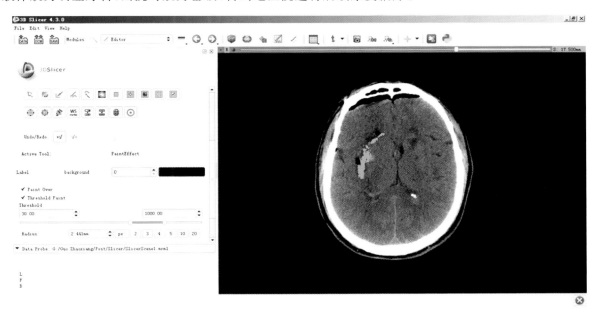

图 9-16　患者术后复查头颅 CT,提示血肿清除满意,残余血肿量为 1 mL

3 个月后复查,患者肌力恢复正常,生活自理(图 9-17)。

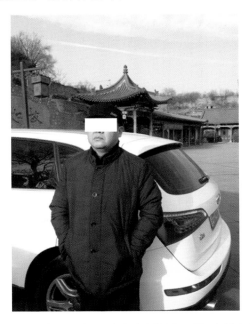

图 9-17　术后 3 个月,患者左侧肌力正常,生活自理

参 考 文 献

[1] Dye J A,Dusick J R,Lee D J,et al.Frontal bur hole through an eyebrow incision for image-guided endoscopic evacuation of spontaneous intracerebral hemorrhage[J].J Neurosurg,2012,117(4)：767-773.

（陈晓雷）

第二节　外伤性颅内血肿

一、概述

外伤性颅内血肿是颅脑损伤中最常见、最严重的继发性损伤,约占闭合性颅脑损伤的 10%、重型颅脑损伤的 40%～50%。头颅受到外力作用致使颅内出血,血块在颅腔内聚积达到一定体积称为外伤性颅内血肿。临床上成年人幕上血肿量在 20 mL 以上、幕下血肿量在 10 mL 以上可导致急性脑受压症状,但颅内血肿是否因脑受压而引起症状不仅仅取决于血肿量,还与血肿部位、血肿形成的速度、是否合并脑挫裂伤及脑水肿的程度有关。

颅内血肿的分型,根据血肿在颅腔内的部位可分为:①硬脑膜外血肿:血肿位于颅骨和硬脑膜之间。通常出血来源于脑膜血管、骨折板障。②硬脑膜下血肿:血肿位于硬脑膜下腔。出血来源于脑组织挫裂伤的皮质动静脉、大脑表面的桥静脉等。③脑内血肿:血肿位于脑实质内。出血由脑组织内血管损伤所致。④脑室内出血:血肿位于脑室内。出血原因有外力至脑室壁产生剪力变形撕破室管膜血管出血,脑实质内血肿破入脑室。⑤颅后窝血肿:包括颅后窝的硬脑膜外、硬脑膜下及小脑内血肿。⑥多发性颅内血肿:在颅内同一部位或不同部位形成两个以上的血肿。

根据颅内血肿形成的时间可分为:①特急性颅内血肿:发生在伤后 3 h 内。②急性颅内血肿:发生于伤后 3 h 至 3 天。③亚急性颅内血肿:发生于伤后 3 天至 3 周。④慢性颅内血肿:发生于伤后 3 周以后。

迟发性颅内血肿是临床上一种特殊类型,指伤后首次 CT 未见血肿,而再次复查 CT 时出现的颅内血肿。

根据《中国颅脑创伤外科手术指南》,外伤性颅内血肿急诊手术的指征如下:①急性硬脑膜外血肿量 >30 mL、颞部血肿量 >20 mL,需立刻行开颅手术清除血肿;②急性硬脑膜下血肿量 >30 mL、颞部血肿量 >20 mL、血肿厚度 >10 mm,或中线移位超过 5 mm 的患者,需立刻采用手术清除血肿;③额颞顶叶挫裂伤体积 >20 mL,中线移位超过 5 mm,伴基底池受压,应该立刻行外科手术治疗;④对有意识障碍的硬脑膜下血肿、脑实质损伤(脑内血肿、脑挫裂伤)的患者,行非手术治疗中如果出现伤后进行性意识障碍(GCS 评分下降超过 2 分),药物无法控制颅内高压,CT 出现明显占位效应,应该立刻采用手术治疗。

从现有的临床经验来看,选择内镜技术处理外伤性颅内血肿应关注手术时机和解除占位效应。①特急性颅内血肿因继发性损伤尚不稳定,损伤的程度和范围不确定,内镜技术有使用局限性,应谨慎使用。②对于伤后 12 h 后出现血肿,继发性损伤趋于稳定者,内镜技术可收到较好的治疗效果。③对亚急性和慢性颅内血肿,特别是非手术治疗不能控制者,内镜处理可以清除占位、减轻脑水肿,治疗效果明显。

二、内镜手术入路、方法及难点

内镜技术在外伤性颅内血肿治疗中常用的手术入路有眶上(眉弓)锁孔入路、颞下锁孔入路、翼点锁孔入路。

(一)眶上(眉弓)锁孔入路

此入路能有效显露额叶底面结构,深达嗅神经、视神经、前床突、颈内动脉及前交通动脉,外侧达外侧裂及颞叶的前内侧部分,内达大脑镰,切开大脑镰可以处理对侧额叶血肿。该入路可较好地处理额叶及前颅底的血肿及挫伤病灶。

1. 体位与麻醉　采用仰卧位,头偏向对侧 30°~45°、下颌抬高头后仰 10°~20°,如果需要同时处理双侧的额叶血肿,则头可偏向对侧更大角度(可达 60°),眉弓外侧处于视野最高点。采用气管插管全身麻醉。

2. 手术切口　采用眉弓处切口,位于眉弓外 2/3 侧,从眶上孔至眉外侧约 4 cm,全层切开皮肤达颅骨,电刀分离皮下、额部筋膜、骨膜,以缝线悬吊牵引切口上方组织,呈半圆形显露术区。做切口时注意保护眶上神经。

3. 开颅　于锁孔处磨出约 3 mm 的骨孔,铣开直径约 3 cm 的骨瓣。如遇额窦开放,采用骨蜡封闭。对前颅底的突起的骨嵴,可经硬脑膜外磨除。"十"字形切开硬脑膜,硬脑膜悬吊或牵开。

4. 清除血肿　在 0°内镜下,清除硬脑膜下血肿及脑内血肿,处理失活的挫裂伤灶,活动性出血给予电凝止血,一般性渗血给予止血纱布或明胶海绵处理。血肿清除处理后,颅内压下降,硬脑膜下间隙扩大,操作空间增大,方便全面处理挫伤灶及止血。若颞极合并血肿,可跨过外侧裂清除血肿;若对侧前额底部合并血肿,可内镜下切开大脑镰后,跨过大脑镰,清除额叶血肿。

5. 关颅　留置硬脑膜下引流管,缝合并悬吊硬脑膜,骨瓣复位并连接片固定,分层缝合骨膜及肌筋膜,皮内缝合切口。

(二)颞下锁孔入路

该入路可以处理颞叶血肿及挫伤病灶。可显露颞叶底部,前可显露外侧裂及额叶外侧部分、颈内动脉、视束,深部可显露部分中脑和桥脑,后部可达小脑幕。

1. 体位与麻醉　采用仰卧位,患侧肩下垫枕,头后仰 10°~20°、偏向对侧 70°~90°,颧弓处于视野的最高处。采用气管插管全身麻醉。

2. 手术切口　于耳屏前 1 cm、颧弓上做直切口,长 5~6 cm。切开皮肤及皮下组织,保护面神经额支及颞浅动脉,"Y"形切开颞肌筋膜,钝性分离颞肌并用撑开器撑开肌层,显露颞骨鳞部。对于颞骨肥厚、显露不足时,可在颞肌上方做一横切口,以扩大骨质显露区,手术结束时予以缝合。

3. 开颅　于颧弓根部后上方磨开 3 mm 的骨孔,铣开直径约 4 cm 的骨瓣,"十"字形切开硬脑膜,硬脑膜悬吊或牵开。

4. 清除血肿　用 0°内镜处理脑内血肿及视野内的脑挫伤灶,对于远处的硬脑膜下血块及挫伤灶,可改用在 30°内镜下操作处理,其术中操作基本同眶上(眉弓)锁孔入路。

5. 关颅　同眶上(眉弓)锁孔入路。

(三)翼点锁孔入路

该入路的基本原理及相关解剖同翼点入路。其特点是可以同时清除额颅叶及颞叶的血肿,同时处理前颅底和中颅底的挫裂伤,特别适用于后枕部着地的对冲性损伤所致的额颞叶脑挫裂伤所致的脑内血肿。

1. 体位与麻醉　采用仰卧位,头偏向对侧 45°~60°、下颌抬高头后仰 10°~20°,翼点处于视野的最高处。采用气管插管全身麻醉。

2. 手术切口　在翼点处、锁孔后方 2 cm、发际前缘做 5~6 cm 的弧形切口。切开皮肤、皮下组织、颞肌筋膜,分离皮瓣,顺颞肌纤维方向分开颞肌并用撑开器撑开,所显露的骨质呈下陷型,为蝶骨嵴的表面。

3. 开颅　于蝶骨嵴底部磨出 3 mm 的骨孔,铣开直径约 4 cm 的骨瓣,磨除蝶骨嵴 1/2~2/3,以蝶骨嵴为中心瓣形切开硬脑膜,显露外侧裂,硬脑膜翻向颞部。必要时可磨除部分骨缘的内板以扩大手术区调整对额叶、颞叶显露的范围。

4. 清除脑内血肿　同眶上(眉弓)锁孔入路及颞下锁孔入路。

5 关颅　同眶上(眉弓)锁孔入路及颞下锁孔入路(图 9-18)。

因为内镜技术的微创性,对手术通道及手术区压力有一定的要求,而颅脑损伤的主要病理表现就是

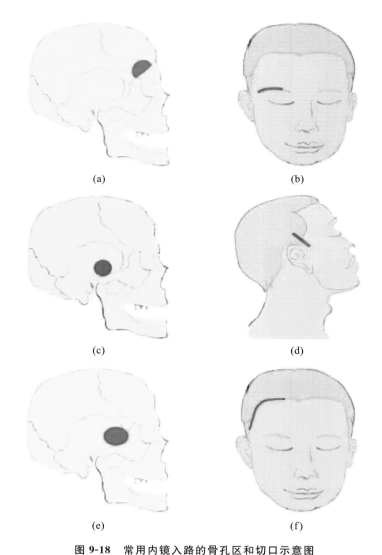

图 9-18　常用内镜入路的骨孔区和切口示意图
（a）眶上（眉弓）锁孔骨孔区；（b）眶上（眉弓）锁孔切口图；（c）颞下锁孔骨孔区；（d）颞下锁孔切口图；
（e）翼点锁孔骨孔区；（f）翼点锁孔切口图

颅内压增高及创伤性渗血，这正是内镜手术的难点。在使用内镜处理颅内血肿时，术者要做到：①切口定位准确。当切开硬脑膜，清除硬脑膜下、脑内血肿后，颅内压会很快下降，硬脑膜下间隙出现，便于脑挫伤灶、出血点的处理。所以术前计划切口时要采用就近原则，准确直达血肿。②止血彻底。手术区脑组织渗血是颅脑损伤急性期的特点，多点渗血会使得手术区镜面模糊难以操作。对非功能区脑裂伤、失活、渗血多的组织可清除之，而这些组织也正是导致术后脑水肿的重要因素，清除到正常脑组织时渗血可停止。临床经验表明，在伤后 12 h 实施手术局部渗血会大大减少，所以手术干预的时机也是是否选用内镜治疗的影响因素之一。

在采用内镜技术处理外伤性颅内血肿时，脑内血肿应用 0°内镜可以达到手术目的，而对于硬脑膜下血肿，因其血肿面较广远，而 30°内镜有更大的视野，可以更好地清除血块及处理止血点。在具体器械操作上以使用吸引器和电凝器为主，初学者方便上手使用。

三、常见外伤性颅内血肿的内镜手术

1. 脑内血肿　外伤性脑内血肿多由脑皮质损伤引起，血肿大多偏浅，在手术入路方面采用就近原则。因对冲性脑损伤机制，脑内额叶及颞叶血肿的发生率高。对于额叶血肿，可选用眶上（眉弓）锁孔入路；对

于颞叶血肿,可选用颞下锁孔入路;对于额叶颞叶复合血肿,则可选眶外锁孔入路清除血肿。

2.硬脑膜下血肿　需要手术处理的硬脑膜下血肿多为层厚、面广的血肿,以额颞顶叶血肿为主,多由脑挫裂伤所致。在选择手术入路时,要注重处理血肿最厚的部位,遵循方便处理脑挫裂伤灶、兼顾颅底的原则。30°内镜及角度吸引器、角度电凝器可以处理多个脑叶的表面出血灶而达到治疗目的。

3.硬脑膜外血肿　硬脑膜外血肿的出血多来自硬脑膜和颅骨,当完成骨瓣后,可见血肿,在内镜的照明下,可以很好地用吸引器完成血肿的清除,内镜下发现硬脑膜出血点可以电凝止血,如为骨折出血则可以用骨蜡止血,清除血肿后行硬脑膜悬吊。

四、并发症及处理

内镜手术的术后并发症与开颅手术一样,主要是术后脑内血肿、脑水肿、颅内感染等。

1.脑内血肿　脑挫伤严重、手术时机较早而病损灶尚未稳定、手术清除挫伤灶不足,以及术中止血不彻底是发生术后脑内血肿常见的原因。常规在术后 $12\sim24$ h 复查 CT 可以明确脑损伤情况。术后病情加重如出现意识水平下降、瞳孔变化,或颅内压持续上升,应立即复查 CT。根据脑内血肿量、血肿周边水肿带、脑中线移位、脑池的情况综合分析,决定是否再次行手术清除或云骨瓣减压。有临床经验表明,对于非脑疝的脑内血肿,脑损伤病灶已经稳定局限者,再次内镜清除血肿可以收到较好的治疗效果。

2.脑水肿　脑水肿为脑挫裂伤后继发性损伤。手术清除脑挫裂伤灶并彻底止血,对减轻术后脑水肿是有帮助的。对多发性损伤、脑深部损伤,内镜手术有一定的局限性,在对这类患者选择手术方式上应全面综合考量。

3.颅内感染　术后颅内感染是所有开颅手术都可能存在的并发症,内镜手术因其手术创面小、手术时间短、全器械操作,发生感染的概率会更小一些。

五、典型病例

(一)脑内血肿(急性期内镜手术治疗)

1.病例摘要　患者,男性,70 岁。2019 年 8 月 10 日早晨在家干活时摔倒,后枕着地,急送入当地卫生院,下午出现昏迷,于 6pm 急诊转入院。入院时浅昏迷,GCS 评分 8 分(E2V1M5),强刺痛可微睁眼,刺痛定位,瞳孔正常。入院时 CT 报告:①双侧额叶脑挫裂伤并右侧血肿形成。②广泛蛛网膜下腔出血,双侧额部硬脑膜下血肿。③枕骨及右侧颞骨骨折。伤后第 1 天(8 月 11 日),患者意识仍为昏迷状,GCS 评分 7 分(E1V1M5),复查 CT 见右额叶血肿,周边水肿增加,挫裂伤体积(含血肿量)达 40 mL 左右,中线向左移位 7 mm。当日 11am(伤后 28 h)在全身麻醉下,在内镜下行脑内血肿清除术。

2.术前评估及手术计划　患者入院,经给予脱水、止血治疗 15 h 后,仍处于浅昏迷状态,GCS 评分 7 分,复查 CT 示右额叶血肿,周边水肿增加,挫裂伤体积(含血肿量)达 40 mL 左右,中线向左移位 7 mm,有手术指征。鉴于患者血肿状况已稳定,脑水肿形成且会逐渐加重,决定清除脑血肿及挫裂的脑组织。本着"就近原则"选择眶上(眉弓)锁孔入路进行手术。

3.手术步骤与技巧　患者全身麻醉后,取平卧位,头偏左15°。取眶上(眉弓)锁孔入路,于眉弓处切开皮肤 4 cm,达骨质,乳突撑开器撑开。钻骨孔一枚,铣刀完成直径 3 cm 的骨孔。"十"字形切开硬脑膜,硬脑膜悬吊二针。以下操作在 0°内镜下进行。内镜下可见脑挫裂伤及血肿,吸引器清除之。因此患者为对冲伤,额叶底部可见广泛挫裂伤,清除失活组织,血肿腔止血。手术清除血肿约 30 mL,右额叶减压充分,硬脑膜下间隙明显显露。抬起额叶检查手术区:内侧至大脑镰,外侧至外侧裂及颞叶,以及额叶深部。留置引流管,缝合硬脑膜,行骨瓣复位并用连接片固定,缝合切口。术中出血量约 80 mL。

4. 治疗结果　患者于 8 月 12 日（术后第 1 天）意识水平上升至 GCS 评分 12 分（E2V4M6），复查 CT，额叶损伤区脑内血肿被清除，局部水肿轻微（图 9-19）。

术后第 3 天转出神经重症监护室（NICU）至普通病房，治疗 2 周后，患者在搀扶下步行出院。

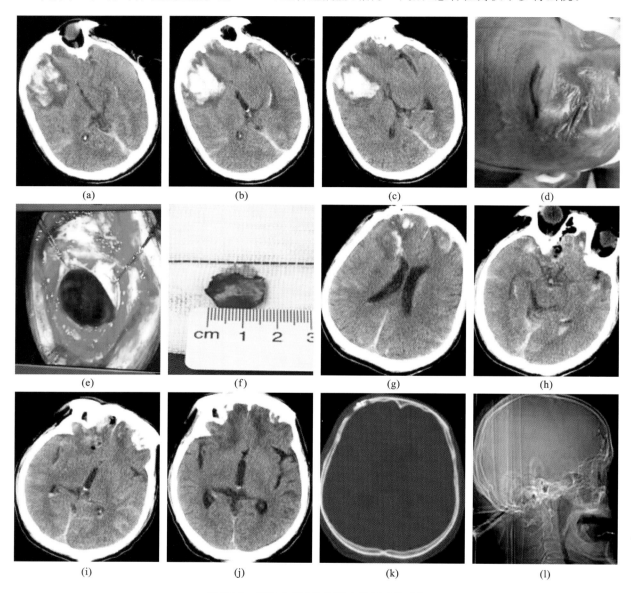

图 9-19　脑内血肿（急性期内镜手术治疗）

（a）～（c）术前 CT 影像：右额叶血肿，挫裂伤体积（含血肿量）达 40 mL 左右，中线向左移位 7 mm；（d）～（f）取眶上（眉弓）锁孔入路，内镜下清除额叶血肿；（g）～（i）术后第 1 天复查 CT，右额叶血肿清除，局部水肿轻微，中线正常。患者意识水平上升至 GCS 评分 12 分（E2V4M6）；（j）～（l）术后 2 周出院时复查 CT 情况

5. 点评　本病例系 70 岁高龄患者，入院时处于浅昏迷状态，GCS 评分 8 分（E2V1M5），伤后 24 h GCS 评分下降 1 分，为 7 分（E1V1M5），复查 CT 见右额叶挫裂伤体积（含血肿量）达 40 mL 左右，中线向左移位 7 mm，有手术指征。CT 显示脑挫裂伤病灶位于前颅叶底部，经眶上（眉弓）锁孔入路手术可以直接处理脑内血肿和脑挫裂伤灶。选择在伤后 28 h 实施手术，此时脑损伤已有所稳定，而脑水肿尚不严重，手术即可清除占位病灶又可减少继发性脑水肿的发生。同时采用内镜技术，出血少、创伤小，对 70 岁高龄患者打击小，并发症少，此患者在伤后 14 天恢复出院。

(二)脑内(额叶、颞叶)血肿并硬脑膜下血肿(亚急性期内镜手术治疗)

1. 病史摘要 患者,女性,68岁。2019年9月26日在庭院中不慎摔倒,后枕部着地。在当地县医院做CT显示"外伤性脑出血"而急转入院。入院晨查GCS评分12分(E2V4M6),瞳孔正常,四肢可活动。CT检查示双侧额叶、左侧颞叶脑挫裂伤并脑出血,左侧额颞顶硬脑膜下血肿。

9月27日(伤后第1天),患者神志处于模糊状态,GCS评分12分。复查CT示:双侧额叶、左侧颞叶脑挫裂伤较前稍进展,周边水肿增加。左侧额颞顶部硬脑膜下血肿稍吸收好转。

9月30日(伤后第4天),患者病情稳定,神志清楚,GCS评分15分,转出ICU。复查CT示:双侧额叶、左侧颞叶脑挫裂伤较前相仿,周边水肿大致同前。左侧额颞顶部硬脑膜下血肿较前相仿。

10月7日(伤后第11天),患者意识水平下降,GCS评分11分(E2V3M6),并出现呕吐,再入ICU。因长期大剂量使用脱水药物,患者出现电解质紊乱、血糖升高。复查CT示脑水肿加重,中线移位10mm,患侧脑沟、侧裂不显示。

10月8日(伤后第12天),意识水平下降,GCS评分9分(E2V2M5)。复查CT示:左侧额叶、左侧颞叶脑挫裂伤大致同前,脑水肿广泛,中线移位增加到12mm,硬脑膜下血肿厚8mm,考虑大脑镰疝。同时完成MRI检查,显示:双侧额叶及左侧颞叶脑挫裂伤并血肿形成,中线向右偏移12mm;左侧额、顶、颞、枕部亚急性期硬脑膜下血肿厚9mm;并大脑镰疝。急诊在全身麻醉下,实施内镜下颞下锁孔入路脑内血肿及硬脑膜下血肿清除术。

2. 术前评估及手术计划 患者系高龄女性,后枕部着地呈减速性损伤,致左侧额叶及颞叶脑损伤、脑内血肿,以颞叶血肿为多,同时合并有硬脑膜下血肿。入院后经药物脱水治疗后,病情一度好转,神志转为清楚。但在伤后11天开始意识水平不断下降,GCS评分由15分下降至9分(E2V2M5),复查CT及MRI检查显示其脑水肿加重,硬脑膜下血肿厚度达9mm,中线移位达12mm,有明显手术指征。鉴于患者已处于亚急性期,年龄较大,全身情况较差,宜采用创伤小的方式行内镜手术,并且内镜手术有适应证。手术计划:采用颞下锁孔入路,在内镜下清除颞叶血肿、硬脑膜下血肿。如颅内压仍高,则再考虑弃骨瓣减压。

3. 手术步骤及技巧 患者全身麻醉后,取平卧位,头偏右约75°。取颞下锁孔切口入路。于颞下切开皮肤6cm,达骨质,乳突撑开器撑开。钻骨孔一枚,铣刀完成直径5cm的骨孔。"十"字切开硬脑膜,硬脑膜悬吊二针。先在0°内镜下操作,切开硬脑膜后清除术区的硬脑膜下血肿,达颞叶,见颞叶挫裂伤病灶、颞叶血肿,清除颞叶血肿及挫裂伤病灶,颅内压明显下降,硬脑膜下间隙出现。改用30°内镜,清除远处硬脑膜下血肿。颞叶血肿及硬脑膜下血肿被清除后,硬脑膜下间隙清晰显露。留置引流管,缝合硬脑膜,行骨瓣复位并用连接片固定。缝合切口。

4. 治疗结果 10月9日(术后第1天),患者意识情况明显好转,GCS评分14分。复查CT示:脑血肿消失,脑水肿明显减轻,中线基本恢复居中(图9-20)。

10月20日(术后第12天),患者复查CT后出院。CT示:双侧额叶、左颞叶挫裂伤较前好转,左侧额颞顶部硬脑膜下血肿、积液较前好转。

5. 点评 本例患者系后枕部着地致对侧额叶及颞叶脑损伤、脑内血肿,以颞叶血肿为多,同时合并有硬脑膜下血肿。损伤机制为典型的减速性损伤,损伤面较广,以额底及颞极为主,有脑挫裂伤、脑内血肿、硬脑膜下血肿。入院后的药物(脱水、止血药物)治疗使病情一度好转,病情进入亚急性期。在伤后第11天出现病情加重,是因为其额颞叶血肿尚未吸收,又出现严重的脑水肿,同时硬脑膜下血肿增加,发生颅内压增高,中线偏移。此时选择内镜手术处理颞叶血肿及硬脑膜下血肿,创伤小,清除血肿确切,效果明显,术后第1天复查就可见脑内血肿消失,中线正常,患者意识水平上升至GCS评分14分,使疾病由恶化迅速向好的方向转变。此病例可以显示,内镜手术在血肿亚急性期对有明显占位病损有处理效果确切、创伤小、并发症少的优势。

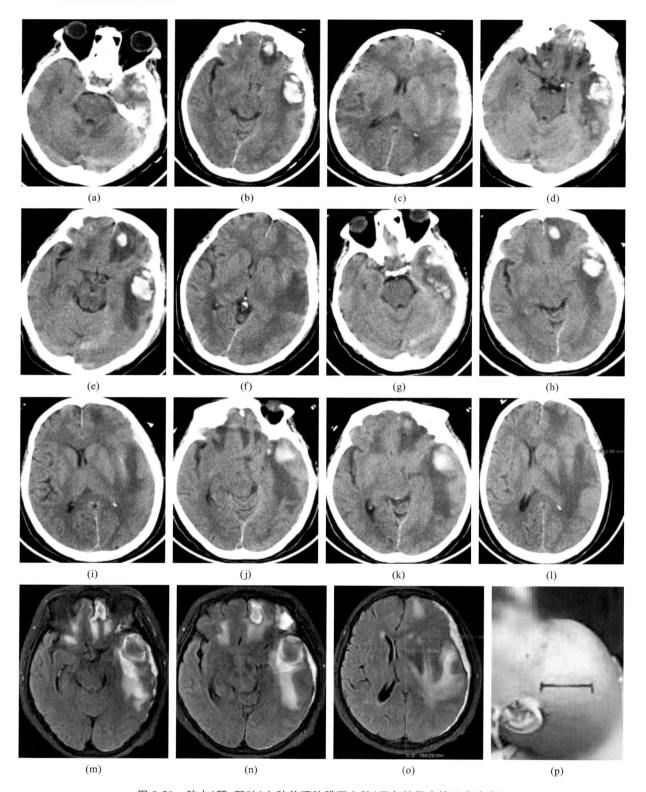

图 9-20　脑内(额、颞叶)血肿并硬脑膜下血肿(亚急性期内镜手术治疗)

(a)~(c)伤后当天 CT 影像:左额极、颞极脑挫裂伤并脑内血肿。(d)~(f)伤后第 1 天复查 CT,示左额极、颞极脑挫裂伤并脑内血肿同入院时。(g)~(i)伤后第 4 天复查 CT 示脑内血肿、硬脑膜下血肿、脑水肿稳定。(j)~(l)伤后第 12 天,复查 CT 示脑水肿广泛,中线移位增加到 12 mm,硬脑膜下血肿厚 8 mm。(m)~(o)伤后第 12 天完成 MRI 检查,显示左额叶、颞叶亚急性脑内血肿、脑水肿,硬脑膜下血肿,中线移位 12 mm。(p)~(r)手术取颞下锁孔入路,内镜下清除颞叶血肿及硬脑膜下血肿。(s)~(u)术后第 1 天复查 CT 示脑内血肿、硬脑膜下血肿被清除,脑水肿减轻,中线回归正常。(v)~(x)术后 2 周复查 CT 示颅内血肿消失,脑水肿消失,脑结构正常,骨瓣复位

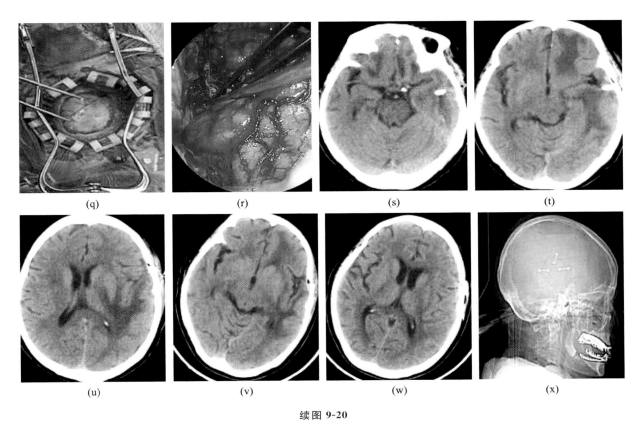

续图 9-20

（张　铭）

第三节　脑室内血肿

一、脑室内出血概述

（一）脑室内出血

　　脑室内出血（intraventricular hemorrhage，IVH）是指血液破入脑室系统，分为原发性脑室内出血（primary intraventricular hemorrhage，PIVH）和继发性脑室内出血（secondary intraventricular hemorrhage，SIVH）。原发性脑室内出血指脉络丛血管和室管膜下1.5 cm以内的出血；继发性脑室内出血指脑实质内或蛛网膜下腔出血，血液破入脑室系统，临床上以后者多见。大约30%为原发性脑室内出血，70%为继发性脑室内出血。原发性脑室内出血的患者预后要好于继发性脑室内出血的患者。原发性脑室内出血的常见原因：颅脑创伤，置入或拔除脑室外引流管（即手术创伤）；脑室血管畸形，动脉瘤或肿瘤；高血压和（或）出血体质和烟雾病。继发性脑室内出血也有多种病因，其中最常见的是高血压导致的出血（如基底节出血），脑动脉瘤、颅脑创伤、动静脉畸形（AVM）、血管炎、凝血功能障碍导致的出血，脑梗死出血性转化等。脑室内出血通过急性脑积水，颅内压增高，血块的有毒产物与室管膜内层直接接触等因素增加患者的死亡率。所以解除急性脑积水，缓解颅内压增高，尽早清除血块，减轻血块本身的占位效应及毒性反应是脑室内出血治疗的主要原则。

　　脑室内出血尤其是铸型血肿形成后，脑室壁周围的脑实质内由近及远出现坏死层、出血层、海绵样变性及水肿等一系列病理生理改变。

　　（1）出血和（或）脑积水引起的占位效应：出血血肿本身具有占位效应。脑脊液是一种由各脑室的脉络丛分泌的无色透明液体，正常脑脊液压力维持在686～1765 Pa（70～180 mmH$_2$O）。脑脊液循环通路存在几个狭窄部位,如室间孔、第三脑室、中脑导水管、第四脑室等,出血后极易在狭窄处发生堵塞诱发急性梗阻性脑积水,致使颅内压急速升高,压迫周围正常脑组织,引起脑灌注压急速下降,进一步加重脑细胞缺血缺氧性损害。

(2)继发性损害:①红细胞迅速死亡、裂解,释放大量氧自由基、镁离子、血管活性物质、内皮素等,使血管通透性发生改变,导致脑血管痉挛或扩张,使血肿周围正常脑组织发生缺氧缺血性改变。②激活补体系统,大量白细胞活化,炎症介质受到激活并表达;血肿分解后大量炎症细胞聚集在血肿周围,引起炎症反应,破坏血脑屏障,导致脑水肿进一步加重。③血肿腔内的红细胞失去血管的保护作用,红细胞开始裂解,大量血红蛋白和 Fe^{3+} 被释放出来。而在脑出血后脑积水的形成发展中,Fe^{3+} 和血红蛋白起到了关键性的作用。

(二)脑室内局部解剖

脑室内局部解剖如下所示。

1. 侧脑室　侧脑室位于大脑半球内,借室间孔与第三脑室相通。侧脑室围绕尾状核,弯曲成弧形,根据形状和位置分为前角(额角)、中央部(体部)、后角(枕角)和下角(颞角)(图 9-21、图 9-22)。

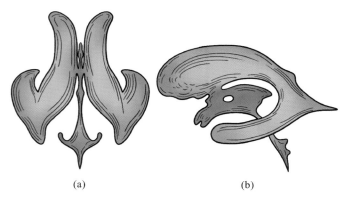

(a)　　　　　　　　　(b)

图 9-21　脑室系统上面观及侧面观
(a)上面观;(b)侧面观

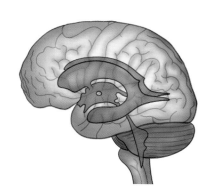

图 9-22　侧脑室侧面观

侧脑室内标志:室间孔、脉络丛、透明隔静脉、丘纹静脉等,通常脉络丛、透明隔静脉和丘纹静脉三者构成类似"Y"形的结构。

2. 第三脑室　第三脑室是两侧间脑间呈矢状位的狭窄腔隙,向后下以中脑导水管与第四脑室相通,向前经室间孔与左右侧脑室相通。

第三脑室内标志:第三脑室前部的乳头体、脚间窝、漏斗隐窝等,第三脑室底部双侧对称的白色物体为乳头体,乳头体前方橘红色的为漏斗隐窝,漏斗隐窝与乳头体之间的为脚间窝;第三脑室后部的中脑导水管入口和中脑导水管隔膜、后连合、松果体、松果体隐窝和松果体上隐窝;第三脑室顶部的脉络丛、大脑内静脉等。

3. 第四脑室　第四脑室是位于桥脑、延髓与小脑之间的腔隙,形似帐篷,尖顶朝向小脑。其底是菱形窝,顶的前壁是小脑和前髓帆,后部是后髓帆和第四脑室脉络膜组织。

二、临床表现及诊断要点

(一)临床表现

多数患者在发病前有明显的诱因,如情绪激动,用力活动,洗澡、饮酒等,多为急性起病,少数可呈亚急性或慢性起病。

1. 一般表现　视出血部位及出血量多少而异,轻者可表现为头痛、头晕、恶心、呕吐、血压升高,脑膜刺激征等,重者表现为意识障碍、癫痫发作、高热、肌张力高、双侧病理反射阳性等。晚期可出现脑疝,去大脑强直和呼吸循环障碍以及自主神经功能紊乱。部分患者可伴有上消化道出血、急性肾功能衰竭、肺炎等并发症。

2. 原发性脑室内出血　除具有一般表现外,原发性脑室内出血与继发性脑室内出血相比尚有以下特点:①患者意识障碍程度相对较轻;②可亚急性或慢性起病;③定位体征不明显;④认知功能、定向力障碍和精神症状较为常见。

3. 继发性脑室内出血　除具有一般表现外,还因原发性出血部位不同而临床表现各异:①位于内囊前肢的血肿,极易破入脑室,临床表现相对较轻。②位于内囊后肢前 2/3 的血肿,由于距脑室相对较远,当血肿穿破脑室时,脑实质破坏严重,临床表现为突然昏迷、偏瘫,在主侧半球可出现失语、病理反射阳性、双眼球向病灶侧凝视。③位于内囊后 1/3 的血肿,多有感觉障碍和视野变化。④丘脑的出血,表现为意识障碍、偏瘫、一侧肢体麻木,双眼上视困难,高热,尿崩症,病理反射阳性等。⑤小脑的出血,表现为头痛、头晕、恶心、呕吐、颈强直、共济失调等,重者出现意识障碍、呼吸衰竭等。⑥脑干出血,轻者表现为头痛剧烈、眼花、呕吐,后组颅神经损伤,颈强直等,重者深昏迷、交叉瘫、双侧瞳孔缩小、呼吸衰竭等。

4. 脑室内出血的临床分级　脑室内出血的临床分级或分型对指导治疗和判断预后有着重要的意义。

国内外先后有 Sanders(1881)、Pia(1969)、Little(1977)、Fenichel(1980)、Graeb(1982)、Verma(1987)、方燕南(1988)、刘玉光(1992)等对脑室内出血进行分级。其中 Graeb 和 Verma 等按照 CT 上每个脑室内的血液量及有无脑室扩大进行分级,对指导治疗有一定的意义(表 9-1、表 9-2)。但他们未将临床指标考虑在内,国内有人将临床指标与 CT 相结合进行分级,克服了前人的不足,目前认为较为实用(表 9-3)。

表 9-1　Graeb 分级标准

脑室及 CT 表现		评分/分
侧脑室	有微量或少量出血	1
	出血量小于或等于脑室的一半	2
	出血量大于脑室的一半	3
	脑室内充满血液并扩大	4
第三脑室	脑室内有积血,大小正常	1
	脑室内充满血液并扩大	2
第四脑室	脑室内有积血,大小正常	1
	脑室内充满血液并扩大	2
总分		最高 12 分

总分＝左侧脑室评分＋右侧脑室评分＋第三脑室评分＋第四脑室评分(最高 12 分)

表 9-2　Verma 分级标准

脑室及 CT 表现		评分/分
侧脑室	出血量占侧脑室一半或小于一半	1
	出血量占侧脑室一半以上	2
	脑室内充满血液并扩大	3
第三脑室	脑室内有积血,大小正常	1
	脑室内充满血液并扩大	2
第四脑室	脑室内有积血,大小正常	1
	脑室内充满血液并扩大	2
总分		最高 10 分

总分＝左侧脑室评分＋右侧脑室评分＋第三脑室评分＋第四脑室评分(最高 10 分)

表 9-3　自发性脑室内出血分级方法

临床指标	内容	评分/分	CT指标	内容	评分/分
年龄/岁	<35 35～60 >60	0 1 2	原发出血部位	脑室内、脑叶、蛛网膜下腔 基底节、丘脑 小脑、脑干、多发性出血	0 1 2
入院时血压/kPa	12～17.2/8～12 17.3～26.7/12.1～16 >26.7/16 或 <12/8	0 1 2	脑实质内血肿量/mL	原发性脑室内出血或蛛网膜下腔出血 ≤30 >30	0 1 2
入院时临床状况	仅有头痛、头晕、恶心、呕吐 有脑定位征，瞳孔正常 早期有脑疝征象，生命体征平稳 晚期脑疝，去大脑强直，生命体征紊乱	0 1 2 3	中线移位/mm	无 <10 10～15 >15	0 1 2 3
入院时意识水平	清醒 模糊 浅昏迷 深昏迷	0 1 2 3	急性梗阻性脑积水	轻度 重度	
			脑室内血肿部位	远离室间孔 室间孔 第三、第四脑室	

注：总分 20 分，0～5 分为 Ⅰ 级，6～10 分为 Ⅱ 级，11～15 分为 Ⅲ 级，16～20 分为 Ⅳ 级。

（二）诊断要点

诊断要点包括脑室内出血的一般诊断要点和病因诊断要点。临床上除对脑室内出血做出一般性诊断外，还应进一步查找出血来源，做出病因诊断。

1. CT 检查　CT 问世前，诊断脑室内出血十分困难，往往要依靠尸检发现。CT 能准确证实出血部位、范围，以及脑室大小，并可重复检查，便于对出血进行动态观察及随诊，因此为首选检查手段。

2. 腰椎穿刺及脑室造影　有一定的危险性，可能会加重病情。目前已不作为常规检查，除非无 CT 条件或有某些特殊需要时方可施行，检查应在严格掌握适应证条件下谨慎进行。

3. 脑血管造影　脑血管造影能显示出自发性脑室内出血的病因（如动脉瘤、脑血管畸形、烟雾病和颅内肿瘤等）表现及血肿破入脑室后的某些血管受压、移位的特征性表现。

不同病因的脑室内出血尚有其各自的特点，如高血压所致的脑室内出血的患者大多有明显的高血压病史，中年以上突然发病，脑血管造影无颅内血管异常；动脉瘤、动静脉畸形及烟雾病所致的脑室内出血发病年龄较小，脑血管造影可以确诊；颅内肿瘤所致的脑室内出血发病前多有颅内占位病变的临床表现，强化 CT 可明确诊断。

三、手术适应证与相对禁忌证

（一）内科治疗适应证

凡属于脑室内出血分级 Ⅰ 级的患者均应首选内科治疗。入院时意识清醒或模糊；临床轻、中度脑定位征，保守治疗过程中无恶化倾向；中线移位不足 10 mm；年老体弱伴多个器官衰竭、脑疝晚期患者不宜手术。

（二）手术适应证

（1）按国内脑室内出血分级 Ⅱ 级的患者，血肿主要位于侧脑室或侧脑室呈铸型。

（2）急性梗阻性脑积水的原发性脑室内出血患者。

（3）内科保守治疗无效的患者。

（三）相对禁忌证

高龄，有心、肺、肝、肾等脏器严重疾病者，脑疝晚期患者。

四、术前准备与手术器械

（一）术前准备

（1）行排除检查：如合并蛛网膜下腔出血，需行 CTA 排除动脉瘤等血管病可能。

（2）出血评估：参照表 9-3 进行评估、分级。

（3）术前检查：急查血型、血常规、凝血五项、输血四项（乙肝、HIV、梅毒、丙肝）、肝肾功能、血糖、血电解质、床边心电图。

（4）快速建立静脉通道，必要时使用甘露醇 250 mL 快速静脉滴注。

（5）术前备皮、签订手术知情同意书（替代手术方案需明确）等。

（6）如患者出现呼吸困难，可行气管插管，保持呼吸道通畅。

（二）神经内镜及其器械准备

神经内镜是近 10 余年发展起来的一种用于神经外科的内窥镜。神经内镜按功能分为单功能内镜及多功能内镜，单功能内镜主要是指没有工作通道仅有光学系统的观察内镜，多功能内镜除了具有观察内镜的功能外，在同一镜身还具有一个以上的工作通道，具有照明、手术、冲洗及吸引等多种功能；神经内镜按所达的部位或应用的领域的不同分为脑池内镜、颅底内镜、脊髓脊柱内镜；神经内镜根据观察角度的不同分为 0°内镜、30°内镜、45°内镜等；神经内镜依据结构和形状分为硬性内镜和软性内镜。

神经内镜配套设备包括摄像系统、光源系统、冲洗系统、各种专用神经内镜（包括硬性内镜和软性内镜）等。整套神经内镜系统还应包括配套的器械和一些辅助设备。以 STORZ 内镜为例介绍如下。

1. 神经内镜配套设备

（1）神经内镜摄像系统：包括摄像头和摄像主机两个部分。摄像头通过内镜及摄像系统主机将图像传送至显示器，配合高性能的摄像系统主机的应用，可使图像质量进一步提高（图 9-23、图 9-24）。

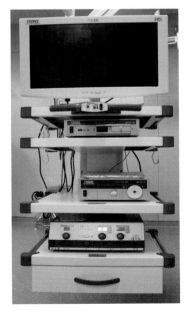

图 9-23 摄像主机及显示屏幕

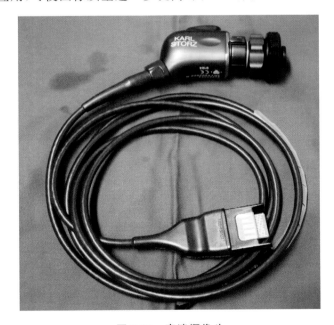

图 9-24 高清摄像头

（2）显示屏幕：在神经内镜手术时，显示屏幕（监视器）展现术野，术者通过显示屏幕来进行手术操作。它所放置的位置很关键，一般应放置于操作者的正前方，距离不超过 2 m，以便于观察（图 9-23）。

(3)神经内镜镜体:①硬性内镜:硬性内镜简称"硬镜",其外径一般为 2~8 mm,长度一般为 130~300 mm,是通过多柱面透镜系统成像。内含多个通道,如照明、吸引、冲洗和工作等通道,内镜操作的器械可通过通道或内镜外进入术野,并在显示屏幕的引导下完成手术。0°、30°内镜镜头可用于观察和进行手术操作,而 70°、120°内镜镜头仅用于观察(图 9-25)。②软性内镜:简称"软镜",包括纤维软镜和电子软镜。软性内镜较细长,其外径一般为 0.75~4.0 mm,头端的直径为 2.0~4.0 mm。软性内镜亦有多个通道,但是由于其外径较小而将工作通道、冲洗通道和吸引通道合并。软性内镜具有柔软、可屈伸、灵活等特点,故用途较硬性内镜广,可以在脑室、脑池内移动,到达硬性内镜无法到达的部位;但是由于其较柔软,控制方向也比较困难。注意:观察剥离内镜,是一种短小的硬性内镜,最初主要用于脊柱手术,后逐步用于颅内蛛网膜下腔的观察,可以和其他类型的内镜配合使用。

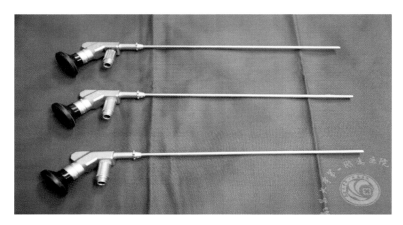

图 9-25　各种角度硬性内镜

(4)光源系统:神经内镜常用的冷光源是卤素灯和氙灯,它们较白炽灯泡色温高,照明度好。氙灯的灯光通量是卤素灯的 2 倍以上,光能的转化率高,具有较高的能量密度和光照强度,且使用寿命较长,可达 1500 h 以上,其工作受外界环境影响较小,可瞬间点燃并维持稳定输出,但是价格较贵。近年新出的新型 LED 冷光源系统,使用寿命可达 6 万 h,且色温高,不含红外、紫外线,功耗低,仅需 80 W 的功耗即可达 300 W 的氙灯的效果。

(5)图像存储编辑系统:不是神经内镜手术所必需的,但是该系统可完整、实时记录视频手术资料,并可将视频资料编辑存储或输出,有的可直接将图像或视频输出于 U 盘和硬盘中,方便使用。

2. 神经内镜配套器械

(1)脑室、脑池内镜配套器械:主要有造瘘钳、抓钳、活检钳和剪刀(图 9-26)。显微剪刀有直头、双尖头、单尖头等多种,可根据操作进行选择(图 9-26)。其他的器械包括球囊导管、穿持针、吸引器、双极电凝等(图 9-27)。

(2)观察内镜配套器械:观察内镜器械多是由常规显微神经外科器械改良而来,近年来各厂家根据不同手术的临床需要推出了多品种多规格的相关器械。

3. 神经内镜辅助设备

(1)立体定向仪:可根据 CT、MRI 提供的影像学资料做出准确的病灶定位,同时为内镜提供可靠的固定装置。常用的立体定向仪有 Leksel 立体定向仪、BRW 立体定向仪、Ramai 立体定向仪等。

(2)微型超声吸引器(微型 CUSA):利用超声将血肿腔内部粉碎为碎屑,并利用其吸引功能将碎屑吸出,包括超精细探头、成角和延长手柄。一般具有多种不同的频率供选择,标准的 35 kHz 或 36 kHz 手柄适用于重要结构周围的软组织切除,而 23 kHz 和 24 kHz 的手柄适用于较硬的组织。

(3)神经导航仪:与内镜技术结合应用最为广泛,它消除了导向臂的影响,使手术操作更加方便,定位更加准确。

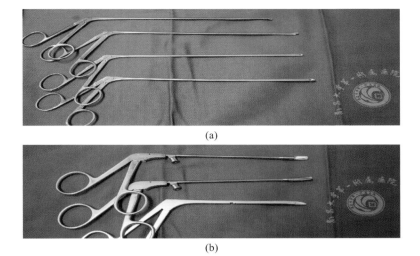

(a)

(b)

图 9-26　抓钳和剪刀

(a)不同角度的抓钳；(b)不同角度的剪刀

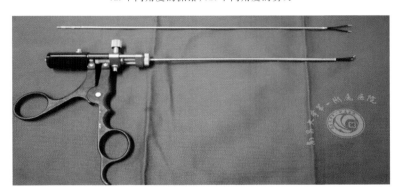

图 9-27　双极电凝

(4)可调距颅内导引鞘管，内径可分为 7 mm、10 mm、13 mm、16 mm，长度可分为 90 mm、100 mm。其优点：管壁透明，设有深度标识，方便观察通道外情况，判断工作深度；鞘管长度可调，便于手术操作(图 9-28)。

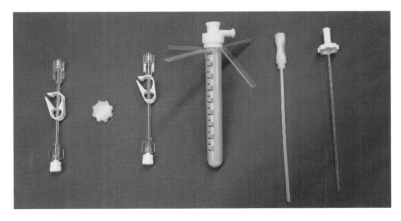

图 9-28　可调距颅内导引鞘管各部件

（三）手术定位

手术定位点如下所示。

侧脑室前角：Kocher 点。

侧脑室三角区：Keen 点。

侧脑室后角上:Frazier 点。

侧脑室后角:Dandy 点。

侧脑室前角内:Kaufman 点。

1. Kocher 点　见图 9-29。

(1)特点:最常见的脑室外引流的位置,避开了重要区域。

(2)位置:鼻根上方 11 cm、中线侧方 3 cm。这个位置通常位于瞳孔中线,在冠状缝前 1~2 cm。通常在右侧(非优势半球)是最安全的。

(3)方向:垂直外耳道的连线并指向同侧内眦。

(4)深度:皮下大约 6 cm,或者直达同侧侧脑室的前角,导管的尖端应该靠近室间孔(又称为 Monro 孔)。

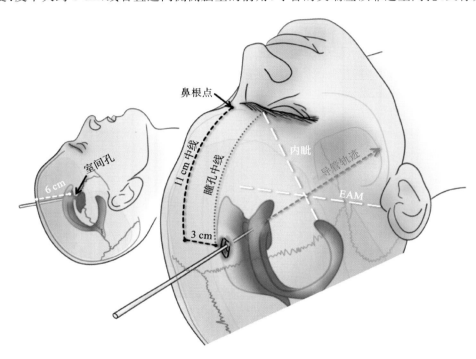

图 9-29　Kocher 点

EAM.眶下缘到外耳道

2. Keen 点　见图 9-30。

(1)位置:耳郭上方和后方 2.5~3 cm。

(2)方向:垂直于颞叶皮质,稍指向头侧。

(3)深度:4~5 cm。

3. Frazier 点　见图 9-31。

(1)特点:最初被用作三叉神经痛患者硬脑膜外横断三叉神经时的标志。现多用于颅后窝手术快速降低颅内压。

(2)位置:枕外隆凸上方 6 cm,中线旁开 3~4 cm。

(3)方向:指向对侧内眦上方 4 cm 处。

(4)深度:先进针 5 cm,见脑脊液流出后拔除针芯,再进针 5 cm,使导管完全位于同侧侧脑室。

4. Dandy 点　见图 9-32。

(1)特点:穿刺路径接近或通过视辐射,对视野的损害是一个需要考虑的问题。

(2)位置:枕外隆凸上方 3 cm,中线旁开 2 cm。

(3)方向:指向眉间上方 2 cm 处。

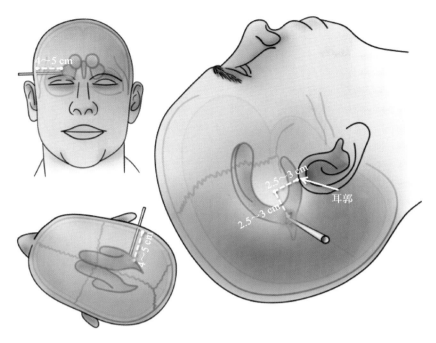

图 9-30　Keen 点

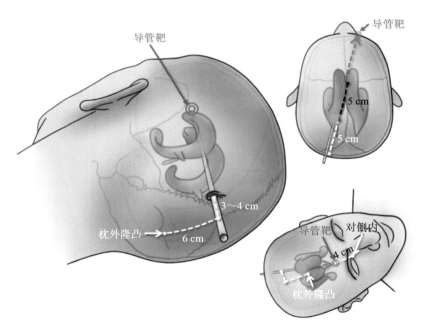

图 9-31　Frazier 点

（4）深度：4～5 cm，或直到遇到脑脊液。

5. Kaufman 点　见图 9-33。

（1）特点：不需要备皮，可以直接消毒进行操作，快速进入脑室系统，目前血肿穿刺引流中常有应用。

（2）位置：鼻根上方 5 cm，中线外侧 3 cm。

（3）方向：指向中线，并向下指向枕外隆凸上方 3 cm 的位置。

（4）深度：皮下约 7 cm，并放置在同侧侧脑室的前角内。

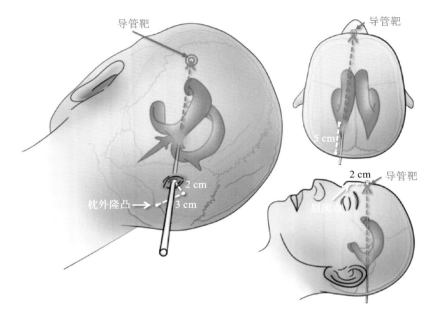

图 9-32   Dandy 点

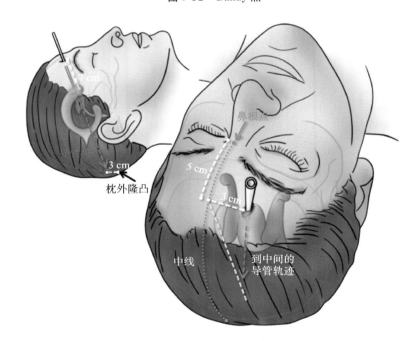

图 9-33   Kaufman 点

五、手术步骤

（一）麻醉及体位

麻醉：气管插管全身麻醉。

体位：①侧脑室前角：仰卧位，头部抬高 20°左右（如使用神经导航可配合使用头架固定）；②侧脑室后角：侧卧位，三角区位于最高点。

（二）手术入路选择

侧脑室内出血时，神经内镜治疗常采用两种入路：经额（Kocher 点）入路、经侧脑室三角区（Keen 点）入路 2 种。

1. 经额入路手术操作要点 采用硬性内镜经额入路时,钻孔与中线的距离决定术中视野。钻孔越靠外侧,内镜的头端越朝向透明隔。如果脑室未显著扩大,过度靠外的入路可能损伤尾状核头,造成出血,故应注意。一般将脑室长轴的方向作为入路方向,先到达侧脑室中心部,接近额角处。额角底部和外侧壁是尾状核头,没有脉络丛,通常脑室壁见不到动脉。尾状核和丘脑的分界标志是丘纹静脉主干,最重要的定位标志是侧脑室脉络丛,侧脑室脉络丛在活体上呈粉红色绒毛索条状,向前穿入室间孔,向后经侧脑室三角区进入颞角,并可看到脉络膜动、静脉(图 9-34)。

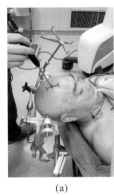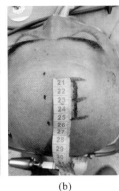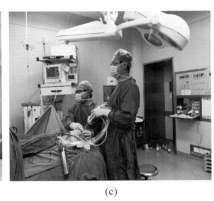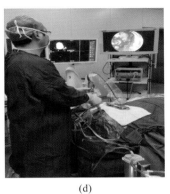

(a)　　　　(b)　　　　(c)　　　　(d)

图 9-34　用经额入路清除脑室内血肿

2. 两种入路 具体情况如下所述。

(1)单纯脑室内出血(双侧脑室内出血量相近):非优势半球经额(Kocher 点)入路(图 9-35)。

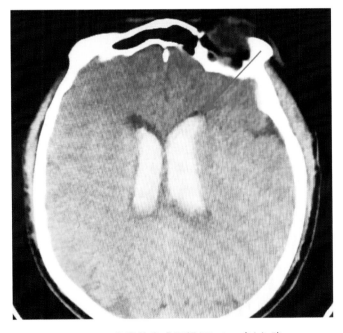

图 9-35　非优势半球经额(Kocher 点)入路

(2)以一侧脑室(前角)出血为主:出血量多的一侧经额(Kocher 点)入路(图 9-36)。

(3)以一侧脑室(后角)出血为主:出血量多的一侧经侧脑室三角区(Keen 点)入路(图 9-37)。

(4)一侧脑室内出血合并尾状核头部/丘脑出血:合并出血同侧经额(Kocher 点)入路(图 9-38)。

(三)术中操作步骤

1. 经额(Kocher 点)入路手术操作步骤

(1)患者取仰卧位,以鼻根上方 11 cm、中线侧方 3 cm、冠状缝前 1～2 cm 为中心,垂直于外耳道的连

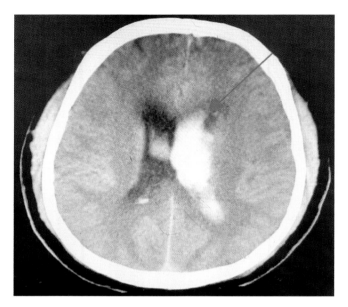

图 9-36　出血量多的一侧经额（Kocher 点）入路

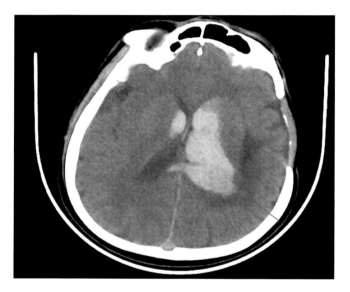

图 9-37　出血量多的一侧经侧脑室三角区（Keen 点）入路

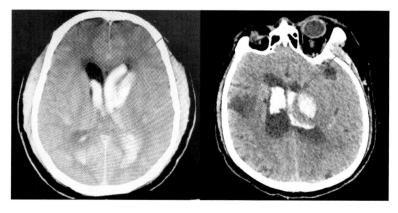

图 9-38　合并出血同侧经额（Kocher 点）入路

线并指向同侧内眦做直切口或弧形切口。深度：皮下大约 6 cm。

（2）切开头皮、分离骨膜（最好维持骨膜完整，关颅时予以缝合），用乳突牵开器牵开，用直径 5 mm 磨钻（金刚磨砂头）磨除骨质达硬脑膜，铣刀扩大骨窗直径约 3.0 cm（图 9-39）。

（3）尽量避开脑皮质的动脉或静脉。

（4）套管置入前尽量充分打开穿刺区域软脑膜及蛛网膜。

（5）套管置入时一只手拇指和食指固定在套筒的 6 cm 刻度处，如进入皮质该距离未进入脑室内血肿腔（无突破感）需重新调整穿刺方向。

（6）进入脑室后（有明显突破感）可继续进入 1～2 cm 再退出内芯。

（7）如使用可调距套管，置入脑室后可将其余颅外部分撕开，减小操作距离（图 9-40）。

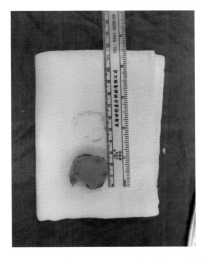

图 9-39　磨钻开骨孔后用铣刀铣开骨瓣

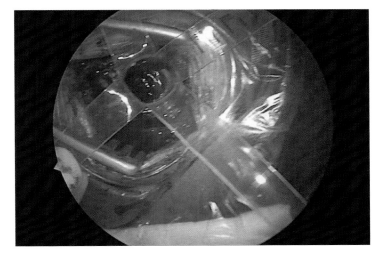

图 9-40　置入套管后调节套管长度

（8）可根据自身需要选择不同直径的套筒。

（9）置入套筒后需先取出最小的内芯，使血肿腔与大气沟通，再将较大的内芯退出，套筒退出时维持局部负压状态。

（10）透明鞘内可见大量血液与脑脊液混合物涌出，可用吸引器在内镜直视下吸除（图 9-41）。

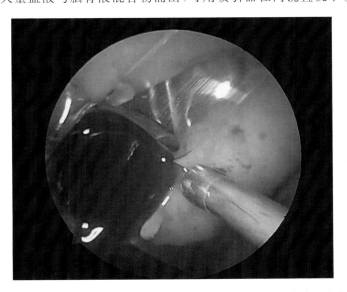

图 9-41　套筒置入后直视下清除脑室内涌出的血液与脑脊液混合物

（11）吸引器进入脑室系统后要严格控制吸力，所有操作要在直视下进行，避免盲操或吸引器吸力过大引起脑室内血管破裂大出血(图 9-42)。

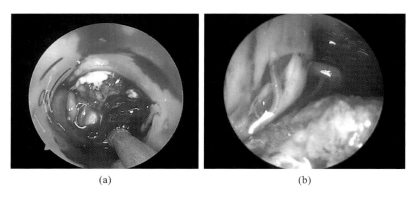

(a)   (b)

图 9-42   直视下清除血肿,避免损伤脑室内血管

(12)先沿侧脑室体部清除后角血肿再清除前角血肿。时间要尽量缩短,因脑室铸型后扩张,后角血肿容易暴露;脑室铸型患者常合并脑肿胀,清除前角血肿后脑室壁会很快复张,对清除后角血肿造成影响,使血肿残留(图 9-43)。

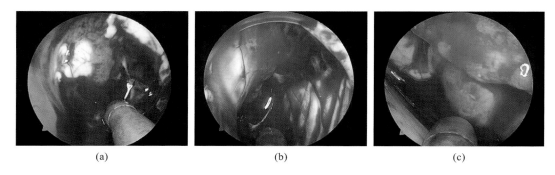

(a)   (b)   (c)

图 9-43   沿着侧脑室体部进入侧脑室后角,沿路直视下清除血肿

(13)若出现轻微渗出静脉血,可使用生理盐水进行反复冲洗,必要时可辅以明胶压迫止血。若出现活动性出血,可由助手扶镜,主刀者一只手持吸引器,另一只手持双极电凝止血(图 9-44)。

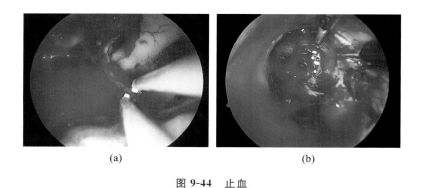

(a)   (b)

图 9-44   止血

(a)单手双极电凝止血;(b)助手扶镜,主刀者双手止血

(14)手术不必强求完全清除血肿,特别是脉络丛粘连紧密的血肿,这种血肿可予以保留达到减压的目的即可,避免强行清除血肿而造成活动性出血(图 9-45)。

(15)第三脑室底造瘘:脑室内血肿清除后,可经室间孔进入第三脑室清除血肿后进行第三脑室底造瘘(图 9-46)。

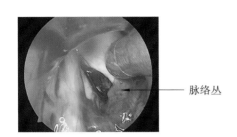

图 9-45　血肿清除后脉络丛完整

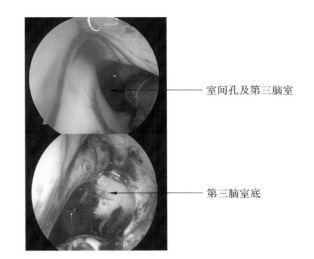

图 9-46　进入室间孔清除第三脑室内血肿并暴露第三脑室底

（16）透明隔造瘘：对于双侧脑室内积血病例，在清除一侧血肿后，于透明隔外非血管区行电凝后开窗造瘘，使用微型超声吸引器经透明隔窗口将对侧脑室内的血肿吸出（图 9-47）。

（17）对于合并尾状核头部出血的，先清除该部分血肿，再清除脑室内部分血肿。

（18）对于合并丘脑出血破入脑室的，清除脑室内血肿后，可探查丘脑出血破入脑室的破口，找到破口后同时清除丘脑内血肿（图 9-48）。

（19）手术完成后，用大量恒温生理盐水冲洗，并于血肿腔道内留置颅内压监测管或引流管（图 9-49）。

（20）一般情况下脑室内不放置其他异物。

（21）缓慢退出内镜，边退出边检查导管通道有无出血，如有则用双极电凝彻底止血（图 9-50）。

（22）在原有的钻洞口处稍加扩大供颅内压监测管或引流管通过，放回骨瓣（图 9-51）。

（23）引流管皮下隧道潜行 5 cm 以上，避免感染。

（24）缝合头皮结束手术。

2. 经侧脑室三角区（Keen 点）手术操作步骤

（1）体位：侧卧位，三角区位于最高点。

（2）位置：耳郭上方和后方约 3 cm，垂直于颞叶皮质，稍指向头侧。深度：4～5 cm。

（3）余步骤同前。

六、术中技巧及术后处理

（一）手术技巧与术中注意事项

（1）抵近观察，良好的照明和视野，直视下清除血肿（图 9-52）。

（2）创伤小，整个手术过程中无脑牵拉，可有效减少继发性脑水肿的发生。通过以下方法可以清除死角血肿：①用不同角度内镜；②用带角度的长吸引器；③改变透明鞘的角度。

（3）手术时间短，失血少，可有效减少术后肺部感染等并发症的发生。

（4）内镜设备除了神经外科专用内镜外，耳鼻喉科鼻内镜、普外科的腹腔镜、骨科的关节镜、泌尿科的膀胱镜及成像系统可以资源共享。

（5）术后控制患者血压稳定，患者复查 CT 无再出血后再行镇痛镇静治疗。

（6）术后如需引流，可在内镜直视下放置引流管或颅内压监测管。

（二）术后处理

（1）术后根据颅内压监测情况给予脱水治疗，并持续外引流（每天引流量 150 mL 左右）。

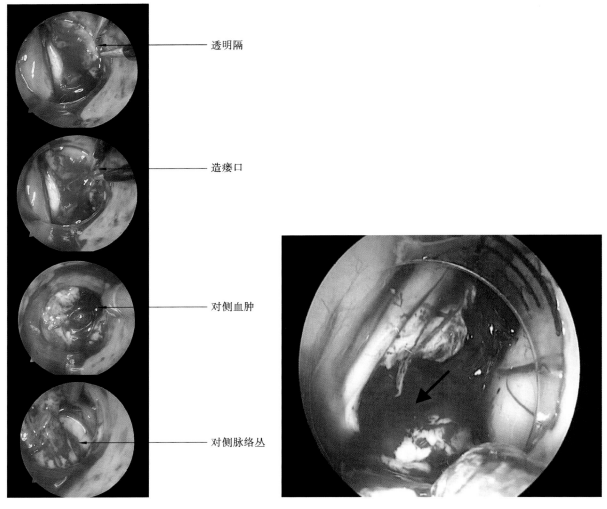

透明隔

造瘘口

对侧血肿

对侧脉络丛

图 9-47　透明隔造瘘后清除对侧脑室内血肿

图 9-48　丘脑出血破入脑室的破口

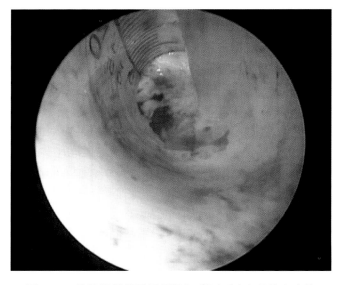

图 9-49　连接延长管后用恒温(37℃左右)生理盐水冲洗

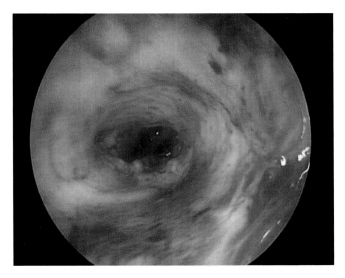

图 9-50　退出过程中注意观察通道有无出血

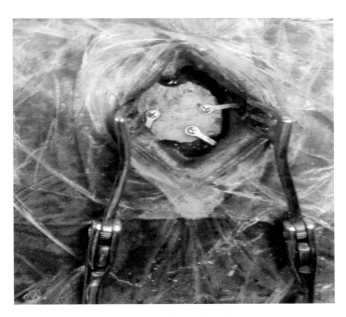

图 9-51　术毕骨瓣复位

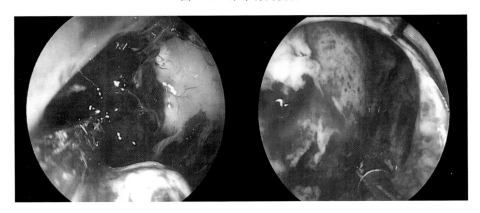

图 9-52　良好的照明和视野,直视下清除血肿

（2）术后 6 h、24 h 复查头颅 CT；如血肿清除满意，可在 3 天内尽早拔除引流管。

（3）若 CT 提示血肿残留较多或第四脑室铸型，可联合使用 rt-PA（用药方案为 1 mg/8 h，总用量≤12.0 mg，连续用药时间≤4 天）。

（4）止血、营养颅神经、对症治疗。神经保护剂、中药制剂的疗效与安全性尚需开展更多高质量临床试验进一步证实（Ⅱ级推荐，C 级证据）。

（5）术后一般建议转 NICU 或 ICU 进行监护治疗。

（6）定期进行血气分析等，如出现低氧血症且昏迷程度较深，尽早行气管切除术。

（7）术后每 3 个月进行一次 GOS 评定。

（8）血压的管理：

①应综合管理脑出血患者的血压，分析血压升高的原因，再根据血压情况决定是否进行降压治疗（Ⅰ级推荐，C 级证据）。

②对于收缩压为 150～220 mmHg 的住院患者，在没有急性降压禁忌证的情况下，数小时内降压至 130～140 mmHg 是安全的（Ⅱ级推荐，B 级证据），其改善患者神经功能的有效性尚待进一步验证（Ⅱ级推荐，B 级证据）；对于收缩压＞220 mmHg 的脑出血患者，在密切监测血压的情况下，持续静脉输注药物控制血压可能是合理的，收缩压目标值为 160 mmHg（Ⅱ级推荐，D 级证据）。

③在降压治疗期间应严密观察血压水平的变化，避免血压波动，每隔 5～15 min 进行一次血压监测（Ⅰ级推荐，C 级证据）。

（9）血糖的管理：血糖值可控制在 7.8～10.0 mmol/L。应加强血糖监测并进行相应处理：①血糖超过 10 mmol/L 时可给予胰岛素治疗；②血糖低于 3.3 mmol/L 时，可给予 10%～20%葡萄糖液口服或注射治疗。目标是达到正常血糖水平。

（10）颅内压的管理：颅内压增高者，应卧床、适度抬高床头、严密观察生命体征（Ⅰ级推荐，C 级证据）。需要脱水降颅内压时，应给予甘露醇（Ⅰ级推荐，C 级证据）和高渗盐水（Ⅱ级推荐，B 级证据）静脉滴注，用量及疗程应个体化。同时，注意监测心、肾及电解质情况。必要时，也可用呋塞米、甘油果糖和（或）白蛋白（Ⅱ级推荐，B 级证据）。对伴有意识障碍的脑积水患者，可行脑室外引流以缓解颅内压增高（Ⅱ级推荐，B 级证据）。

（11）深静脉血栓形成（DVT）和肺栓塞的防治：

①卧床患者应注意预防 DVT（Ⅰ级推荐，C 级证据），疑似患者可做 D-二聚体检测及肢体多普勒超声检查（Ⅰ级推荐，C 级证据）。

②鼓励患者尽早活动、腿抬高；尽可能避免进行下肢静脉输液，特别是瘫痪侧肢体（Ⅳ级推荐，D 级证据）。

③瘫痪患者入院后即应用气压泵装置，可预防 DVT 及相关栓塞事件（Ⅰ级推荐，A 级证据）；不推荐用弹力袜预防 DVT（Ⅰ级推荐，A 级证据）。

④对于易发生 DVT 的高危患者（排除凝血功能障碍所致的脑出血患者），血肿稳定后可考虑在发病后 1～4 天皮下注射小剂量低分子肝素或普通肝素预防 DVT，但应注意出血的风险（Ⅱ级推荐，B 级证据）。

⑤当患者出现 DVT 或肺栓塞症状时，可使用系统性抗凝治疗或下腔静脉滤器置入（Ⅱ级推荐，C 级证据）；恰当治疗方案的选择取决于多重因素（出血时间、血肿稳定性、出血原因及全身情况）（Ⅱ级推荐，C 级证据）。

七、术后并发症的发生原因、预防及处理

1. 肺部感染　肺部感染是高血压所致基底节区脑出血神经内镜术后最常见的并发症。

（1）原因：

①高血压所致基底节区脑出血容易发生呕吐、误吸导致吸入性肺炎，同时，该类患者常发生呼吸困难

而采取气管插管、气管切开、呼吸机辅助呼吸等措施,这些原因极易导致肺部发生感染。

②部分高血压所致基底节区脑出血患者昏迷卧床时间较长,咳嗽排痰能力下降,也容易导致肺部发生感染。

(2)预防及处理:

①对高血压所致基底节区脑出血神经内镜术后患者,要加强翻身、拍背等基础护理,帮助其排痰。

②术后未上呼吸机者建议早期即采取抬高床头等措施,甚至可将患者置于半坐位,以增强其呼吸动度。

③有感染症状者建议早期进行痰培养＋药敏试验(多次留取痰液),根据痰培养＋药敏试验结果选用敏感抗生素(ICU 内气管切开者多数存在铜绿假单胞菌、肺炎克雷伯菌、大肠埃希菌、鲍曼不动杆菌等引起的感染)。

2.顽固性呃逆和反流

(1)原因:

①基底节区脑出血容易导致神经核团受损,累及呼吸中枢、呃逆中枢、内侧总束的功能致上消化道出血或胃扩张、痉挛等刺激迷走神经和膈神经发生顽固性呃逆和反流。

②大量应用脱水药使水、电解质紊乱导致迷走神经、膈神经兴奋性增高致顽固性呃逆和反流发生。

(2)预防及处理:

①呃逆:采取针灸、理疗、氯丙嗪等药物穴位注射等进行治疗。

②反流:患者进食时采取半坐卧位,餐前 0.5 h、餐后 1 h 给予其腹部按摩 20 min,促进胃肠蠕动,以助消化。

③纠正水、电解质紊乱,有胃扩张者插胃管进行持续胃肠减压。

3.消化道应激性溃疡出血

(1)原因:基底节区脑出血脑水肿,神经内分泌功能障碍,导致胃酸分泌过多发生神经源性消化道应激性溃疡出血,表现为胃肠道黏膜的广泛性出血。

(2)预防及处理:

①如果发生消化道应激性溃疡出血,应给予插胃管进行胃肠减压处理。

②严重者要禁食。

③给予肾上腺素 4～8 mg、云南白药 1 小瓶加冰冻盐水 100 mL 分 2 次从胃管内注入并保留 30 min,应用洛赛克(注射用奥美拉唑钠)40 mg 静脉滴注,每天一次,连用 3～7 天。

4.再出血

(1)原因:再出血原因最常见的是术后血压过高导致手术创面渗血,术中止血不彻底等因素导致再出血。

(2)预防及处理:

①术后注意调控血压,收缩压控制在 150～160 mmHg,舒张压控制在 90～95 mmHg 较为理想。

②术后发生创面渗血致再出血时使用巴曲亭(注射用血凝酶)2 U 静脉注射,或静脉滴注 5％的葡萄糖 100 mL＋氨甲苯酸 0.4 g 或酚磺乙胺(止血敏)0.4 g,视情况使用 1～2 天。

③如果再出血量不大,可保守观察治疗,再出血发生后仍有引流管在血肿腔中者可观察 1～2 天,无血肿扩大后,用尿激酶 3 万～5 万 U＋生理盐水 3 mL 从引流管注入血肿腔,并夹管 4～6 h 开放引流管,连续应用 3～4 天再出血的血肿多能液化排出体外。如果再出血量比较大,脑占位效应严重,大脑中线偏移,可根据患者情况决定是否再次行手术清除血肿等。

5.多脏器栓塞、关节僵硬和肌肉萎缩

(1)原因:基底节区脑出血患者术后昏迷、卧床容易发生下肢静脉血栓,表现为一侧肢体肿胀,并可能发展到肺栓塞,造成瞬间、短时间内死亡。长时间昏迷者易出现关节僵硬及肌肉废用性萎缩,活动后出现关节疼痛甚至脱位。

（2）预防及处理：

①昏迷者可行高压氧治疗及用促醒、神经营养、改善脑代谢等药物治疗。

②恢复期要积极加强功能锻炼、中医中药及康复理疗治疗,尤其是颈部、腰背肌肉力量的锻炼及四肢关节的伸屈活动功能锻炼。

6. 水、电解质紊乱,贫血及营养不良

（1）原因:急性期脱水会发生低钠、低钾血症,严重者会发生高钠血症,恢复期会出现贫血、营养不良等,这主要是由进食少、消化吸收功能减弱造成。

（2）预防及处理:监测电解质变化,及时纠正水、电解质紊乱,加强喂养,注意补充营养。

7. 高热、尿崩

（1）原因:早期主要是体温调节中枢损害及下丘脑损伤所致。中后期需注意感染性发热。

（2）预防及处理:

①可用冰毯、亚低温等治疗处理。

②尿崩者必要时用去氨加压素治疗,要注意防止电解质紊乱。

8. 颅内感染

（1）原因:操作不当,引流时间过长。

（2）预防及处理:认真执行无菌操作原则,加强液化引流,及时拔除脑干血肿引流管。

八、优点与缺点

（一）优点

（1）内镜能够提供清晰的视野,术中多角度镜和多角度吸引器的配合使用,可直接观察脑室全景,直视下手术,能确保最大限度地将脑室内的血肿清除,第三脑室壁所受压迫情况得以迅速解除。

（2）可以快速地解决急性脑积水问题,颅内压得以降低。

（3）脑室内侧壁和血肿间存在脑脊液和空隙,致使脑室内的血肿块易于松动,适用于在内镜下进行清除并可减少出血情况的发生。

（4）在内镜下能清楚地显示血肿与周围脑室壁、脉络丛的关系,这为术中对血肿清除的取舍提供了参考,从而减少了脑组织损伤,更好地保护了神经功能。

（5）有更高的血肿清除率,减少了血肿残留降解产生的副产物,配合脑室系统的冲洗,对预防远期分流依赖性脑积水有一定的积极作用。

（6）因血肿清除较彻底,缩短了术后引流管留置时间,降低了术后再出血及感染的风险。

（7）术中透明隔造瘘及第三脑室底造瘘,有效地降低了术后脑积水的发生率。

（8）内镜直视下放置引流管,可减少因盲目置管导致的室管膜损伤,并可尽量避开脉络丛,尽可能避免因脉络丛包绕引流管造成的堵塞。

（二）缺点

（1）操作空间小,有对内镜及显微镜技术的双重要求。

（2）图像为平面,非三维成像,立体感较差(但可通过镜体移动和训练提高体感产生类似的立体感)。

（3）如出血比较凶猛,容易失去操作视野。

九、术式评价与展望

（一）术式评价

单纯脑室穿刺外引流术是治疗脑室内铸型血肿的常用手术方法之一。该手术虽然具有创伤小、操作简便等优势,但同时具有一定的局限性及盲目性;对具有占位效应的血肿不能尽快彻底清除,血肿存在时间较长,脑积水发生的概率明显增高;术后引流管留置时间过长,反复血肿腔灌注组织型纤溶酶原激活物

（t-PA），导致术后并发颅内感染的概率相对增高。

如何快速、安全、有效地清除脑室内血肿，减少术后并发症，成为有效降低脑室内出血患者致残率和致死率的关键所在。随着神经内镜技术的不断进步，神经内镜设备的不断完善，神经内镜直视下脑室内血肿清除术已经成为治疗脑室内出血（尤其是脑室铸型）的一种重要手段。通过神经内镜能在直视下最大限度地清除血肿；可大幅度减小术中视野盲区，视野更为清晰；能够准确辨认脑室壁、神经、血管、脉络丛等结构，达到近距离引导下观察并清除血肿的目的。同时神经内镜直视下放置引流管，可减轻因盲目置管对室管膜的损伤，并可尽量避开脉络丛，尽可能地避免因引流管被脉络丛包绕造成的堵塞。

（二）术式展望

（1）随着神经内镜技术在神经外科中的迅速发展，神经内镜清除脑室内血肿手术已经逐渐成熟，并受到众多专家学者的高度关注和重视。神经内镜治疗脑室内出血符合神经外科微创发展的趋势和潮流，临床效果确切、前景广阔。

（2）需要操作人员进行规范的内镜技术培训：神经内镜仍有部分镜后盲区；套管内位置里有限，器械"打架"；目前大多数内镜为二维的而不是三维的；目前硬性内镜尚不能进入第四脑室；进镜的同时还存在引起脑室壁损伤等风险。上述存在的不足需要操作人员进行规范的内镜技术培训来改进。

十、典型病例

（一）经额入路神经内镜脑室内血肿清除术

1. 简要病史及术前影像学资料 患者，男性，41岁，突发意识不清6 h入院，浅昏迷，双瞳孔等大正圆，直径2.0 mm，对光反射消失，刺激四肢过伸，右侧巴宾斯基征阳性，GCS评分6分，诊断为左侧尾状核头部出血破入脑室（图9-53）。入院后行控制血压、止血、脱水等治疗，并行CTA排除动脉瘤。术前准备后，急诊在全身麻醉下行神经内镜颅内血肿清除＋脑室内血肿清除＋脑室外引流术。术后第3天拔头部引流管，对症支持治疗，早期康复治疗，28天出院，神志清楚，GCS评分15分。

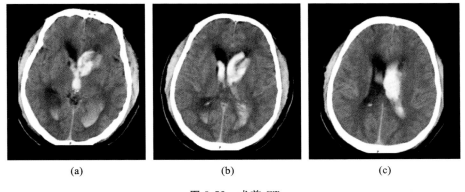

(a)   (b)   (c)

图9-53 术前CT

2. 手术方式及要点

（1）方式：经额中回入路。

（2）要点：①先清除尾状核头部出血再清除脑室内出血。

②打开脑脊液循环通路（图9-54）。

③清除血肿时注意不要损伤丘纹静脉等结构。

3. 术后随访影像学资料 术后6 h复查CT（图9-55）。

4. 术后出院前患者资料 见图9-56。

（二）经侧脑室三角区入路神经内镜脑室内血肿清除术

1. 简要病史及术前影像学资料 患者，男性，55岁，突发神志模糊8 h入院。入院查体：神志模糊，双瞳孔等大正圆，直径2.5 mm，对光反射迟钝，刺激四肢定位，GCS评分11分。既往有脑出血手术史，2年

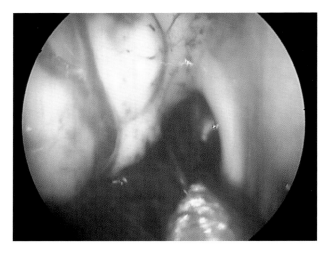

图 9-54 术中内镜直视下清除脑室内出血后开放第三脑室

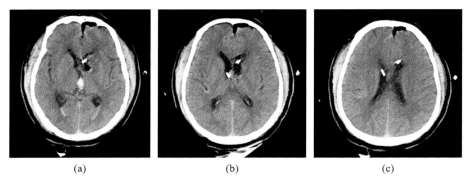

(a)   (b)   (c)

图 9-55 术后 6 h 复查 CT

前在外院行颅内血肿清除＋去骨瓣减压术。入院诊断为脑室内出血（图 9-57）。入院后行控制血压、止血、脱水等治疗,急诊在全身麻醉下行神经内镜脑室内血肿清除＋脑室外引流术。术后第 3 天拔除头部引流管,对症支持治疗,早期康复治疗,14 天出院,神志清楚,GCS 评分 15 分。

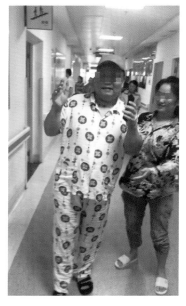

图 9-56 术后出院前患者资料

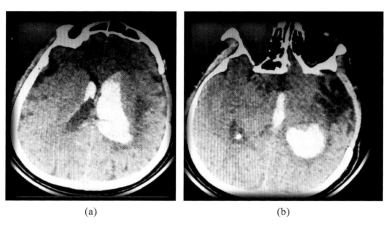

(a)   (b)

图 9-57 入院时头颅 CT

2. 手术方式及要点

（1）方式：经侧脑室三角区入路。

（2）要点：①先清除侧脑室后角的血肿。

②打开脑脊液循环通路（图 9-58）。

③清除血肿时注意不要损伤脉络膜上静脉及脉络膜后动脉分支等结构（图 9-59）。

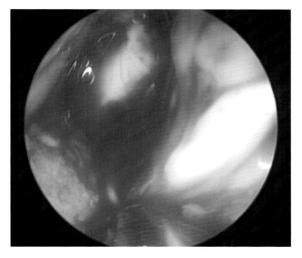

图 9-58　清除侧脑室后角血肿后开放第三脑室后部

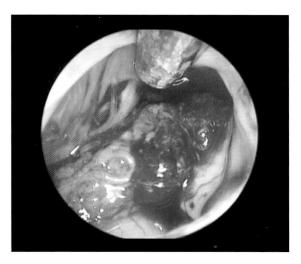

图 9-59　脉络丛及脉络膜上静脉

3. 术后影像学资料　术后 6 h 复查 CT（图 9-60）。

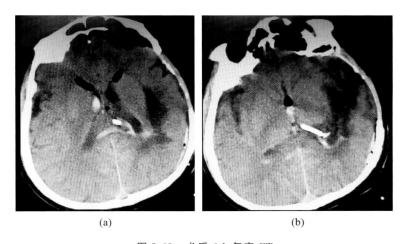

(a) 　　　　　　　　　　(b)

图 9-60　术后 6 h 复查 CT

参 考 文 献

［1］　Feletti A，Basaldella L，Fiorindi A. How I do it：flexible endoscopic aspiration of intraventricular hemorrhage［J］. Acta Neurochirur（Wien），2020，162（12）：3141-3146.

［2］　Xu J，Ma S，Wu W，et al. Heron-mouth neuroendoscopic sheath-assisted neuroendoscopy plays critical roles in treating hypertensive intraventricular hemorrhage［J］. Wideochir Inne Tech Maloinwazyjne，2021，16（1）：199-210.

［3］　Oertel J，Linsler S，Strohm L，et al. Management of severe intraoperative hemorrhage during intraventricular neuroendoscopic procedures：the dry field technique[J]. Acta Neurochir（Wien），2022,164(10)：2551-2557.

[4] Ding H T，Han Y，Sun D K，et al. Efficacy and safety profile of neuroendoscopic hematoma evacuation combined with intraventricular lavage in severe intraventricular hemorrhage patients [J]. Brain Behav,2020,10(9)：e01756.

[5] Schulz M，Bührer C，Pohl-Schickinger A，et al. Neuroendoscopic lavage for the treatment of intraventricular hemorrhage and hydrocephalus in neonates[J]. J Neurosurg Pediatr,2014,13(6)：626-635.

[6] Alexopoulos G，Prim M，Khan M，et al. Minimally invasive evacuation of severe intraventricular hemorrhage using the brainpath endoport-assisted microsurgical system[J]. World Neurosurg,2020,134：e540-e548.

[7] Toyooka T，Kageyama H，Tsuzuki N，et al. Flexible endoscopic aspiration for intraventricular casting hematoma[J]. Acta Neurochir Suppl,2016,123：17-23.

[8] Du B，Shan A J，Zhang Y J，et al. The intra-neuroendoscopic technique：a new method for rapid removal of acute severe intraventricular hematoma[J]. Neural Regen Res,2018,13(6)：999-1006.

[9] Reeves A，Muhonen M，Loudon W. FloSeal hemostatic matrix use for intraventricular hemorrhage during a neuroendoscopic procedure[J]. Minim Invasive Neurosurg,2011,54(3)：132-134.

[10] Iwaasa M，Ueba T，Nonaka M，et al. Safety and feasibility of combined coiling and neuroendoscopy for better outcomes in the treatment of severe subarachnoid hemorrhage accompanied by massive intraventricular hemorrhage [J]. J Clin Neurosci, 2013, 20 (9)：1264-1268.

[11] Nomura S，Ishihara H，Yoneda H，et al. Neuroendoscopic evacuation of intraventricular hematoma associated with thalamic hemorrhage to shorten the duration of external ventricular drainage[J]. Surg Neurol Int,2010,1：43.

[12] Basaldella L，Marton E，Fiorindi A，et al. External ventricular drainage alone versus endoscopic surgery for severe intraventricular hemorrhage：a comparative retrospective analysis on outcome and shunt dependency[J]. Neurosurg Focus,2012,32(4)：E4.

[13] Iwaasa M，Ueba T，Okawa M，et al. Analysis of combined coiling and neuroendoscopy in the treatment of intraventricular hemorrhage due to ruptured aneurysm[J]. Acta Neurochir Suppl,2014,119：49-52.

[14] Fiorella D，Gutman F，Woo H，et al. Minimally invasive evacuation of parenchymal and ventricular hemorrhage using the Apollo system with simultaneous neuronavigation，neuroendoscopy and active monitoring with cone beam CT[J]. J Neurointerv Surg,2015,7(10)：752-757.

（段　剑）

第四节　慢性硬脑膜下血肿

一、概述

慢性硬脑膜下血肿（chronic subdural hematoma，CSDH）为神经外科常见的颅内出血性疾病，分为分隔型和无分隔型，其约占颅内血肿的 10%，好发于老年人，数据表明，其发病率随年龄增长呈增高趋势，

65 岁以下人群年发病率约 3.4 /10 万,而 65 岁及 65 岁以上人群年发病率为(8～58)/10 万。随着抗血小板和抗凝药物应用的普及,CSDH 发病率也呈逐年上升趋势。

　　导致 CSDH 形成的主要原因是外力创伤导致矢状窦旁静脉或者桥静脉破裂出血,血液聚集于硬脑膜下腔。极少数患者无外伤,可能与患者脑萎缩、颅内压低、长期服用抗凝药物、营养不良、维生素 K 缺乏、慢性酒精中毒、硬脑膜出血性或血管性疾病等因素有关。

　　CSDH 的发病机制目前尚未完全清楚,大脑表面回流到静脉窦的桥静脉容易受到大脑外伤或震荡的牵拉而撕裂出血,脑萎缩可促进静脉中的液体渗出,这些可能促使血肿的形成;"局部炎症反应学说""新生毛细血管持续渗血学说""局部纤溶亢进学说"等阐述了血肿扩大的可能机制。

　　CSDH 起病较为隐匿,进展缓慢,病程长,临床表现主要分为三种类型:以颅内压增高为主;以病灶症状为主,如偏瘫、失语等;以智力和精神症状为主,如头晕、记忆力减退、精神失常等。若较大的血肿未得到及时清除,则血肿对脑实质及脑血管的长时间压迫,会使得脑卒中、脑萎缩等并发症的风险增高,严重者发生脑疝造成死亡。

　　CSDH 患者确诊后有明显症状的,应手术治疗,以往选择钻孔置管引流术,该术式因全过程无法在直视下进行,容易造成血肿清除不彻底,特别是对于分隔型硬脑膜下血肿,术后复发率较高。近年来,随着神经内镜技术在手术中应用的发展,神经内镜已经被逐渐推广应用于 CSDH 的治疗,并且取得较好的临床效果。

　　神经内镜手术治疗 CSDH 具有以下特点:①光线充足、视野清楚、直视下多角度对血肿腔进行全面观察,充分暴露血肿位置,避免盲目操作引起损伤。②通过控制冲洗水流,对血块进行较好的清除,对于存在分隔的血肿患者,还可打通纤维分隔进行清除,提高血肿清除率。③术中边冲洗边吸引,将血肿、沉淀物等冲洗干净的同时维持颅内压平稳,减少对脑组织与血管造成损伤的机会。④直视下可尽可能剥离并清除血肿炎性外包膜,降低复发率。⑤直视下放置引流管,引流管可放置在理想位置,术后部分患者无须留置引流管,颅内感染的风险降低。⑥术中可以及时发现活动性出血部位,并利用冲洗、电凝等措施进行止血,可获得更理想的止血效果,相较于钻孔引流手术优势明显。

二、手术入路及相关解剖

(一)手术入路

　　术前完善检查,确定患者血肿特征,即血肿的位置、厚度、体积及分布等,患者采用仰卧位或侧卧位,根据患者术前的 CT、MRI 等相关检查结果,定位血肿最厚处,一般于额、颞部或顶结节头皮处做 4～5 cm 手术切口,电钻钻孔,扩大骨孔至直径为 1.5～2 cm,悬吊硬脑膜,"十"字形切开,双极电凝止血。

　　有学者认为,对所有累及额部的血肿患者采取血肿前部钻孔,有利于软性内镜平直地进入血肿腔,紧贴硬脑膜,且有充足的操作空间,利于手术的进行。对于不同特征的硬脑膜下血肿,在具体手术入路的选择上,还需要在临床实践中不断改进与创新。

(二)脑膜组织解剖

　　脑膜由外到内分为硬脑膜、蛛网膜、软脑膜。硬脑膜由成纤维细胞和大量细胞外胶原蛋白组成,蛛网膜由外层屏障蛛网膜、中间层网状蛛网膜、最内层的小梁蛛网膜构成,软脑膜是紧密地附着于大脑或脊髓上的一种厚厚的血管结缔组织膜。

　　传统上的观点认为三层膜之间存在着两个腔隙,即硬脑膜下腔和蛛网膜下腔,然而随着现在的形态学及显微镜相关研究的进展,对硬脑膜下腔的存在提出了质疑,即在正常生理情况下没有明确的证据表明在硬脑膜和蛛网膜平面之间存在一个天然空间,并且研究发现两层膜之间存在着一个特殊的成纤维细胞层,称为"硬脑膜边界细胞层"。而出现所谓的"硬脑膜下腔"是组织创伤的一个病理过程,可导致硬脑膜边界细胞层的裂开分离。当这个空间确实出现时,它不是位置上的"硬脑膜下",而是在形态上不同的细胞层内,即所谓的硬脑膜下血肿通常是在硬脑膜边界细胞层内发生的病变。

三、内镜手术技术方法及难点

(一)内镜的选择

鉴于软性内镜能更深入地到达血肿腔边缘,且软性内镜带有固有操作通道,可以将冲洗管、吸引器以及软性内镜内固有通道连接起来,以边冲洗边吸引的方式对血肿进行更为准确的冲洗清除,所以推荐采用软性内镜进行手术。

(二)麻醉

患者一般可采用局部麻醉的方式进行手术,对于因临床症状等其他原因不能配合者,采用全身麻醉进行手术。老年患者常合并基础疾病,术前应充分评估麻醉风险。

(三)手术方法

"十"字形切开硬脑膜及壁层血肿包膜,用棉片堵住切口,让液态血肿液缓慢流出,避免颅内压快速下降、脑组织快速复位及受压脑组织血流量突然增多而引起出血,待颅内压下降趋于稳定后,先直接用吸引器清除骨孔下的血肿,接着将内镜沿着切口置入血肿腔内,连接医用三通阀,用 37 ℃ 的生理盐水以合适的流速朝不同的方向进行冲洗,内镜直视下有规律地按顺序对血肿腔进行血肿清除,注意对血肿腔边缘的探查,对于不易冲洗的血块,可适当加压以增大冲洗流速将其清除,对于血肿腔内的分隔,可直接用内镜头端将其穿透,或者用活检钳将其撕破,保证充分开放分隔,对分隔内进行冲洗,对于血肿腔壁的出血,大多可在持续冲洗后自行止血,出血明显者可用电凝止血。反复冲洗直至内镜下见冲洗液清亮,从不同角度沿血肿腔边缘探查,确认血肿清除彻底及无活动性出血后,视术中情况,决定是否放置硬脑膜下引流管,缓慢退出内镜,缝合硬脑膜,用明胶海绵对钻孔进行封闭处理,逐层缝合切口。

(四)注意事项及要求

(1)摆体位时注意将颅骨钻孔位置保持在头部最高水平,以便于术后注水排气,减少术后积液及血肿的复发。

(2)术中镜头在血肿腔内操作时尽量靠近硬脑膜进行,注意避免划破脑膜表面的血管及脑膜间的桥静脉而引起出血。

(3)术中彻底止血和无血肿残留,可降低术后血肿复发及感染的风险。

(4)术者必须能熟练进行内镜操作,并且与助手密切配合。

(5)手术全程在严格的无菌环境下进行。

四、并发症及其处理

硬脑膜下血肿清除术可能的并发症主要有硬脑膜下积液、硬脑膜下出血、颅内积气、颅内感染、脑实质损伤、血肿复发等,在内镜直视下进行血肿的清除和放置引流管大大减少了由于血肿残留对脑实质或血管的损伤以及降低了引流管放置不当造成的出血、血肿复发、感染等并发症的发生率。对于并发症的出现,一般采取保守治疗,给予止血药物、促血肿吸收药物、抗感染药物等对症治疗,必要时进行再次手术处理。

可通过以下处理对并发症进行一定的控制。

(1)术前进行影像学评估,了解血肿腔情况,对纤维蛋白分隔进行分析,指导手术。

(2)手术操作精细柔和,对血肿的冲洗、清除应按一定顺序进行,避免反复操作对脑组织造成机械损伤及造成血肿残留。

(3)直视下打通血肿分隔,彻底清除血肿,并剥离、清除血肿炎性包膜,止血应彻底,以降低血肿复发及感染的发生率。

(4)术中清除完血肿后可鼓励患者咳嗽数次,以利于残留血肿及积气的排出。

(5)关闭钻孔前,用生理盐水充满血肿腔,以及放置引流管时注入生理盐水充分排气,避免颅内积气,另外,引流管另戳孔引出可降低感染风险。

（6）术后患者采取去枕平卧位或头低足高位，多饮水，静脉补充等渗盐水等，有利于脑复张。

五、典型病例

患者，女性，56岁，于入院前约1.5个月摔伤头部，当时行头颅CT检查未见颅内明显异常，未特殊治疗，近期出现右侧肢体无力，进行性加重，遂就诊入院。查体：右侧肢体肌力Ⅳ级，右侧巴宾斯基征阳性。行头颅CT检查提示：左侧颅板下方见带状略高密度影，邻近脑质受压，脑沟变浅、消失，左侧侧脑室受压，中线结构右移。完善相关准备后，局部麻醉后在内镜下行左侧硬脑膜下血肿清除术，术中在内镜直视下探查血肿腔，可清晰地看到硬脑膜下的血块，以及脑膜间的血管等结构，准确地对血肿腔边缘区域的血块进行清除。术中患者无不适反应，未留置引流管，术后复查头颅CT，提示血肿清除较好。

患者术前影像如图9-61所示。患者术中镜下所见影像如图9-62所示。患者术后影像如图9-63所示。

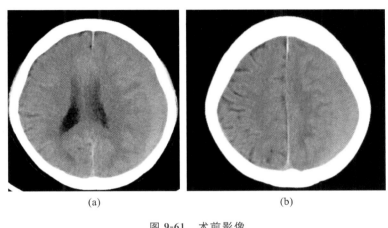

(a)　　　　　　　　　　　　(b)

图 9-61　术前影像

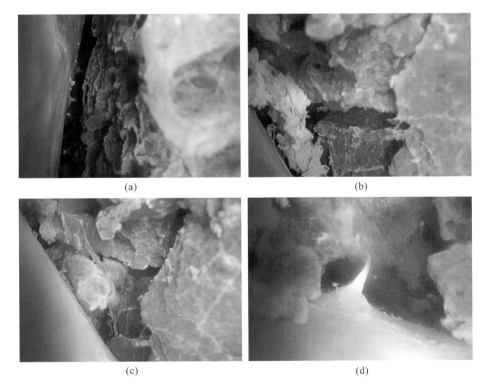

(a)　　　　　　　　　　　　(b)

(c)　　　　　　　　　　　　(d)

图 9-62　术中镜下所见

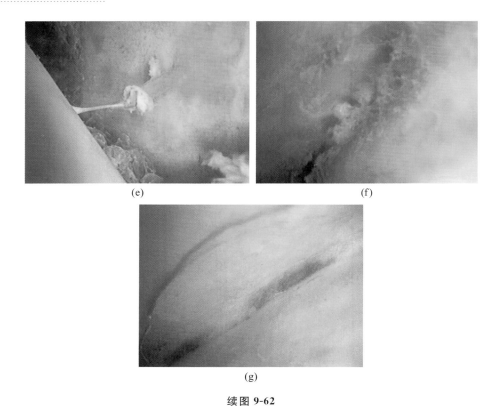

(e)　(f)

(g)

续图 9-62

（a）未液化的血肿形态；（b）（c）黄色和粉红色的血肿提示血肿形成的时间不同；（d）（e）桥静脉；（f）血肿腔边缘

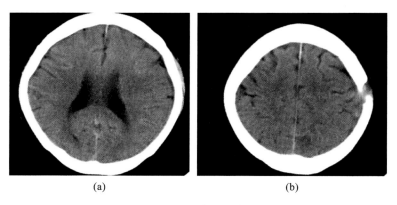

(a)　(b)

图 9-63　术后影像

参 考 文 献

［1］　张亚卓. 内镜神经外科学［M］. 2 版. 北京：人民卫生出版社，2017.

［2］　Du B，Xu J Z，Hu J T，et al. A clinical study of theintraneuroendoscopic technique for the treatment of subacutechronic and chronic septal subdural hematoma ［J］. Front Neurol，2019，10：1408.

［3］　Yadav Y R，Parihar V，Namdev H，et al. Chronic subdural hematoma［J］. Asia J Neurosurg，2016，11（4）：330-342.

［4］　Kolias A G，Chari A，Santarius T，et al. Chronic subdural haematoma：modern management and emerging therapies ［J］. Nat Rev Neurol，2014，10（10）：570-578.

［5］　贺玉淮. 软通道钻孔引流术联合尿激酶治疗慢性硬膜下血肿的临床效果［J］. 实用临床医学，2018，19（3）：52-53，64.

［6］Miranda L B,Braxton E,Hobbs J,et al. Chronic subdural hematoma in the elderly:not a benign disease［J］. J Neurosurg,2011,114(1):72-76.

［7］Ducruet A F,Grobelny B T,Zacharia B E,et al. Erratum to:the surgical management of chronic subdural hematoma［J］. Neurosurg Rev,2015,38(4):771.

［8］王家雄,龙江.慢性硬膜下血肿发病机制及治疗研究进展［J］.中国临床实用医学,2016,7(4):93-96.

［9］Stanisic M,Lyngstadaas S P,Pripp A H,et al. Chemokines as markers of local inflammation and angiogenesis in patients with chronic subdural he-matoma:a prospective study［J］. Acta Neurochir (Wien),2012,154(1):113-120.

［10］苏少波,张建宁.慢性硬膜下血肿外膜的超微结构观察［J］.中华神经医学杂志,2012,11(2):145-148.

［11］Murakami H,Hirose Y,Sagoh M,et al. Why do chronic subdural hematomas continue to grow slowly and not coagulate? Role of thrombomodulin in the mechanism［J］. J Neurosurg,2002,96(5):877-884.

［12］Han S B,Choi S W,Song S H,et al. Prediction of chronic subdural hematoma in minor head trauma patients［J］. Korean J Neurotrauma,2014,10(2):106-111.

［13］梁建广,吴春富,陆华,等.不同手术方式微创治疗老年慢性硬膜下血肿［J］.中国内镜杂志,2014,20(9):1001-1003.

［14］贺亚杰.神经内镜手术治疗分隔型慢性硬膜下血肿［J］.中国医药指南,2015,13(23):60-61.

［15］Berhouma M,Jacquesson T,Jouanneau E. The minimally invasive endoscopic management of septated chronic subdural hematomas:surgical technique［J］. Acta Neurochir (Wien),2014,156(12):2359-2362.

［16］Haines D E,Harkey H L,Al-Mefty O. The"subdural"space:a new look at an outdated concept［J］. Neurosurgery,1993,32(1):111-120.

［17］Reina M A,López García A,de Andrés J A,et al. Existe el espacio subdural? ［J］. Rev Esp Anestesiol Reanim,1998,45(9):367-376.

［18］罗明,闵强,杨国平,等.神经内镜辅助手术治疗慢性硬膜下血肿103例分析［J］.中国临床神经外科杂志,2015(2):111-112.

［19］王淑丽.软性神经内镜治疗慢性硬膜下血肿76例分析［J］.山西医药杂志(下半月刊),2012,41(10):1051-1052.

［20］李雷祥,李荣.神经内镜辅助下治疗慢性硬膜下血肿临床疗效分析［J］.系统医学,2020,5(6):7-9.

［21］申隆,申晖,梁小珊.神经内镜辅助下钻双孔治疗慢性硬膜下血肿的临床效果［J］.智慧健康,2021,7(5):90-92.

［22］胡涛,周建华,雷丹,等.神经内镜血肿清除术与软通道引流术治疗慢性硬膜下血肿的临床对比研究［J］.中国临床医生杂志,2018,46(8):962-965.

［23］林杰.神经内镜与软通道引流治疗慢性硬膜下血肿的临床观察［J］.浙江创伤外科,2021,26(5):938-939.

［24］Májovský M,Masopust V,Netuka D,et al. Flexible endoscope-assisted evacuation of chronic subdural hematomas［J］. Acta Neurochir (Wien),2016,158(10):1987-1992.

［25］胡月龙,杨国瑛,樊保华,等.硬质神经内镜治疗分隔型慢性硬膜下血肿的疗效［J］.安徽医学,2019,40(1):66-68.

（张树桓）

第五节　原发性高血压性脑干出血

一、概述

原发性高血压性脑干出血指长期高血压引起突发的脑干组织内小血管（或穿支动脉）破裂导致的出血，是神经外科常见的严重出血性脑血管疾病，占全部高血压脑出血 10% 以上，占所有脑干出血的 78%，特点是发病急，病情凶险，发展迅猛，是脑出血中预后最差、病死率最高的疾病。

原发性高血压性脑干出血的脑干原发性损伤重，是所有脑出血中预后最差的一种类型。既往观点认为脑干是手术禁区，手术风险极高，故采用手术治疗的病例不多，多采用保守治疗，以致原发性高血压性脑干出血的临床疗效非常差。2013 年国内文献报道，采用保守治疗的方法治疗原发性高血压性脑干出血，出血量为 2～5 mL 患者的死亡率为 36%，出血量为 6～10 mL 患者的死亡率为 85.7%，出血量＞10 mL 患者的死亡率为 100%。但近几年来，随着内镜神经外科技术的提高和微侵袭理念的运用，以及术中神经导航和神经电生理监测的采用，术后重症监护室对并发症的有效控制水平提高，脑干出血的救治效果大大改善，死亡率显著降低。目前对于高血压性脑干出血手术治疗的关注日益增多，开颅手术有多种方式，如显微手术、显微镜联合神经内镜（双镜联合）手术、完全神经内镜手术。实践证明：要达到直视下无盲区地清除血肿并处理出血血管，达到创伤最小和血肿清除率高的目的，首选完全神经内镜手术治疗，本节主要阐述神经内镜下治疗原发性高血压性脑干出血的方法。

二、临床表现及诊断要点

（一）临床表现

原发性高血压性脑干出血好发于寒冷季节或气温急剧变化时，患者多在体力活动或精神激动时发病，起病突然，多无预感，少数患者有前驱症状，如头晕、头痛、肢体麻木或活动不便、言语含糊、口齿不清等，可能与血压增高有关。病情发展迅速，出血量大的患者很快出现呼吸、心搏骤停。急性期的主要临床表现为头痛、头晕、呕吐、意识障碍、肢体瘫痪、失语、二便失禁。发病时有显著的血压升高，一般在 180/110 mmHg 以上。不同的部位出血具体表现不同。

1. 中脑出血　中脑出血以下丘水平最常见，主要发生于腹内侧，背侧极少。常常波及丘脑。中脑出血后动眼神经核通常受累，可出现动眼神经瘫和同侧内收不全，同侧瞳孔散大，对光反射消失。此外，可出现韦伯（Weber）综合征和同侧霍纳（Horner）综合征。还可出现四肢肌张力增高、腱反射亢进等病理反应。严重的中脑损伤后四肢会过度伸直，头颈后仰呈"角弓反张"式，或有阵发性强直抽搐发作，常因刺激而诱发。眼球位置异常固定，双眼球分离或不在同一视轴上，瞳孔大小多变、形状不等。中脑出血常见的特异性症状有眼球震颤和急性脑积水。

2. 桥脑出血　桥脑出血以被盖部出血多见。病后迅速昏迷，持续高热，呼吸不规则，双侧瞳孔呈"针尖样"改变、对光反射迟钝或消失，四肢瘫或去大脑强直，常迅速恶化。临床特征：典型或不典型的颅神经（Ⅴ、Ⅵ、Ⅶ、Ⅸ、Ⅹ）损害及交叉瘫痪，可表现为福维尔（Foville）综合征、脑桥被盖部综合征或者韦伯综合征。其他表现包括四肢瘫，伴颅神经损害及不同程度意识障碍。桥脑出血另一个特征性表现是同向凝视。

3. 延髓出血　延髓出血以中、上段延髓最常见，主要发生于延髓背外侧，其次为腹侧，中部极少。延髓出血有以下特点。出血量小、神志清楚者有 3 组症候：后组颅神经下运动神经元损害，如呛咳、构音障碍、舌瘫等；传导束征，如一侧或双侧肢瘫、浅感觉减退、锥体束征等；小脑征，如肢体共济失调、眼球震颤等。可伴有神经根症状，如颈痛等，个别患者有强迫头位，考虑由神经根缺血或受刺激所致。发病不是即刻达高峰，而是存在一进展期，进展期可达数日。出血量较大者可迅速昏迷，发生呼吸障碍，包括节律、频率改变等，查体可有双侧锥体束征，多迅速死亡。

4. 发病类型

(1)按发病部位分类,分为 3 型:延脑型、桥脑型、中脑型。根据血肿的扩展方向,桥脑型又分为单纯桥脑型、桥脑小脑型、桥脑第四脑室型。中脑型分为单纯中脑型、中脑丘脑型、中脑丘脑基底节型以及混合型。

(2)按血肿形态分类,分为 4 型:局灶型、半侧脑干型、弥散型和横贯型。局灶型血肿适合做手术,这一类型的脑干出血手术效果特别好,其次是半侧脑干型;弥散型和横贯型血肿的手术效果比较差,因为这两型血肿对脑干的破坏比较重。出血往往已经破坏了脑干的正常结构。术前症状越重,恢复情况越差。

(3)按照出血量及 GCS 评分分类,分为 4 型:①轻型:出血量<2 mL,GCS 评分>12 分,可伴有不同程度肢体活动障碍及颅神经损害症状。②中型:2 mL≤出血量<5 mL,GCS 评分 9～12 分,可伴有不同程度肢体活动障碍及颅神经损害症状。③重型:5 mL≤出血量<10 mL,GCS 评分<9 分,伴有明显肢体瘫痪及颅神经损害。④极重型:出血量≥10 mL。对于轻型病例,可采用内科保守治疗,预后良好。而对于中型和重型病例,单纯内科药物治疗并不能取得满意疗效,死亡率极高,可行手术清除血肿,解除占位效应,减轻脑干出血后一系列继发性病理损伤,使受压神经元有恢复的可能性,打破危及生命的恶性循环。极重型根据患者生命体征决定行保守治疗还是手术治疗。

5. 发病部位与出血责任血管　有"生命中枢"之称的脑干由延髓、桥脑、中脑三个部分组成。上面连接第Ⅲ～Ⅻ对颅神经。脑干内的白质由上、下行传导束,以及脑干各部所发出的神经纤维所构成。脑干是大脑、小脑与脊髓相互联系的重要通路。脑干内的灰质分散成大小不等的神经核团。神经核团与接受外围的传入冲动和传出冲动支配器官的活动,以及上行、下行传导束的传导有关。此外,在延髓和桥脑中有调节心血管运动、呼吸、吞咽、呕吐等重要生理活动的反射中枢。若这些中枢受损伤,将引起心搏、血压的严重障碍,甚至危及生命。脑干出血绝大多数发生在桥脑,桥脑出血约占脑干出血的 80％,中脑出血约占 15％,而延髓出血仅占 5％。其原因是桥脑的供血主要来源于基底动脉的桥横动脉、长旋动脉和短旋动脉,这些血管直接由基底动脉发出,所以动脉压差比较大,特别容易发生出血。而中脑的动脉供血来源于大脑后动脉的 P1、P2 段甚至三级以上的血管分支;延髓的供血来源于小脑后下动脉、脊髓前动脉等。

6. 发病机制　原发性高血压性脑干出血的主要原因是长期高血压所致微小动脉的玻璃样变。微动脉瘤学说认为长期高血压可导致脑血管硬化,脆性增加。同时脑内微小动脉血管壁脂肪玻璃样变、纤维素样坏死,血管内弹力膜破坏,微动脉瘤形成。情绪激动、过度劳累、便秘等各种原因使颅内压增高,可导致血管破裂出血。在一组 111 例脑干出血患者的报道中,有高血压病史者 74 例,占 66.67％;动脉粥样硬化者 72 例,占 64.86％,说明高血压和动脉粥样硬化是导致本病的主要原因。

(二)诊断要点

(1)患者年龄多为 30～70 岁,多有明确的高血压病史。

(2)近几年发现,发病年龄有年轻化趋势。年轻患者常有长期大量酗酒和吸烟史。

(3)一般在体力活动或情绪激动时突然起病,进展迅速,有意识障碍及头痛、呕吐、偏瘫、呼吸困难等症状。特征性症状为:双侧针尖样瞳孔;眼球震颤和急性脑积水;同向凝视;呛咳、构音障碍;韦伯综合征和同侧霍纳综合征;去大脑强直导致角弓反张等。

(4)急诊头颅 CT 显示脑干有高密度出血灶,CT 值 60～90 Hu,形状多变,有类圆形、长椭圆形、细长形、弥散形或不规则形,出血量大者表现为脑干弥漫性,预后极差。位置多在背侧或侧方,也可在脑干中央,腹侧少见。脑干出血可破入第四脑室、周围脑池,或经小脑脚进入小脑半球组织,中脑出血可破入丘脑。延髓出血少见,出血量大者很快出现心搏、呼吸骤停导致死亡,幸存者多为出血量少者,表现为点状出血。合并蛛网膜下腔出血者,需行急诊 CTA 检查,以排除基底动脉瘤破裂出血的可能。保守治疗的血肿吸收较慢,通常需要 1 个月才能完全吸收,复查头颅 CT 显示脑干局部为低密度水肿影或软化灶。

三、手术适应证与禁忌证

目前关于原发性高血压性脑干出血还没有统一、标准的手术适应证和禁忌证,收集相关参考文献总结如下。

(一)手术适应证

(1)占位效应明显,血肿最大出血平面在脑干 1/3 以上或横径长度超过 2 cm,神经功能障碍严重或进行性加重。

(2)出血量在 3.5～10 mL 较适合手术。

(3)血肿相对集中,接近脑皮质表面或破入第四脑室及蛛网膜下腔。

(4)保守治疗效果不佳,病情逐渐恶化。

(5)有脑室系统受阻表现。

(6)意识障碍为嗜睡至中度昏迷。

(二)手术禁忌证

(1)深昏迷合并双侧瞳孔散大固定,对光反射消失。

(2)无自主呼吸超过 2 h。

(3)生命体征不平稳,出现过心搏骤停或血压低,需用升压药维持血压。

(4)弥散性脑干出血,各种手术入路均难以充分减压者。

(5)有其他手术禁忌,如凝血功能障碍、心肺功能不能承受麻醉等。

四、术前准备与手术器械

(一)术前准备

1. 明确诊断　大部分患者都有明确的高血压病史,对不确定是否有高血压病史的患者行 CTA 检查排除动脉瘤或动静脉畸形。

2. 维持呼吸道通畅　由于昏迷患者容易出现呕吐,导致误吸或窒息,对于呼吸困难的患者要尽快行气管插管,保持呼吸道通畅,避免颅内压增高后加重脑组织缺氧。

3. 控制血压平稳　有效控制血压可防止出现再出血,急性起病的患者血压波动大,一般都会出现血压升高,严重的可升高至 200/110 mmHg,导致再出血,血肿增大。术前应使用降压药控制血压在 150～170/80～90 mmHg 的范围内。

4. 注意凝血功能　对于发病前口服阿司匹林或其他抗凝药的患者,需要静脉输入新鲜血小板或肌注维生素 K 纠正凝血功能。

5. 确定手术适应证　根据出血量、出血部位、出血类型及患者意识、瞳孔、呼吸情况决定是否手术。

(二)手术设备和器械

手术设备要求有脑科专用手术床、头架及自动牵开器、电动开颅钻、神经内镜(长 18 cm、直径 4 mm、角度 0°)、专用显微手术器械等。如无专门的神经内镜,可以用耳鼻喉科的鼻内镜替代。

五、手术方法、注意事项与技巧

(一)手术方法

1. 手术原则　遵循微创的原则,即以最小的创伤达到最佳的手术效果。

2. 手术策略　见图 9-64。

3. 手术治疗目的　清除血肿,解除占位效应,减轻血肿对脑干的压迫;消除血肿引起的继发性血管源性和细胞毒性脑水肿,阻断脑干出血后脑干功能继发性损伤所致的恶性循环;提高生存率,改善预后。

4. 手术时机选择　一般认为越早手术,疗效越好。从病理生理变化方面看,脑出血后 6 h 左右,血肿周围开始出现脑组织水肿及坏死,而且随时间延长而加重。如果出血已经超过 3 天,效果就很不好,脑干出血后造成的脑干水肿已经很明显了,这时候做手术会加重脑干水肿,手术效果也不好。因此,早期减轻血肿对脑组织的压迫,阻断出血后一系列继发性改变所致的恶性循环,可以提高生存率,改善预后。李国

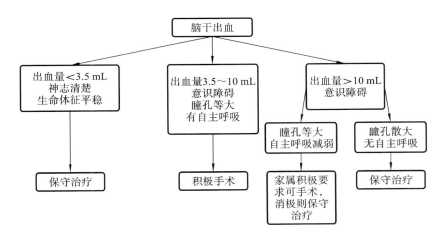

图 9-64　手术策略

平认为超早期即出血后 6 h 内手术效果好,神经功能恢复优于中、晚期手术。

5.手术入路选择原则　①路径最短。②最安全,脑干损伤最小。首选从脑干的血肿破溃点进入,其次是从脑干的安全区进入。③容易清除脑干及其他部位的小血肿。④易于解除脑积水及颅内高压。⑤其他神经损伤最小。⑥采用 Brown 两点法,一点位于病变中心,另一点位于病变最接近脑干皮质处,两点连接并延伸至颅骨处,可判断为可能的手术路径(图 9-65)。

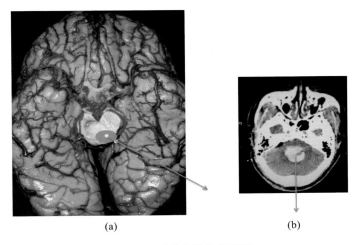

(a)　　　　　　　　　　　(b)

图 9-65　手术入路选择原则

(a)采用 Brown 两点法;(b)路径最短,最安全,脑干损伤最小

6.常用的手术入路

(1)枕下后正中经小脑延髓裂入路:适合桥脑出血向后破入第四脑室者。

(2)枕下乙状窦后入路:适合桥脑出血向侧方接近或破出脑干表面者。

(3)颞下经小脑幕入路:适合中脑、桥脑出血向侧方接近或破出脑干表面者。

(4)翼点入路:适合中脑大脑脚出血者。

(5)幕下小脑上极外侧入路:适合中脑、桥脑交界区出血向侧后方接近或破出脑干表面者。

(二)手术注意事项

(1)术前行头颅容积 CT,可从轴位、冠状位、矢状位三个角度了解血肿部位及侵犯范围,准确地选择最适合的手术入路。

(2)手术床的摆放和患者的头位要顾及神经内镜手术的需要,显示器要摆放在术者的正前方,距离不超过 2 m。术中要配备足够长的显微器械以满足深部操作使用。

(3)手术时间尽可能在 24 h 以内,如超过这个时间,视患者生命体征及 GCS 评分决定是否手术。有些患者在发病后1周手术也能恢复清醒，所以手术时机并非唯一的预后决定因素。

（三）手术技巧

（1）通过血肿溃破处进入脑干，或者通过脑干安全区进入。神经内镜清除深部血肿，可以减少对脑干破口的牵拉。

（2）应纵行切开脑干3～5 mm，尽可能减少对脑干的牵拉。

（3）在血肿腔内进行吸引，避免损伤周边正常的脑干组织，对于质地较韧的血肿，可以用枪状镊或取瘤钳协助取出。

（4）处理活动性出血时可用吸引器吸住小血管，双极电凝进行低功率电凝止血。电凝时注意冲水降低温度，同时防止电凝头与血管粘连。创面渗血时可用薄明胶海绵或止血纱覆盖，棉片轻压止血。

（5）尽可能充分清除血肿，解除梗阻性脑积水。

（6）尽可能保护引流静脉，以免术后脑干水肿加重脑干神经组织受压，导致神经功能废损。

六、常用入路手术步骤

（一）枕下后正中经小脑延髓裂入路

1. 麻醉、体位和切口　气管插管全身麻醉后，患者通常采用3/4侧俯卧位（Park-Bench体位）（图9-66）。头部和身体上部抬高20°～30°，使头部高于胸部水平，有利于静脉回流。头部前屈45°，有利于术者在小脑下表面和第四脑室内进行分离操作。手术切口采用后正中直切口：上自枕外隆凸，下达C4棘突，长约8 cm。

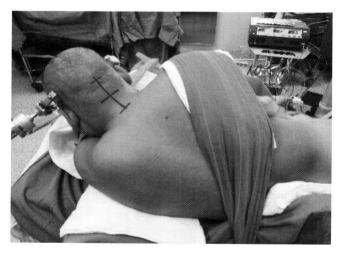

图9-66　采用Park-Bench体位，后正中直切口，长约8 cm

2. 皮肤和肌层切开　切开皮肤及皮下组织撑开后，仔细辨认项韧带，严格于中线切开项韧带，于寰椎后弓结节上剥离头后小直肌，显露枕骨大孔和寰椎后弓。

3. 骨瓣开颅　于枕骨粗隆下方钻一个骨孔，铣刀分别向两侧弧形铣开枕骨（图9-67），向下至枕骨大孔，形成骨瓣（图9-68），大小约3.5 cm×3 cm。寰椎后弓大部分情况下不需要咬除，如果颅底扁平或凹陷严重，血肿位置接近延髓，则要咬除寰椎后弓，利于显露和充分减压。

4. 硬脑膜切开　缝扎枕窦和寰窦后，"Y"形切开硬脑膜，牵开、固定。

5. 打开小脑延髓裂　打开蛛网膜后即看见颈-延髓以及小脑下表面。牵开右侧小脑扁桃体（图9-69），用显微剪刀锐性分离小脑延髓裂（图9-70），在打开马让迪（Magendie）孔和脉络膜组织后，轻轻地牵开下髓帆和小脑蚓部，即可获得宽广的第四脑室视角。于第四脑室的头端可见桥脑背侧血肿破溃流出（图9-71、图9-72）。

6. 神经内镜下清除血肿　神经内镜的优势就在于不增加脑干牵拉的情况下可清楚地显示深部血肿

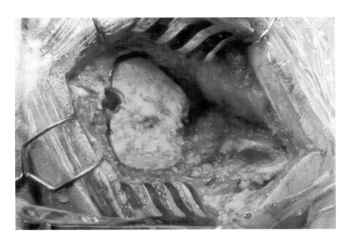

图 9-67　枕骨粗隆下方钻一个骨孔,铣刀铣开枕骨,骨瓣大小约 3.5 cm×3 cm

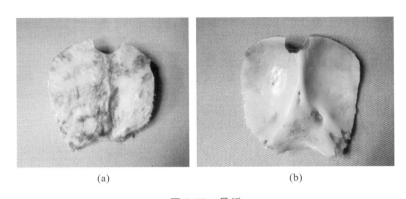

(a)　　　　　　　　　　　　　　(b)

图 9-68　骨瓣

(a)骨瓣背侧面观,除钻孔处外,无骨质缺损;(b)骨瓣腹侧面观,最下方为枕骨大孔边缘

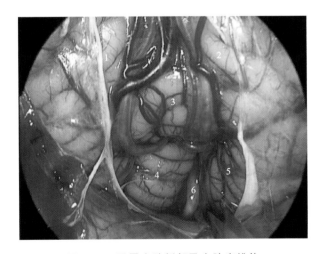

图 9-69　显露小脑蚓部及小脑扁桃体

1.左侧小脑半球;2.右侧小脑半球;3.蚓结节;4.左侧小脑扁桃体;5.右侧小脑扁桃体;6.小脑后下动脉(扁桃体延髓段)

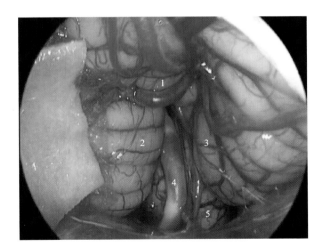

图 9-70　显露小脑延髓裂

1.蚓结节;2.左侧小脑扁桃体;3.右侧小脑扁桃体;4.小脑后下动脉(扁桃体延髓段);5.延髓

并在直视下清除(图 9-73),遇到深部出血,可以采用机械臂固定内镜,双手操作精确电凝出血血管,降低术后再出血概率。内镜下还可放大视野,确认血肿完全清除(图 9-74),又避免了副损伤的发生。血肿腔创面覆盖止血纱彻底止血,血肿腔冲洗至水澄清。该入路保持了小脑蚓部的完整,可防止术后缄默和躯干共济失调的发生(图 9-75)。

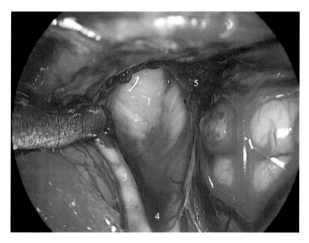

图 9-71　锐性分离小脑延髓裂,显露第四脑室底

1.第四脑室底;2.髓纹;3.小脑后下动脉(扁桃体延髓段);

4.闩部;5.脉络丛

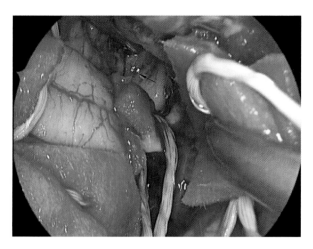

图 9-72　第四脑室底血肿破溃处呈暗红色改变(红色箭头处)

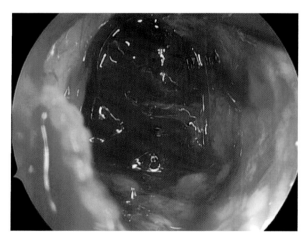

图 9-73　显露脑干内血肿

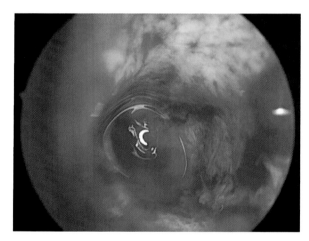

图 9-74　血肿在直视下完全清除,止血彻底

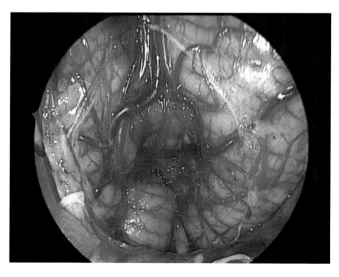

图 9-75　经小脑延髓裂自然间隙进入,保持了小脑蚓部的完整

7. 关颅 完成手术后用 4-0 可吸收线严密缝合硬脑膜,硬脑膜缺损处可用自体骨膜或人工硬脑膜修补。表面覆盖止血海绵止血,骨瓣复位,钛板、钛钉固定。不置引流管,对肌肉、皮下组织仔细电凝止血,分层严密缝合,皮肤用可吸收线进行皮内缝合,切口外用弹力绷带加压包扎。

(二)枕下乙状窦后入路

1. 体位和切口 常规取侧卧位(图 9-76),患侧向上,头尽量前屈,乳突平面置于术野最高处,头部采用三钉式头架固定。初步定出横窦、乙状窦的体表投影,于乳突后发际内做"S"形切口,上端在上项线上 2 cm,弯向外侧,中段与发际平行,下端弯向内侧,止于下颌角水平。切口撑开后显露整个乳突(包括乳突尖及乳突切迹)及乳突内侧 4 cm 的枕骨鳞部。

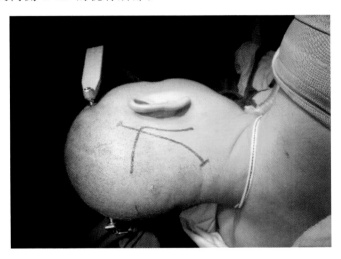

图 9-76 采用侧卧位,乳突后发际内做"S"形切口

2. 皮肤和肌层切开 依次切开皮肤和皮下组织,骨膜剥离器行骨膜下分离,上项线肌肉附着处用电刀切开,注意枕动脉在斜方肌起点与胸锁乳突肌止点间穿出至皮下,探查后予彻底电凝后切断。

3. 骨瓣开颅 于颞鳞-顶乳缝后下 1 cm 钻骨孔一个,显露横窦与乙状窦交界处。将硬脑膜剥离后用铣刀向内侧及下方呈圆弧形铣开,直至乳突根部。骨孔与乳突根部之间用小磨钻沿乙状窦走行磨开乳突表面骨质及气房间隔,仅剩乙状窦表面一层薄的内板。用骨膜剥离器撬起骨瓣,使内板骨折,小心分离乙状窦与内板的粘连,将骨瓣游离,骨瓣大小约 3 cm×3 cm。对与乙状窦相连的导静脉出血予以电凝止血,窦表面的渗血用明胶海绵覆盖后压迫止血。骨蜡封闭开放的乳突气房。骨窗显露横窦与乙状窦(图 9-77)。

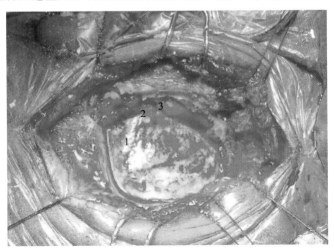

图 9-77 骨瓣开颅,骨窗显露横窦与乙状窦
1. 横窦;2. 横窦和乙状窦交界处;3. 乙状窦

4.硬脑膜切开 骨窗下缘切开三角形硬脑膜小口,打开小脑延髓池放出脑脊液减压,待颅内压降低后弧形切开硬脑膜后翻向乙状窦侧,再向内放射状剪开硬脑膜,分别缝吊牵开。

5.神经内镜下清除血肿 将小脑半球轻柔地牵向内侧,剪开蛛网膜,放出脑脊液,再将小脑半球进一步向内牵开,过程中不需要自动牵开器。术野显露岩上静脉、三叉神经、面听神经及通过桥脑侧方破入蛛网膜下腔的血块。通过三叉神经上、下间隙清除桥脑内的血肿(图9-78),遇到出血的小动脉可以用低功率电凝精确烧灼后剪断,可降低术后再出血发生概率。神经内镜的优势是在增加脑干的牵拉下可清楚地显露深部的血肿,采用无牵拉手术可以降低岩上静脉损伤的概率。神经内镜在进入的过程中可清楚地观察到桥小脑角的结构:三叉神经、面听神经、内听动脉、小脑前下动脉、后组颅神经、滑车神经。内镜通过三叉神经上方小脑幕切迹可达到幕上,也可向内达到桥脑腹侧,在直视下清除深部残余血肿(图9-79),完全清除血肿后彻底止血(图9-80)。

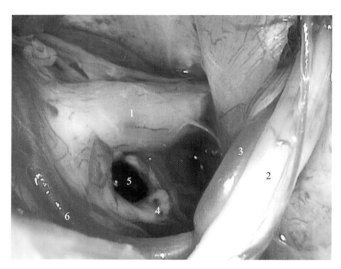

图 9-78 切开三叉神经下方的桥脑侧方安全区约 **4 mm**,直视下清除桥脑内的血肿

1.三叉神经;2.面听神经;3.内听动脉;4.桥脑;5.桥脑侧方切口;6.小脑桥脑裂静脉

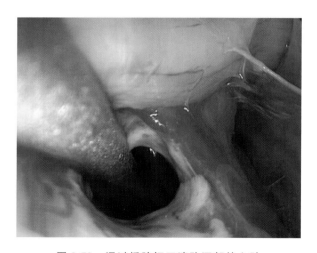

图 9-79 通过桥脑切口清除深部的血肿

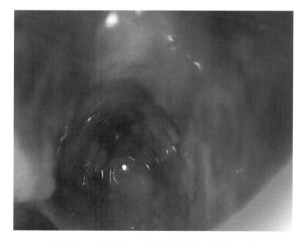

图 9-80 桥脑内血肿完全清除,彻底止血

6.关颅 完成手术后用 4-0 可吸收线严密缝合硬脑膜,表面覆盖止血海绵止血,骨瓣复位,钛板、钛钉固定。骨瓣外不置引流管,对肌肉、皮下组织仔细电凝止血,分层严密缝合,皮肤用可吸收线进行皮内缝合,切口外用弹力绷带加压包扎。

(三)颞下经小脑幕入路

1.体位和切口 患者取侧卧位,三钉式头架固定。头部抬高,高于胸部,利于颅内静脉回流。头部向对侧旋转。同侧肩部垫高,以减轻颈部扭曲和静脉回流受阻。头顶部向下侧屈 $15°\sim20°$,这样有利于颞叶因重力自然下垂,减少牵拉。切口多采用传统的颞部马蹄形切口,前端在颧弓中点,后端在星点,也可以采用耳前向后弧形切口(图 9-81)或问号式切口。

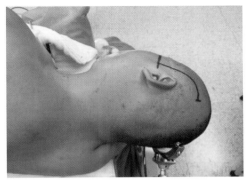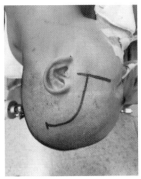

图 9-81　右侧卧位,耳前向后做弧形切口

2. 皮肤和肌层切开　皮肤、皮下组织全层切开,颞肌在颞上线附着点切开后于骨膜下分离,皮肌瓣翻向颞下。

3. 骨瓣开颅　颅骨钻孔的第一个孔在颞鳞缝末端,下方对应横窦和乙状窦的转角上缘。第二个孔紧贴颧弓根部上方。顶结节部位也可钻第三个孔。术前可行腰大池引流,便于将硬脑膜从颅骨剥离,同时降低硬脑膜撕裂的风险。然后行颅骨切开以完成开颅术。骨瓣应尽可能达到颅中窝底,由于颧弓根部的上缘与颅中窝底水平平齐,因此,开颅骨瓣的下缘应紧邻颧弓水平的上缘。最后用磨钻磨除颞骨直到骨窗下缘达到颅中窝底水平(图 9-82)。使用骨蜡完全封闭颞骨和乳突气房的边缘以预防术后脑脊液漏的发生,然后悬吊硬脑膜。

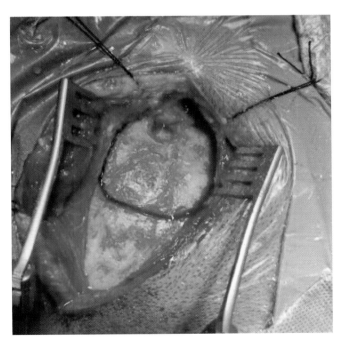

图 9-82　骨瓣开颅,下方尽可能达到颅中窝底

4. 硬脑膜切开　弧形剪开硬脑膜,翻向颅中窝底。通过腰大池引流脑脊液以进一步松弛脑组织,也可在术中穿刺侧脑室三角区放脑脊液减压。

5. 神经内镜下清除血肿　小心抬起颞叶,注意保护 Labbe 静脉,在小脑幕游离缘剪开环池蛛网膜放出脑脊液,确认滑车神经进入小脑幕切迹的入点,于入点后方自外向内切开小脑幕约 1 cm,注意保护滑车神经(图 9-83)。自桥脑侧方安全区纵向切开 4 mm,显露脑干内血肿(图 9-84),分块清除,最后在直视下完全清除,彻底止血(图 9-85)。

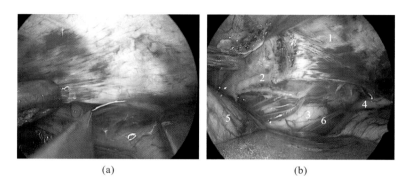

(a)　　　　　　　　　　(b)

图 9-83　剪开蛛网膜,切开小脑幕

(a)在小脑幕游离缘剪开环池蛛网膜放出脑脊液;(b)切开小脑幕,注意保护滑车神经。

1.小脑幕;2.滑车神经;3.中脑;4.动眼神经;5.颞叶;6.大脑后动脉

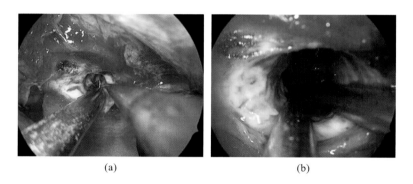

(a)　　　　　　　　　　(b)

图 9-84　显露并吸除脑干内血肿

(a)自桥脑侧方安全区纵向切开 4 mm,显露脑干内血肿;(b)直视下吸除血肿

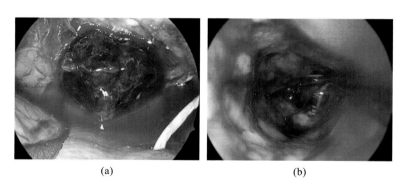

(a)　　　　　　　　　　(b)

图 9-85　清除血肿,创面止血

(a)取出质韧的血块;(b)血肿完全清除,创面彻底止血

6.关颅　硬脑膜行水密缝合,回纳骨瓣,钛板、钛钉固定。骨瓣外不置引流管,按解剖结构逐层缝合颞肌筋膜和头皮。切口外用弹力绷带加压包扎。

（四）幕下小脑上极外侧入路

1.体位和切口　常规采用侧卧位,做耳后"C"形切口(图 9-86),或同枕下乙状窦后入路的"S"形切口,也可采用直切口。

2.皮肤和肌层切开　同枕下乙状窦后入路。

3.骨瓣开颅　基本同枕下乙状窦后入路的骨瓣开颅,但上方要使横窦完全显露,以利于小脑幕向上

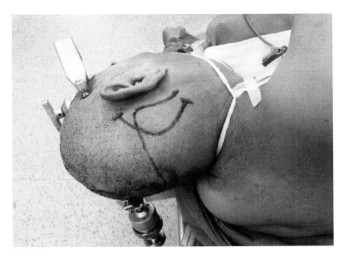

图 9-86 采用侧卧位,耳后"C"形切口

牵开。侧方仅显露乙状窦边缘即可,下方要低到足够显露小脑延髓池,以利于切开蛛网膜后释放脑脊液减压。

4. 硬脑膜切开 于横窦与乙状窦交界处做倒"T"形切口。

5. 神经内镜下清除血肿 内镜下切开小脑半球,清除小脑内的血肿。再于骨窗下缘牵开小脑半球下极,切开小脑延髓池蛛网膜释放脑脊液,待压力降低后于骨窗上缘将小脑上极外侧向下牵拉,显露环池,切开蛛网膜放出脑脊液,显露小脑幕缘上方的滑车神经和下方的小脑上动脉(图 9-87(a)),探查中脑和桥脑交界区后外侧表面,自黄褐色的血肿破口进入,破口扩大不超过 5 mm,小心清除内部的血肿(图 9-87(b)),最终在直视下完全清除血肿(图 9-87(b))。血肿腔内的出血小血管用吸引器吸起后用低功率电凝止血(图 9-88)。

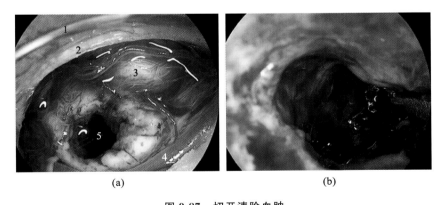

(a)   (b)

图 9-87 切开清除血肿

(a)切开环池蛛网膜放出脑脊液,显露小脑幕缘上方的滑车神经和下方的小脑上动脉,于中脑和桥脑交界区后外侧表面切开;1.小脑幕缘;2.滑车神经;3.桥脑;4.小脑上动脉;5.桥脑切口。(b)直视下清除桥脑深部血肿

6. 关颅 同枕下乙状窦后入路。

七、术后并发症的预防与处理

(一)术后血肿腔出血增多

原因是对出血血管处理不当,如对小动脉出血用明胶海绵压迫不牢固,术后躁动致血压升高时易再出血,所以还是要在内镜抵近观察下用双极电凝确切止血,才能减少术后再出血。术后应平稳降压,维持血压在约 150/90 mmHg 水平,根据患者情况适当采用镇静镇痛治疗有助于维持血压平稳。术后及时复

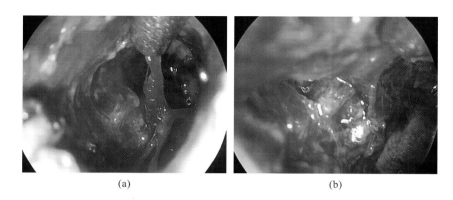

图 9-88　出血小血管止血

(a)血肿腔内的出血小血管；(b)血肿完全清除，创面彻底止血

查头颅 CT 明确血肿清除情况，静脉使用止血药至少 3 天。

(二)术后颅内积气

因患者采用侧卧位，术后气体常残留聚集在额颞部硬脑膜下腔内，如有张力性气颅，可出现颅内压增高，故手术结束缝合硬脑膜时，要充分往硬脑膜下腔注入生理盐水，将空气排出。

(三)术后小脑或脑干水肿加重

手术牵拉小脑组织、脑干或损伤粗大的引流静脉可导致术后脑水肿的发生。过度或过长时间牵拉脑组织引起脑缺血性梗死是术后脑水肿的主要原因。故术中充分释放脑脊液使脑松弛，无牵拉或间断轻柔牵拉脑组织可减少术后脑水肿的发生。

高血压性脑干出血术后可能出现较多并发症，如果处理不好，会对患者预后产生严重的影响，所以要重视术后并发症的防范与处理。

(四)肺部感染

昏迷患者术后排痰不畅，肺部感染发生率高。早期行气管切开，有利于排痰；同时，降低气道阻力，减少了通气无效腔，增加了肺泡的有效气体交换，改善了脑氧供，更有利于预防和治疗肺部感染。部分重症患者可能在发病后出现呕吐误吸，误吸时部分胃酸进入呼吸道内，导致急性化学性肺炎，此类情况一定要早期使用机械通气。出现肺部感染后应根据药敏试验结果选择合适的抗生素。

(五)上消化道应激性溃疡出血

脑干出血后可导致自主神经功能紊乱，儿茶酚胺分泌增强，应激和内因性类固醇障碍，导致上消化道应激性溃疡出血。术后可使用抑酸剂预防和减轻应激状态所导致的急性胃黏膜病变。24 h 不能进食的患者插胃管，鼻饲流质饮食，保护胃黏膜。对消化道出血的患者用冰盐水加凝血酶或 0.02% 的去甲肾上腺素胃内注入，可有效止血。

(六)中枢性高热

脑干出血引起的中枢性高热是严重脑损伤表现之一，属于非感染性高热，体温常达 40 ℃ 左右，持续超高热加重脑损伤，常导致患者在短期内死亡。术后使用冰毯、冰帽行物理降温，可有效降低脑耗氧量和代谢率，减轻脑水肿，降低颅内压，减轻神经细胞损伤，促进其功能恢复。药物降温易诱发应激性溃疡，应尽量减少使用。

八、优点与缺点、经验与教训

(1)神经内镜手术治疗脑干出血的优点是血肿完全清除率高，术后脑干水肿轻。脑干牵拉轻微，深部血肿可以在直视下清除，周围脑干正常组织保护良好。对出血的责任血管可以电凝后确切止血，降低术后再出血的发生概率。缺点是内镜还未能普及使用，且学习曲线较长，短期要适应手眼分离的操作比较困难。

（2）神经内镜手术需要循序渐进地开展，首先要熟悉解剖，进行解剖训练，掌握各种颅底入路的手术方法，熟练地在内镜下清除脑干血肿。同时训练内镜下手眼分离的操作，用固定臂固定内镜，双手操作，清除脑干深部的血肿。

（3）在进行脑干出血手术的初期会遇到以下问题：①血肿清除不彻底，与入路选择不正确或存在盲区有关；②脑干水肿加重，与内镜下操作不熟练有关，增加了正常组织的损伤。

九、术式评估与展望

神经内镜手术清除脑干出血是有效的方法，可以在直视下清除血肿，对脑干正常组织保护良好。血肿首次清除率高，内镜下无盲区和暗区，可抵近观察，处理出血的责任血管，降低术后再出血概率，创伤小，手术时间短，更有利于患者的术后恢复。原发性高血压性脑干出血是临床常见病。神经内镜在国内各级医院逐步配备，能开展内镜手术的单位越来越多，该技术是目前及未来微创神经外科的典型代表，值得在原发性高血压性脑干出血的临床治疗中推广应用。

既往观点认为脑干是手术禁区，手术风险极高，高血压性脑干出血的临床疗效非常不好。但近几年来随着内镜神经外科技术的提高和微侵袭理念的运用，以及术中神经导航和神经电生理监测的采用，术后重症监护室对并发症的有效控制，脑干出血的救治效果大大提高，死亡率显著降低。2015 年陈立华报告 32 例高血压性脑干出血患者手术死亡率仅为 12.5%。目前对于高血压性脑干出血手术治疗的关注日益增多。

十、典型病例

（一）枕下后正中经小脑延髓裂入路

1. 病情简介　患者，男性，64 岁，因"突发意识障碍 7 天"由外院转入。查体：自主呼吸弱，气管切开，呼吸机辅助呼吸，中度昏迷，GCS 评分 5 分，双侧瞳孔等大等圆，直径 3 mm，对光反射存在，刺痛时双上肢可屈曲，双侧病理征阳性。头颅 CT 示：桥脑出血破入第四脑室，量约 6.8 mL（图 9-89）。入院诊断：①脑干出血；②高血压病 3 级（极高危组）。

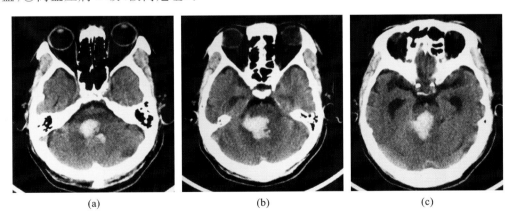

(a)　　　　　　　　(b)　　　　　　　　(c)

图 9-89　术前头颅 CT
示桥脑出血破入第四脑室，量约 6.8 mL

入院后在神经内镜下采用枕下后正中经小脑延髓裂入路清除脑干血肿，术后当天复查头颅 CT 示脑干血肿完全清除（图 9-90）。

2. 手术要点

（1）根据血肿在脑干的部位选择合适的入路，本例脑干出血位于桥脑和中脑背侧并破入第四脑室，适合选择枕下后正中经小脑延髓裂入路，经脑干表面的血肿破口进入，对脑干的损伤最小。

（2）采用 3/4 侧俯卧位（Park-Bench 体位），头部和身体上部抬高 20°～30°，使头部高于胸部水平，以

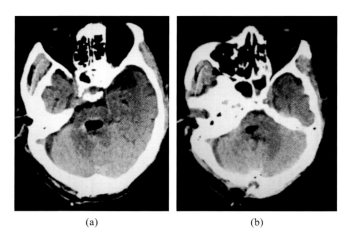

(a) (b)

图 9-90　术后头颅 CT 复查示血肿完全清除

利于静脉回流。

（3）开颅要点：严格于中线切开项韧带，骨瓣大小约 3.5 cm×3 cm，下方要开放枕骨大孔。寰椎后弓大部分情况下不需咬除，如果颅底扁平或凹陷严重，血肿位置接近延髓，则要咬除寰椎后弓，利于显露和充分减压。

患者术后 2 个月恢复清醒，拔除气管套管，言语欠流利。GOS 评分 4 分，可遵嘱动作，左侧肢体肌力Ⅲ级，右侧肢体肌力Ⅳ级，可自行坐起。

（二）枕下乙状窦后入路

患者，男性，43 岁，因"突发昏迷 4 天"由外院航空救援转入（图 9-91）。查体：自主呼吸，气管插管，呼吸机辅助呼吸，浅昏迷，GCS 评分 9 分，双侧瞳孔等大等圆，直径 2 mm，对光反射存在，刺痛可定位，双侧病理征阴性。头颅 CT 示：桥脑腹侧出血通过小脑幕裂孔破向中脑及鞍背后方，量约 4.2 mL（图 9-92）。入院诊断：①桥脑、中脑出血；②高血压病 3 级（极高危组）。

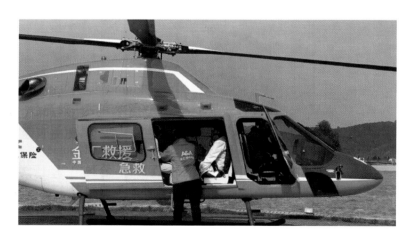

图 9-91　患者通过航空救援由外院转入

入院后在神经内镜下经枕下乙状窦后入路清除脑干血肿，术后第 1 天复查头颅 CT 示脑干血肿完全清除（图 9-93）。

患者术后第 3 天恢复清醒，3 周后转到中医科进行康复治疗，1 年后 GOS 评分 5 分，左侧肢体肌力Ⅴ级，右侧肢体肌力Ⅴ⁻级，可推着轮椅行走。

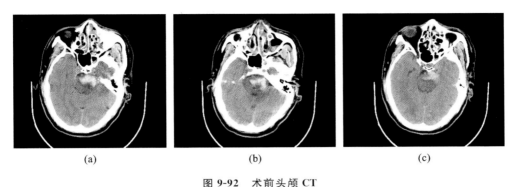

图 9-92 术前头颅 CT

示桥脑腹侧出血通过小脑幕裂孔破向中脑及鞍背后方,量约 4.2 mL

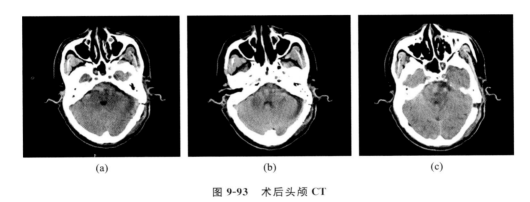

图 9-93 术后头颅 CT

示血肿完全清除

参 考 文 献

[1] 陈立华,魏群,徐如祥,等.原发性高血压性脑干出血的微创手术治疗[J].临床神经外科杂志,2015, 12(5):349-353.

[2] 李国平,李浩,游潮,等.高血压性脑干出血显微手术治疗[J].华西医学,2010,25(1):107-109.

[3] 李浩,李国平,游潮,等.高血压性脑干出血显微手术治疗 21 例临床分析[J].中华神经外科杂志, 2007,23(12):944-945.

[4] 陈立华,徐如祥.高血压性脑干出血的微创治疗[J].中华神经创伤外科电子杂志,2016,2(4): 252-254.

[5] 郝进敏,薛振生.枕下乙状窦后入路手术治疗重症高血压性脑干出血初步探讨[J].中国医师进修杂志,2011,34(35):46-48.

[6] 朱永华.微骨窗颞下入路手术治疗高血压性脑干出血初步研究[J].中国实用神经疾病杂志,2009, 12(6):20-22.

[7] 周毅,敖祥生,黄星,等.显微外科治疗重型脑干出血[J].中国临床神经外科杂志,2010,15(12): 721-722,725.

[8] Cavalcanti D D,Preul M C,Kalani M Y,et al. Microsurgical anatomy of safe entry zones to the brainstem[J]. J Neurosurg,2016,124(5):1359-1376.

[9] 施辉,周辉,王富元,等.经膜髓帆入路手术治疗桥脑高血压相关性脑出血[J].临床神经外科杂志, 2017,14(1):49-51.

[10] 刘辛,李浩,胡鑫,等.自发性脑干出血治疗探讨[J].临床神经外科杂志,2013,10(5):287-288.

[11] 梁建广,董军,屈鸣麒,等.神经内镜辅助手术治疗脑干出血破入第四脑室[J].中华神经医学杂志, 2013,12(2):197-199.

［12］ 游潮,刘鸣,李浩. 脑出血诊治中值得探讨的问题［J］.中华神经外科杂志,2013,29(4):328-329.

［13］ 李浩,刘文科,林森,等.高血压相关性脑干出血的治疗探讨［J］.中华神经外科杂志,2013,29(4):339-341.

［14］ 张玉富,贺世明,吕文海,等.显微手术治疗高血压性脑干出血疗效观察［J］.中国临床神经外科杂志,2014,19(4):200-202.

［15］ 赵迪,路营营,宋剑,等.影响脑干出血预后多因素的综合分析［J］.河北医药,2015,37(22):3449-3452.

［16］ 陈邱明,袁邦清,吴贤群,等.显微手术治疗极重型脑干出血疗效观察［J］.立体定向和功能性神经外科杂志,2015,28(3):173-175.

［17］ Rhoton A L. RHOTON 颅脑解剖与手术入路［M］.刘庆良,译.北京:中国科学技术出版社,2010.

（张洪钿　周　全）